みえる！わかる！ 婦人科・産科・女性医療のくすり

南山堂

編者・執筆者一覧

編　者

柴田綾子　　　淀川キリスト教病院産婦人科 医長

執筆者（執筆順）

品田有理　　　新潟大学医歯学総合病院薬剤部

島田　泉　　　新潟大学医歯学総合病院薬剤部 薬剤主任

新木貴大　　　新潟大学医歯学総合病院薬剤部 薬剤主任

圓山真央　　　新潟大学医歯学総合病院薬剤部

星野直人　　　新潟大学医歯学総合病院薬剤部

藤田由布　　　レディースクリニック サンタクルス ザ シンサイバシ 院長

福井陽介　　　奈良県立医科大学産婦人科学講座 診療助教

小川達之　　　亀田IVFクリニック幕張

小野陽子　　　対馬ルリ子女性ライフクリニック／合同会社 Addots GINZA

太田　寛　　　リリーベルクリニック

室月　淳　　　宮城県立こども病院産科 科長

早乙女智子　　神奈川県立足柄上病院

梶本めぐみ　　関西医科大学総合医療センター産婦人科

瀬尾卓司　　　瀬尾医院

やっきー　　　産婦人科医・ライター

はじめに

── 女性のくすりへの苦手意識克服をお手伝いします！──

　子宮や卵巣，女性ホルモンの変化による病気や症状で困っている女性はかなりの人数にのぼります．しかし，女性特有の疾患に対する治療には，ホルモンに関するさまざまな薬が登場するうえ，女性の体調は月経周期によって変化し，さらに妊娠の可能性も考慮する必要があります．そのため，「薬を扱うのが難しい！」と感じる医療者は多いのではないでしょうか．

　でも実は，女性ホルモンの変化や月経による症状，女性ホルモン製剤の使いかたは，一度ポイントを押さえれば，とても理解しやすくなります．本書では，薬の基本的な知識から臨床現場における実際の使いかたまで，わかりやすく解説しました．

　第1章では女性の健康に関する薬剤の基本的な情報と実際に使用する際のポイント，第2章では臨床現場での実際の使いかた，第3章では女性診療や薬剤業務で重要なホルモンや疾患を解説しています．本書を読むことで，女性医療の基礎から臨床までがつながってイメージできるようになることを目標にしました．

　最初に述べた女性特有の疾患などによる日本での1年間の経済損失は，更年期症状で1.9兆円，月経随伴症状（月経痛や月経前症候群など）で0.6兆円，婦人科がん（子宮がん・卵巣がん・乳がん）で0.6兆円，不妊治療で0.3兆円と報告されています（令和6年2月 経済産業省）．あなたの目の前にいる女性，周りにいる女性，大切な関係にある女性も，もしかしたら女性特有の症状で困っているかもしれません．そんなとき，本書で学んだ知識が少しでもお役に立ったら嬉しいです．

　明日からのあなたの薬剤業務や診療における「女性の健康支援」が，さらにパワーアップしますように．

　2025年3月

淀川キリスト教病院産婦人科 医長

柴田綾子

目次

第1部　婦人科・産科のくすり一覧

- ◆ 女性ホルモン製剤 ・・・・・・・・・・・・・・・・・・・・・・・・・・・・・ 10
- ◆ 子宮内膜症治療薬 ・・・・・・・・・・・・・・・・・・・・・・・・・・・ 39
- ◆ 排卵誘発薬 ・・・・・・・・・・・・・・・・・・・・・・・・・・・・・・・・・・ 45
- ◆ GnRHアンタゴニスト製剤 ・・・・・・・・・・・・・・・・・・・・ 55
- ◆ 腟炎・性器感染症の治療薬 ・・・・・・・・・・・・・・・・・・ 58
- ◆ 分娩関連薬 ・・・・・・・・・・・・・・・・・・・・・・・・・・・・・・・・・ 68
- ◆ 抗がん薬（細胞障害性抗がん薬）・・・・・・・・・・・・・・ 79
- ◆ 抗がん薬（分子標的薬）・・・・・・・・・・・・・・・・・・・・・ 101

品田有理（p.10〜32，36，37），島田　泉（p.33〜35，38〜57），

新木貴大（p.58〜78），圓山真央（p.79〜92），星野直人（p.93〜106）

第2部　婦人科疾患・女性医療と薬物療法

- **01** 女性ホルモン製剤（月経異常・避妊に関する治療薬）・・・ 藤田由布 108
- **02** 子宮内膜症治療薬 ・・・・・・・・・・・・・・・・・・・・・・・・ 福井陽介 118
- **03** 排卵誘発薬（不妊症に関する治療薬）・・・・・・・・・・・ 小川達之 124
- **04** 女性ホルモン製剤（更年期障害に関する治療薬）・・・ 小野陽子 133
- **05** 腟炎・性器感染症に用いられる抗真菌薬・抗菌薬など・・・ 太田　寛 144
- **06** 切迫早産に関連する薬剤 ・・・・・・・・・・・・・・・・・・・ 室月　淳 154
- **07** 人工妊娠中絶薬 ・・・・・・・・・・・・・・・・・・・・・・・・・・ 早乙女智子 163
- **08** 月経および更年期の不調に関する漢方薬 ・・・・・ 梶本めぐみ 170
- **09** 婦人科がんに用いる抗がん薬 ・・・・・・・・・・・・・・・ 瀬尾卓司 179

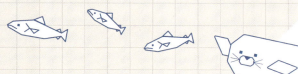

第3部　用語解説

やっきー

- 01　女性のライフステージと性ホルモン ･････････････････ 192
- 02　卵胞ホルモン（エストロゲン） ･･････････････････････ 194
- 03　黄体ホルモン ･･････････････････････････････････････ 196
- 04　性腺刺激ホルモン（ゴナドトロピン） ･･････････････ 198
- 05　男性ホルモン ･･････････････････････････････････････ 200
- 06　女性のライフステージと疾患 ････････････････････････ 202
- 07　月経異常 ･･ 204
- 08　月経困難症，月経痛 ････････････････････････････････ 206
- 09　月経前症候群（PMS） ･･････････････････････････････ 208
- 10　子宮内膜症，子宮腺筋症 ････････････････････････････ 210
- 11　子宮筋腫 ･･ 212
- 12　更年期症候群 ･･････････････････････････････････････ 214
- 13　萎縮性腟炎，閉経関連尿路生殖器症候群 ･･････････････ 216
- 14　骨盤臓器脱，尿失禁 ････････････････････････････････ 218
- 15　性感染症 ･･ 220
- 16　HPVワクチン ･･････････････････････････････････････ 222
- 17　婦人科がん検診 ････････････････････････････････････ 224
- 18　妊娠と分娩に関わるホルモン ････････････････････････ 226
- 19　正常分娩と異常分娩 ････････････････････････････････ 228
- 20　切迫早・流産 ･･････････････････････････････････････ 230
- 21　母子感染・母子免疫 ････････････････････････････････ 232
- 22　不妊治療 ･･ 234

　　　薬剤索引 ･･ 237

第1章 婦人科・産科のくすり一覧（p.9〜106）の使い方

薬機法（薬事法）にて「劇薬」「毒薬」に指定されているものをアイコンで表示！（剤形・含量規格などにより指定区分が異なるものには＊印をつけました）

剤形により用途や用法が大きく異なる薬剤は，剤形別に整理しました

子宮収縮抑制薬
劇薬 リトドリン［経口剤，注射剤］

先発品名：ウテメリン®錠，ウテメリン®注　後発品：あり

主な先発医薬品，準先発医薬品などの商品名と後発医薬品の有無も記載

剤形
GE有　　　　　　　　　　　　　　　　　　　GE有

選べる剤形をアイコンで表示．剤形および後発医薬品（GE）の有無がひと目でわかります！

現場で使える！エキスパートの覚え書き

禁忌	強度の子宮出血，子癇，前期破水例のうち子宮内感染の合併，常位胎盤早期剥離，子宮内胎児死亡，その他妊娠の継続が危険と判断される患者；重篤な甲状腺機能亢進症；重篤な高血圧症；重篤な心疾患；重篤な糖尿病；重篤な肺高血圧症；妊娠16週未満の妊婦；本剤の成分に対する重篤な過敏症の既往歴
代謝・排泄	代謝部位の記載なし（硫酸抱合・グルクロン酸抱合を受ける）/主に尿中排泄

- ◆ β₂アドレナリン受容体を選択的に刺激し，子宮平滑筋を弛緩させることで子宮収縮を抑制し，主に早産の予防や治療に使用される
- ◆ 主な副作用：心悸亢進，顔面潮紅，肝機能障害，ふらつき，嘔気，嘔吐，便秘，振戦，しびれ，腹痛，発疹，紅斑など
- ◆ β₂受容体に選択的に作用するが完全な選択性ではないため，心臓興奮に由来する副作用（不整脈など）にも注意が必要
- ◆ 妊娠中の使用：妊娠16週未満では禁忌
- ◆ 授乳中の使用：有益性考慮（出産直前に本剤を投与した場合）

適応	〈ウテメリン®錠〉切迫流・早産；〈ウテメリン®注〉緊急に治療を必要とする切迫流・早産
用法・用量	ウテメリン®錠：通常，1回1錠（リトドリン塩酸塩として5mg）を1日3回食後経口投与する．なお，症状により適宜増減する． ウテメリン®注：通常，1アンプル（5mL）を5％ブドウ糖注射液または10％マルトース注射液500mLに希釈し，リトドリン塩酸塩として毎分50μgから点滴静注を開始し，子宮収縮抑制状況および母体心拍数などを観察しながら適宜増減する．子宮収縮の抑制後は症状を観察しながら漸次減量し，毎分50μg以下の速度を維持して収縮の再発がみられないことが確認された場合には投与を中止すること．通常，有効用量は毎分50〜150μgである．なお，注入薬量は毎分200μgを越えないようにすること．

適応および用法・用量は，婦人科・産科領域に関連する適応疾患を中心に添付文書より抜粋しています

急いでいるときにも押さえておきたい，添付文書・インタビューフォーム上の警告，**禁忌**，**併用禁忌**，**代謝・排泄**経路の情報を確認しやすくまとめました

「**現場で使える！エキスパートの覚え書き**」には臨床経験豊富な薬剤師・専門医が安全使用や患者サポートの面で気を付けている情報※が満載

※内容には執筆者・編者個人の見解も含まれます

本書は2025年3月現在の添付文書情報および専門家の知見に基づき作成しております．正確を期すよう細心の注意を払って制作しておりますが，正確かつ完全であることを保証するものではございません．医薬品の選択・使用にあたっては，最新の添付文書・診療ガイドラインなどの関連する情報を十分にご確認のうえ，本書をご活用ください．

■ 妊娠・授乳中の薬剤の使用について ■

　2019年より日本の添付文書では「特定の背景を有する患者に関する注意」の欄にて，妊婦（妊娠中の薬剤使用）および授乳婦（薬剤使用中の授乳）について，回避の必要性に関して3通りに分けて記載するルールになっています（表）[1]．

　とくに，授乳婦での薬剤使用については，服用した薬のほとんどは母乳中へ移行しますが「母乳へ移行する」＝「授乳禁止」ではない（母乳に移行するからといって必ずしも薬剤の使用や授乳を回避しなくてはならないわけではない）点に注意が必要です．多くの薬は母乳への移行量が少なく，安全に授乳を継続できます．例えば，低用量ピル（OC：避妊ピルを含む）は日本の添付文書では授乳中禁忌となっていますが，母乳中への移行量はごく少量です．米国疾病予防管理センター（CDC）では産後30～42日以降[2]，世界保健機関（WHO）では，産後6ヵ月以降[3]は授乳中も低用量ピルの服用を可能としています．第1部は添付文書をもとに作成しているため禁忌と記載していますが，妊婦・授乳婦での適正使用に関するより詳細な情報については成書もあわせてご確認ください．

表　添付文書の記載方法

対応	記載内容
回避推奨	**妊娠中** 投与しないこと **授乳中** 授乳を避けさせること
投与非推奨	**妊娠中** 投与しないことが望ましい **授乳中** 授乳しないことが望ましい
上記以外	**妊娠中** 治療上の有益性が危険性を上回ると判断される場合にのみ投与すること **授乳中** 治療上の有益性および母乳栄養の有益性を考慮し，授乳の継続または中止を検討すること

（文献1に基づき作成）

文献
1) 厚生労働省医薬・生活衛生局：医療用医薬品の添付文書等の記載要領について［薬生発0608第1号］, 2017. URL：https://www.pmda.go.jp/files/000218446.pdf
2) Centers for Disease Control and Prevention：U.S. Medical Eligibility Criteria for Contraceptive Use, 2024. URL：https://www.cdc.gov/contraception/hcp/usmec/index.html
3) World Health Organization：Medical eligibility criteria for contraceptive use Fifth edition, 2015. URL：https://www.who.int/publications/i/item/9789241549158

薬局 Back Number

バックナンバーのご案内

定価 2,200円
（本体2,000円＋税10％）

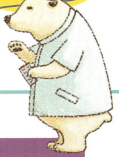

3月号 vol.76 no.3

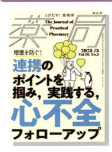

増悪を防ぐ！
連携のポイントを掴み，実践する，心不全フォローアップ

　心不全患者のQOLを保つには急性増悪を防ぐことが重要です．そのためには病院薬剤師による入院中の指導や薬剤の調整，退院時の薬-薬連携，慢性期における薬局薬剤師のフォローアップが欠かせません．しかし，保険薬局では患者の正しい病名を把握できず，心不全の管理に苦戦することもあります．今号は，心不全患者の医療環境が入院から外来へと変化しても，シームレスな指導・フォローアップを提供できる一助になる特集です．

2月号 vol.76 no.2

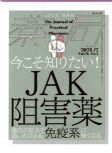

今こそ知りたい！ JAK阻害薬
適応の拡大を追いかける＆免疫系に強くなる

　JAK阻害薬は，関節リウマチ，炎症性腸疾患，アトピー性皮膚炎など，さまざまな疾患に適応が広がり，新薬も続々と登場しています．一方で，免疫を抑制する作用をもつため感染症の副作用に注意が必要であるなど，薬学管理が重要な薬でもあります．本特集ではJAK阻害薬について，基礎薬学から適応疾患の治療における位置づけ，薬学管理のポイントなど，薬剤師が知っておきたい内容を幅広くまとめました．

1月号 vol.76 no.1

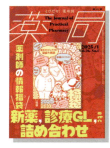

薬剤師の情報福袋
新薬，診療GL（ガイドライン），etc詰め合わせ

　2023年下半期から2024年上半期までの間に起こった，薬剤業務に関わる主な診療ガイドラインの改定や，新薬・新規効能・新剤形などの薬剤に関連する情報，薬剤師業界における最近のトピックスなど，薬剤師が知っておきたい最新情報をまとめました．今号は，高齢化による社会のさまざまな変化が想定される2025年を迎えたことを機に，これからの薬剤師に求められる業務やスキルについてあらためて考える項目も新設し，薬剤業務の変化を整理して今後の展望を見通せる特集となっています．

年間購読，バックナンバーのご注文は，最寄りの書店または(株)南山堂 営業部へお申し込みください．

 南山堂　〒113-0034 東京都文京区湯島4-1-11
TEL 03-5689-7855　FAX 03-5689-7857（営業）
URL http://www.nanzando.com
E-mail eigyo_bu@nanzando.com

第 **1** 部

婦人科・産科の
くすり一覧

女性ホルモン製剤

卵胞ホルモン製剤

エストラジオール［経口剤］

先発品名：ジュリナ®錠
後発品：あり

剤形
GE有

現場で使える！エキスパートの覚え書き

禁忌	〈効能共通〉疑い例を含むエストロゲン依存性悪性腫瘍（乳がん，子宮内膜がんなど）；未治療の子宮内膜増殖症；乳がんの既往歴，既往を含む血栓性静脈炎や肺塞栓，既往を含む動脈性の血栓塞栓疾患（冠動脈性心疾患，脳卒中など）；授乳婦；重篤な肝障害；診断の確定していない異常性器出血；本剤の成分に対し過敏症の既往歴；〈更年期障害および卵巣欠落症状に伴う症状，閉経後骨粗鬆症，生殖補助医療における調節卵巣刺激の開始時期の調整〉妊婦；妊娠の可能性
代謝・排泄	主にCYP3A4で代謝，グルクロン酸抱合／尿中排泄と糞便中排泄の比率は約9：1

◆ 卵胞ホルモン製剤は，女性生殖器の発育・機能維持以外に，骨，血管，脂質代謝などにも作用
◆ エストロゲンのなかでも生理活性が高い天然型エストラジオールを主成分とする経口エストロゲン製剤である．最も強力な天然型エストロゲンであり，中性脂肪（TG）値の低下作用が認められる
◆ 貼付剤による皮膚トラブルがあり使用が難しくなった患者の代替薬剤として使用可能
◆ 生殖補助医療における調節卵巣刺激の開始時期調整や更年期障害におけるホルモン補充療法に対して使用する場合は，黄体ホルモン製剤と併用することが多い
◆ 経口エストロゲン製剤は内服後，消化管を経て肝臓内に取り込まれる．取り込まれたエストロゲンは肝組織を刺激して凝固系を活性化させるため，静脈血栓塞栓症のリスクが高くなる．使用患者へは，脚の痛みや浮腫，呼吸困難，手足の麻痺などが現れた際は血栓症の可能性を疑い，すみやかに報告するよう指導する
◆ セイヨウオトギリソウとの併用で効果減弱
◆ 妊娠中の使用：投与しないこと
◆ 授乳中の使用：投与しないこと．母乳中への移行が報告されている

適応	更年期障害および卵巣欠落症状に伴う血管運動神経症状（Hot flushおよび発汗），腟萎縮症状；閉経後骨粗鬆症；生殖補助医療における調節卵巣刺激の開始時期の調整；凍結融解胚移植におけるホルモン補充周期
用法・用量	〈更年期障害および卵巣欠落症状に伴う症状〉成人に対しエストラジオールとして1日1回0.5mgを経口投与する．増量する場合は，エストラジオールとして1日1回1.0mgを経口投与できる． 〈閉経後骨粗鬆症〉成人に対しエストラジオールとして1日1回1.0mgを経口投与する． 〈生殖補助医療における調節卵巣刺激の開始時期の調整〉エストラジオールとして1日1回0.5または1.0mgを21〜28日間経口投与し，投与期間の後半に黄体ホルモン剤を併用する． 〈凍結融解胚移植におけるホルモン補充周期〉エストラジオールとして1日0.5〜4.5mgを経口投与し，子宮内膜の十分な肥厚が得られた時点で黄体ホルモン剤の併用を開始して，妊娠8週まで本剤の投与を継続する．1回投与量は2.0mgを超えないこと．

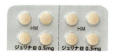

卵胞ホルモン製剤

エストラジオール［経皮吸収型製剤］

先発品名：エストラーナ®テープ　後発品：なし

剤形　

現場で使える！エキスパートの覚え書き

禁忌	〈効能共通〉疑い例を含むエストロゲン依存性悪性腫瘍（乳がん，子宮内膜がんなど）；乳がんの既往歴；未治療の子宮内膜増殖症；既往を含む血栓性静脈炎や肺塞栓症；既往を含む動脈性の血栓塞栓疾患（冠動脈性心疾患，脳卒中など）；本剤の成分に対する過敏症の既往歴；授乳婦；重篤な肝障害；診断の確定していない異常性器出血；〈更年期障害および卵巣欠落症状に伴う症状，閉経後骨粗鬆症，性腺機能低下症，性腺摘出または原発性卵巣不全による低エストロゲン症，生殖補助医療における調節卵巣刺激の開始時期の調整〉妊婦；妊娠の可能性
代謝・排泄	主にCYP3A4で代謝，グルクロン酸抱合および硫酸抱合/尿中・胆汁中排泄（腸肝循環）

- ◆ 卵胞ホルモン製剤は，女性生殖器の発育・機能維持以外に，骨，血管，脂質代謝などにも作用
- ◆ マトリクス型経皮吸収製剤で，肝臓での初回通過効果を受けないため血中濃度を維持できる
- ◆ 経皮投与は経口剤に比べて乳がんの発現リスクが低いというデータがある
- ◆ 毎日の貼り替えは不要で，2日ごとの貼り替えである
- ◆ 肝臓への取り込みがないため肝細胞刺激による凝固系活性化作用が低く，経口剤と比較して血栓症のリスクは低い
- ◆ 皮膚の乾燥は，かぶれや薬剤の吸収率低下につながるためこまめな保湿を心がけるよう指導し，貼付場所は下腹部または臀部とすること，衣服の摩擦ではがれやすいためベルトラインへの貼付は避けることや胸部への貼付は避けるよう指導する
- ◆ 背部へ貼付すると，下腹部へ貼付したときと比較してエストラジオールの血中濃度が高くなることがあるため貼付部位としては適切ではない
- ◆ セイヨウオトギリソウとの併用で効果減弱
- ◆ 妊娠中の使用：投与しないこと．凍結融解胚移植におけるホルモン補充周期への使用は可能
- ◆ 授乳中の使用：投与しないこと．ヒト母乳中への移行が報告されている

適応	〈0.09mg/0.18mg/0.36mg/0.72mg製剤共通〉更年期障害および卵巣欠落症状に伴う血管運動神経症状（Hot flushおよび発汗），泌尿生殖器の萎縮症状；閉経後骨粗鬆症；性腺機能低下症，性腺摘出または原発性卵巣不全による低エストロゲン症；〈0.72mg〉生殖補助医療における調節卵巣刺激の開始時期の調整；〈0.36mg/0.72mg〉凍結融解胚移植におけるホルモン補充周期
用法・用量	〈更年期障害および卵巣欠落症状に伴う症状，閉経後骨粗鬆症〉通常，成人に対しエストラジオールとして0.72mgを下腹部・臀部のいずれかに貼付し，2日ごとに貼り替える． 〈性腺機能低下症，性腺摘出又は原発性卵巣不全による低エストロゲン症〉通常，成人に対しエストラジオールとして0.72mgから開始する．小児では，エストラジオールとして0.09mgから開始する．その後，0.18mg，0.36mg，0.72mgへ段階的に増量する．成人・小児ともに下腹部・臀部のいずれかに貼付し，2日ごとに貼り替える． 〈生殖補助医療における調節卵巣刺激の開始時期の調整〉通常，エストラジオールとして0.72mgを下腹部・臀部のいずれかに貼付し，21～28日間，2日ごとに貼り替え，投与期間の後半に黄体ホルモン剤を併用する． 〈凍結融解胚移植におけるホルモン補充周期〉通常，エストラジオールとして0.72～5.76mgを下腹部，臀部のいずれかに貼付し，2日ごとに貼り替え，子宮内膜の十分な肥厚が得られた時点で，黄体ホルモン剤の併用を開始して，妊娠8週まで本剤の投与を継続する．

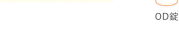

卵胞ホルモン製剤

エストラジオール［外用ゲル剤］

先発品名：ディビゲル®1mg，ル・エストロジェル®0.06%　後発品：なし

剤形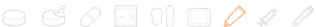

現場で使える！エキスパートの覚え書き

禁忌	〈効能共通〉疑い例を含むエストロゲン依存性悪性腫瘍（乳がん，子宮内膜がんなど）；乳がんの既往歴；未治療の子宮内膜増殖症；既往を含む血栓性静脈炎や肺塞栓症；既往を含む動脈性の血栓塞栓疾患（冠動脈性心疾患，脳卒中など）；本剤の成分に対する過敏症の既往歴；授乳婦；重篤な肝障害；診断の確定していない異常性器出血；ポルフィリン症で急性発作の既往歴；〈更年期障害および卵巣欠落症状に伴う血管運動神経症状，生殖補助医療における調節卵巣刺激の開始時期の調整〉妊婦；妊娠の可能性
代謝・排泄	主にCYP3A4で代謝/尿糞中に排泄

- ◆ 卵胞ホルモン製剤は，女性生殖器の発育・機能維持以外に，骨，血管，脂質代謝などにも作用
- ◆ 経皮吸収型製剤は肝臓での代謝を受けず，経口剤と比較して血栓症リスクが低いというデータがある
- ◆ 経皮投与は経口剤に比べて乳がんの発現が促進されないというデータがある
- ◆ 外用ゲル剤は，添加剤にアルコールを含むため塗布後の清涼感が得られやすいが，人によっては皮膚に刺激を感じることがあるため注意が必要
- ◆ ディビゲル®は1回分ずつ個包装されている製剤で，左右どちらかの太腿または下腹部に厚めに塗布する．塗布範囲の目安は，20cm×20cm（400cm²）程度であり，広げすぎると薬剤の吸収率が下がる可能性があるため注意する
- ◆ ル・エストロジェル®は容器からプッシュして使用する製剤で，投与部位は両腕の手首から肩まで（凍結融解胚移植におけるホルモン補充に対しては，肩，腹部，大腿部，腰部）の広い範囲に使用
- ◆ ディビゲル®はできる限り毎日塗布部位を変更することが望ましい
- ◆ 入浴・シャワー・プールは，塗布後1時間以上経過してからにするよう指導する
- ◆ セイヨウオトギリソウとの併用で効果減弱
- ◆ 妊娠中の使用：投与しないこと．ヒトにおいて，妊娠中の女性ホルモン剤使用は児の先天性異常のリスク増加の報告がある
- ◆ 授乳中の使用：使用しないこと．ヒト母乳中への移行が報告されている

適応	更年期障害および卵巣欠落症状に伴う血管運動神経症状（Hot flushおよび発汗）；生殖補助医療における調節卵巣刺激の開始時期の調整；凍結融解胚移植におけるホルモン補充周期
用法・用量	ル・エストロジェル®：〈更年期障害および卵巣欠落症状に伴う血管運動神経症状〉通常，成人に対しル・エストロジェル®2プッシュ（1.8g，エストラジオールとして1.08mg含有）を1日1回，両腕の手首から肩までの広い範囲に塗擦する．なお，症状に応じて，適宜減量する．減量する場合は，ル・エストロジェル®1プッシュ（0.9g，エストラジオールとして0.54mg含有）を1日1回塗擦する．〈生殖補助医療における調節卵巣刺激の開始時期の調整〉通常，ル・エストロジェル®1または2プッシュ（0.9または1.8g，エストラジオールとして0.54または1.08mg含有）を1日1回，21～28日間，両腕の手首から肩までの広い範囲に塗擦し，投与期間の後半に黄体ホルモン剤を併用する．〈凍結融解胚移植におけるホルモン補充周期〉通常，ル・エストロジェル®2～10プッシュ（1.8～9.0g，エストラジオールとして1.08～5.40mg含有）を1日1回，両腕の手首から肩，腹部，大腿部および腰部の広い範囲に塗擦し，子宮内膜の十分な肥厚が得られた時点で，黄体ホルモン剤の併用を開始して，妊娠8週まで本剤の投与を継続する．

ディビゲル®：
〈更年期障害および卵巣欠落症状に伴う血管運動神経症状〉通常，成人に対しディビゲル1mg（エストラジオールとして1mg含有）1包（1.0g）を1日1回左右いずれかの大腿部もしくは下腹部に，約400cm²の範囲に塗布する．
〈生殖補助医療における調節卵巣刺激の開始時期の調整〉通常，ディビゲル1mg（エストラジオールとして1mg含有）1包（1.0g）を1日1回，21〜28日間，左右いずれかの大腿部もしくは下腹部に，約400cm²の範囲に塗布し，投与期間の後半に黄体ホルモン剤を併用する．
〈凍結融解胚移植におけるホルモン補充周期〉通常，ディビゲル1mg（エストラジオールとして1mg含有）2〜4包（2.0〜4.0g）を1日2回左右いずれかの大腿部もしくは下腹部に，1包あたり約400cm²の範囲に塗布し，子宮内膜の十分な肥厚が得られた時点で，黄体ホルモン剤の併用を開始して，妊娠8週まで本剤の投与を継続する．

卵胞ホルモン製剤
エストラジオール吉草酸エステル［注射剤］
先発品名：―（プロギノン®・デポー筋注）　**後発品**：なし

剤形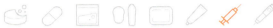

現場で使える！エキスパートの覚え書き

禁忌	疑い例を含むエストロゲン依存性悪性腫瘍（乳がん，子宮内膜がんなど）；乳がんの既往歴；未治療の子宮内膜増殖症；既往を含む血栓性静脈炎や肺塞栓症の患者；既往を含む動脈性の血栓塞栓疾患（冠動脈性心疾患，脳卒中など）；重篤な肝障害；診断の確定していない異常性器出血；妊婦；妊娠の可能性
代謝・排泄	代謝酵素の記載なし／尿中排泄と糞便中排泄の比率は約9：1

- ◆ 卵胞ホルモン製剤は，女性生殖器の発育・機能維持以外に，骨，血管，脂質代謝などにも作用
- ◆ 持続性の卵胞ホルモン注射液であり，筋肉注射で1〜4週間ごとの投与が可能
- ◆ 長時間作用型であるため頻繁な投与が不要であり患者の利便性が高く，注射での管理を希望する場合に適する
- ◆ 主な副作用：血栓症，精神障害の再発，頭痛，不正出血など
- ◆ 妊娠中の使用：投与しないこと
- ◆ 授乳中の使用：治療上および母乳栄養の有益性を考慮し，継続または中止を検討すること．ヒト母乳中に移行することが報告されている

適応	無月経；月経周期異常（稀発月経・多発月経）；月経量異常（過少月経・過多月経）；月経困難症；機能性子宮出血；子宮発育不全症；卵巣欠落症状；更年期障害；不妊症
用法・用量	エストラジオール吉草酸エステルとして，通常，成人1回5〜10mgを1〜4週間ごとに筋肉内注射する．なお，症状により適宜増減する．

錠剤

OD錠

カプセル

散剤

腟錠・腟坐剤

貼付剤

外用ゲル

注射剤

注射キット，ペン

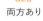
先発品のみ／GEのみ後発品のみ／GE有両方あり／剤形なし

卵胞ホルモン製剤

先発品名：―（エストリール錠，ホーリン®錠）
後発品：なし

エストリオール［経口剤］

剤形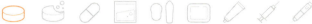

現場で使える！エキスパートの覚え書き

禁忌	疑い例を含むエストロゲン依存性悪性腫瘍（乳がん，子宮内膜がんなど）；乳がんの既往歴；治療の子宮内膜増殖症；既往を含む血栓性静脈炎，肺塞栓症；既往を含む動脈性の血栓塞栓疾患（冠動脈性心疾患，脳卒中など）；重篤な肝障害；診断の確定していない異常性器出血；妊婦；妊娠の可能性
代謝・排泄	代謝酵素の記載なし/尿・胆汁中に排泄

◆ E2系製剤に比べて効果は弱いが，子宮内膜への作用がきわめて低い
◆ 子宮内膜への影響が少なく，低用量では排卵を抑制しない
◆ 更年期障害や腟・子宮の炎症を改善する薬剤でエストロゲンよりも作用がマイルド，効きめが穏やかなことが特徴である
◆ 主な副作用：血栓症，不正出血，悪心，体重増加など
◆ 妊娠中の使用：投与しないこと（妊娠直後のラットに使用した場合，着床障害が認められた）
◆ 授乳中の使用：治療上および母乳栄養の有益性を考慮し，継続または中止を検討すること

適応	更年期障害；腟炎（老人，小児および非特異性）；子宮頸管炎ならびに子宮腟部びらん；〈0.5mg錠/1mg錠〉老人性骨粗鬆症
用法・用量	〈更年期障害，腟炎，子宮頸管炎，子宮腟部びらん〉エストリオールとして，通常，成人1回0.1〜1.0mgを1日1〜2回経口投与する．なお，年齢，症状により適宜増減する． 〈老人性骨粗鬆症〉エストリオールとして，通常，1回1.0mgを1日2回経口投与する．なお，症状により適宜増減する．

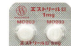

memo

卵胞ホルモン製剤
エストリオール［外用腟錠］

先発品名：—（エストリール腟錠，ホーリン®V腟用錠）
後発品：なし

剤形

現場で使える！エキスパートの覚え書き

禁忌	疑い例を含むエストロゲン依存性悪性腫瘍（乳がん，子宮内膜がんなど）；本剤の成分に対する過敏症の既往歴；妊婦；妊娠の可能性
代謝・排泄	記載なし

- ◆ E2系製剤に比べて効果は弱いが，子宮内膜への作用がきわめて低い
- ◆ 腟錠は，腟への局所作用がある
- ◆ 子宮内膜への影響が少なく，排卵を抑制しない
- ◆ 腟から挿入して腟や子宮の炎症を改善する薬剤である
- ◆ 使用方法は腟内挿入のみで，内服はできないことを伝える
- ◆ 主な副作用：血栓症，発疹，乳房痛など
- ◆ 妊娠中の使用：投与しないこと
- ◆ 授乳中の使用：治癒上および母乳影響の有益性を考慮し，継続または中止を検討する

適応	腟炎（老人，小児および非特異性）；子宮頸管炎ならびに子宮腟部びらん
用法・用量	エストリオールとして，通常，成人1日1回0.5～1.0mgを腟内に挿入する．なお，年齢，症状により適宜増減する．

memo

卵胞ホルモン製剤　　　　　　　　　先発品名：―（プレマリン®錠）
　　　　　　　　　　　　　　　　　後発品：なし

結合型エストロゲン

剤形

現場で使える！エキスパートの覚え書き

禁忌	疑い例を含むエストロゲン依存性腫瘍(乳がん，子宮内膜がんなど)；乳がんの既往歴；既往を含む血栓性静脈炎や肺塞栓症；既往を含む動脈性の血栓塞栓疾患(冠動脈性心疾患，脳卒中など)；本剤の成分に対する過敏症の既往歴；妊婦；妊娠の可能性；重篤な肝障害；診断の確定していない異常性器出血；未治療の子宮内膜増殖症
代謝・排泄	記載なし

- 妊馬尿より抽出・精製した約10種類のエストロゲン様物質の合剤
- 肝臓で代謝される際に，中性脂肪の増加や血管内凝固系の亢進を伴うため，長期使用で血栓症のリスクが上昇する点に注意が必要
- 主な副作用：血栓症，乳房痛，頭痛，めまいなど
- 妊娠中の使用：投与しないこと
- 授乳中の使用：治療上または母乳栄養の有益性を考慮し，継続または中止を検討する

適応	卵巣欠落症状；卵巣機能不全症；更年期障害；腟炎(老人，小児および非特異性)；機能性子宮出血
用法・用量	結合型エストロゲンとして，通常，成人1日0.625～1.25mgを経口投与する．機能性子宮出血または腟炎に対しては，1日0.625～3.75mgを経口投与する．なお，年齢，症状により適宜増減する．

memo

黄体ホルモン製剤
プロゲステロン［経口剤］

先発品名：エフメノ®カプセル
後発品：なし

剤形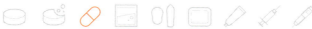

現場で使える！エキスパートの覚え書き

禁忌	本剤の成分に対する過敏症の既往歴；診断未確定の性器出血；重度の肝機能障害；乳がんの既往歴または疑い；生殖器がんの既往歴または疑い；既往を含む動脈・静脈の血栓塞栓症あるいは重度の血栓性静脈炎；脳出血；ポルフィリン症
代謝・排泄	主に肝臓で代謝，グルクロン酸抱合・硫酸抱合/尿・胆汁・糞便中に排泄

- ◆ 日本初の天然型黄体ホルモン製剤である
- ◆ プロゲステロン注射剤（p.21）および腟用の外用剤（p.22）については他項で解説する
- ◆ 卵胞ホルモン投与開始から1日1カプセルを服用する持続的投与法と，卵胞ホルモン投与開始日を1日目として15～28日目まで1日2カプセルを服用する周期的投与法がある
- ◆ 食後内服でCmaxおよびAUCが上昇するため，食後の使用は避けるよう伝える
- ◆ 眠気やめまいを引き起こすおそれがあるため，就寝前に服用するよう指導する
- ◆ 主な副作用：血栓症，下腹部痛，めまい，頭痛，浮腫，悪心など
- ◆ 授乳中の使用：治療上および母乳栄養の有益性を考慮し，継続または中止を検討する

適応	更年期障害および卵巣欠落症状に対する卵胞ホルモン剤投与時の子宮内膜増殖症の発症抑制
用法・用量	卵胞ホルモン剤との併用において，以下のいずれかを選択する． ・卵胞ホルモン剤の投与開始日からプロゲステロンとして100 mgを1日1回就寝前に経口投与する． ・卵胞ホルモン剤の投与開始日を1日目として，卵胞ホルモン剤の投与15日目から28日目までプロゲステロンとして200 mgを1日1回就寝前に経口投与する．これを1周期とし，以後この周期を繰り返す．

memo

黄体ホルモン製剤
ジドロゲステロン

先発品名：—（デュファストン®錠）
後発品：なし

剤形

現場で使える！エキスパートの覚え書き

禁忌	重篤な肝障害・肝疾患
代謝・排泄	肝臓で代謝（AKR1C, CYP3A4）/尿糞中に排泄

- ◆ 黄体ホルモンとして働く合成黄体ホルモン製剤であり，1965年の発売以降，月経困難症，切迫早流産，子宮内膜症など幅広い産婦人科領域に使用されている
- ◆ 黄体ホルモンに特徴的なアンドロゲン作用が認められず，男性化作用が出にくい
- ◆ 通常の投与量では排卵を抑制しないため，排卵と妊娠の可能性を保ちながら治療が可能
- ◆ 基礎体温に影響を及ぼさないため，服用中であっても基礎体温による排卵の観察が可能
- ◆ 主な副作用：発疹，悪心・嘔吐，頭痛，倦怠感など
- ◆ 妊娠中の使用：先天性異常児出産との因果関係は確率していないが，妊娠初期の使用で確率が上昇したとの報告がある
- ◆ 授乳中の使用：治療上および母乳栄養の有益性を考慮し，継続または中止を検討する

適応 無月経；月経周期異常（稀発月経，多発月経）または生殖補助医療における調節卵巣刺激の開始時期の調整；月経困難症；機能性子宮出血；黄体機能不全による不妊症；子宮内膜症；切迫流早産；習慣性流早産；調節卵巣刺激下における早発排卵の防止；生殖補助医療における黄体補充

用法・用量 〈無月経，月経周期異常または生殖補助医療における調節卵巣刺激の開始時期の調整，月経困難症，機能性子宮出血，黄体機能不全による不妊症，子宮内膜症，切迫流早産，習慣性流早産〉ジドロゲステロンとして，通常，成人1日5〜15mgを1〜3回に分割経口投与する．子宮内膜症には1日5〜20mgを経口投与する．
〈調節卵巣刺激下における早発排卵の防止〉ジドロゲステロンとして，通常，月経周期2〜5日目より1日20mgを1または2回に分割経口投与する．
〈生殖補助医療における黄体補充〉ジドロゲステロンとして，通常，1回10mgを1日3回経口投与する．

memo

黄体ホルモン製剤
メドロキシプロゲステロン酢酸エステル

先発品名：ヒスロン®錠，プロベラ®錠，ヒスロン®H錠　後発品：あり

剤形	

 錠剤

 OD錠

 カプセル

 散剤

 腟錠・腟坐剤

 貼付剤

 外用ゲル

 注射剤

 注射キット，ペン

 先発品のみ

 GEのみ　後発品のみ

 GE有　両方あり

現場で使える！エキスパートの覚え書き

禁忌	血栓症の高リスク例（手術後1週間以内；脳梗塞，心筋梗塞，既往を含む血栓性静脈炎などの血栓性疾患；動脈硬化症；心臓弁膜症；心房細動，心内膜炎，重篤な心不全などの心疾患；ホルモン剤を投与中）；妊婦；妊娠の可能性；本剤の成分に対する過敏症の既往歴；診断未確定の性器出血，尿路出血，乳房病変；重篤な肝障害；高カルシウム血症
警告	投与中に重篤な動・静脈血栓症が発現し，死亡に至った報告あり
併用禁忌	〈ヒスロン®錠〉ホルモン剤
代謝・排泄	肝臓で代謝（主にCYP3A4）/尿中排泄

◆ 黄体ホルモン製剤は，子宮内膜の肥厚，着床の準備，妊娠維持に作用する
◆ プロゲステロンより強力な黄体ホルモン作用がある
◆ 子宮内膜分泌化作用や妊娠維持作用をもつ．また，黄体ホルモン不足により起こる症状を改善する
◆ 強力な妊娠維持作用．同種薬剤と比較して中性脂肪を増やす作用が弱いため長期服用が可能
◆ 主な副作用：血栓症，食欲不振，倦怠感，ざ瘡など
◆ 妊娠中の使用：大量または長期使用を避けること
◆ 授乳中の使用：授乳しないことが望ましい

適応	〈ヒスロン®錠〉無月経；月経周期異常（稀発月経，多発月経）または生殖補助医療における調節卵巣刺激の開始時期の調整；月経量異常（過少月経，過多月経）；機能性子宮出血；黄体機能不全による不妊症；切迫流早産；習慣性流早産；調節卵巣刺激下における早発排卵の防止；〈プロベラ®錠〉無月経；月経周期異常（稀発月経，多発月経）；月経量異常（過少月経，過多月経）；機能性子宮出血；黄体機能不全による不妊症；切迫流早産；習慣性流早産；〈ヒスロン®H錠〉子宮体がん（内膜がん）ほか
用法・用量	ヒスロン®錠： 〈無月経，月経周期異常または生殖補助医療における調節卵巣刺激の開始時期の調整，月経量異常，機能性子宮出血，黄体機能不全による不妊症，切迫流早産，習慣性流早産〉メドロキシプロゲステロン酢酸エステルとして，通常成人1日2.5～15mgを1～3回に分割経口投与する．〈調節卵巣刺激下における早発排卵の防止〉メドロキシプロゲステロン酢酸エステルとして，通常，月経周期2～5日目より1日10mgを1または2回に分割経口投与する．患者の状態により1日5mgまで減量できる． プロベラ®錠： メドロキシプロゲステロン酢酸エステルとして，通常，成人1日2.5～15mg（1～6錠）を1～3回に分割経口投与する． ヒスロン®H錠： 子宮体がん（内膜がん）には，メドロキシプロゲステロン酢酸エステルとして，通常，成人1日400～600mgを2～3回に分けて経口投与する．なお，症状により適宜増減する．

黄体ホルモン製剤　　　　　　　　　　　先発品名：―（ノアルテン®錠）
後発品：なし

ノルエチステロン

剤形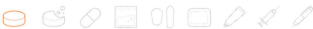

現場で使える！エキスパートの覚え書き

禁忌	重篤な肝障害・肝疾患；妊婦；妊娠の可能性
代謝・排泄	主に肝臓で代謝/尿中排泄

- 月経異常，月経困難症，黄体機能不全症による不妊症や，月経周期の変更，不正出血の治療薬として使用されている
- 妊娠維持作用はない．多くの低用量ピルに使用されている
- 月経周期のリズムを整える目的で使用する際は一定期間服用し，黄体ホルモンにより子宮内膜を厚く維持させる．その後服用を中止すると，厚くなった子宮内膜がはがれ出血を起こす．これにより月経周期を調整できる
- 不正出血に対して使用する際は，服用の継続により体内の黄体ホルモン量を増加させ子宮内膜をはがれにくくし，子宮内膜の状態を維持させる
- 飲み始めによくみられる副作用は，吐き気，嘔吐，乳房緊満感，頭痛など．症状は，2，3ヵ月内服を継続すれば軽減することが多い点を伝え，アドヒアランスの向上につなげる
- 主な副作用：食欲不振，頭痛，不正出血など
- 妊娠中の使用：使用しないこと
- 授乳中の使用：治療上および母乳栄養の有益性を考慮し，継続または中止を検討する

適応	無月経；月経周期異常（稀発月経，多発月経）または生殖補助医療における調節卵巣刺激の開始時期の調整；月経量異常（過少月経，過多月経）；月経困難症；卵巣機能不全症；黄体機能不全による不妊症；機能性子宮出血；月経周期の変更（短縮・延長）
用法・用量	〈効能共通〉通常，成人にはノルエチステロンとして1日5〜10mgを1〜2回に分割経口投与する． 〈月経周期の変更（延長）〉1日5mgを月経予定5日前から投与し始め，月経周期延長希望日まで連続投与する． 〈月経周期の変更（短縮）〉1日5mgを卵胞期に投与し，数日間連続投与する．

memo

黄体ホルモン製剤
プロゲステロン［注射剤］

先発品名：―（プロゲホルモン筋注；販売中止）
後発品：なし

剤形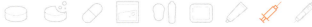

現場で使える！エキスパートの覚え書き

禁忌	〈効能共通〉重篤な肝障害・肝疾患；妊娠ヘルペスの既往歴；〈無月経，月経困難症，機能性子宮出血，黄体機能不全による不妊症〉妊婦；妊娠の可能性
代謝・排泄	肝臓で代謝/尿，胆汁・糞便，呼気，皮脂・汗などに排泄

- ◆ 黄体ホルモン製剤であり，子宮内膜の肥厚，着床の準備，妊娠維持に作用する
- ◆ プロゲステロン経口剤（p.17）および腟用の外用剤（p.22）については他項で解説する
- ◆ 主に不妊治療や流産予防に使用されるほか，無月経や月経困難症，黄体機能性不全にも使用され，プロゲステロンの経口剤や外用剤に比べ使用範囲は広い
- ◆ 主な副作用：発疹，悪心・嘔吐，頭痛，眠気など
- ◆ 妊娠中の使用：投与しないこと
- ◆ 授乳中の使用：治療上および母乳栄養の有益性を考慮し，継続または中止を検討する

適応	無月経；月経困難症；機能性子宮出血；黄体機能不全による不妊症；切迫流早産；習慣性流早産
用法・用量	プロゲステロンとして，通常，成人1日10〜50mgを1〜2回に分けて筋肉内注射する．

黄体ホルモン製剤
ヒドロキシプロゲステロンカプロン酸エステル

先発品名：―（プロゲデポー筋注；販売中止）　後発品：なし

剤形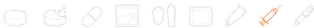

現場で使える！エキスパートの覚え書き

禁忌	〈効能共通〉重篤な肝障害・肝疾患；妊娠ヘルペスの既往歴；〈無月経，機能性子宮出血，黄体機能不全による不妊症〉妊婦；妊娠の可能性
代謝・排泄	記載なし

- ◆ 黄体ホルモン製剤は，子宮内膜の肥厚，着床の準備，妊娠維持に作用する
- ◆ 長時間作用型の筋肉内注射剤であり，1回の投与で1週間にわたって作用が持続する
- ◆ 主な副作用：発疹，頭痛，眠気，倦怠感など
- ◆ 妊娠中の使用：投与しないこと
- ◆ 授乳中の使用：治療上および母乳栄養の有益性を考慮し，継続または中止を検討する

適応	無月経，機能性子宮出血，黄体機能不全による不妊症；切迫流早産，習慣性流早産
用法・用量	ヒドロキシプロゲステロンカプロン酸エステルとして，通常，成人1週1回65〜125mgを筋肉内注射する．

黄体ホルモン製剤

プロゲステロン［外用腟錠，外用剤］

先発品名：ウトロゲスタン®腟用カプセル，ルティナス®腟錠，ルテウム®腟用坐剤，ワンクリノン®腟用ゲル　後発品：なし

剤形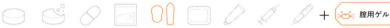

現場で使える！エキスパートの覚え書き

禁忌	本剤の成分に対する過敏症の既往歴；診断未確定の性器出血；稽留流産，子宮外妊娠；重度の肝機能障害；乳がん・生殖器がんの既往歴または疑い；既往を含む動脈・静脈の血栓塞栓症，重度の血栓性静脈炎；ポルフィリン症
代謝・排泄	主に肝臓で代謝/主に尿中排泄

- プロゲステロン経口剤（p.17）および注射剤（p.21）については他項で解説する
- 効果は4剤ともほぼ同一であり，投与回数や使用感など，患者の希望やアドヒアランスを考えて投与する
- ルティナス腟錠は，専用のアプリケーターに薬剤をセットして腟内に挿入する製剤である．排卵日から最長10週間腟内に挿入する．アプリケーターを使用するため手を汚さずに使用できる．1日2回または3回の挿入が必要であるため，職場や出先でも挿入する必要があり，負担に感じる患者もいる点に注意
- ウトロゲスタン腟用カプセルはカプセルをそのまま腟内に挿入できるが，1日3回の投与が必要なことから職場や出先でも挿入する必要があり，負担に感じる患者もいる点に注意
- ワンクリノン腟用ゲルは，アプリケーター内にゲル剤が内装されている製剤である．手を汚さずに使用できる点や1日1回の使用でよい点などが特徴であり，アドヒアランスの向上が期待できる
- 腟錠は挿入後，腟内で自然に溶出するため下着を汚すことがある．気になる場合は，おりものシートなどを使用するよう指導する
- 主な副作用：血栓症，発疹，不正性器出血など
- 授乳中の使用：投与は避ける．やむを得ず投与する場合は授乳を中止させること

適応	生殖補助医療における黄体補充
用法・用量	**ウトロゲスタン®腟用カプセル**：プロゲステロンとして1回200 mgを1日3回，胚移植2〜7日前より経腟投与する．妊娠が確認できた場合は，胚移植後9週（妊娠11週）まで投与を継続する． **ルティナス®腟錠**：プロゲステロンとして1回100 mgを1日2回または3回，採卵日（またはホルモン補充周期下での凍結胚移植ではエストロゲン投与により子宮内膜が十分な厚さになった時点）から最長10週間（または妊娠12週まで）腟内に投与する． **ルテウム®腟用坐剤**：プロゲステロンとして1回400 mgを1日2回，採卵日（またはホルモン補充周期下での凍結胚移植ではエストロゲン投与により子宮内膜が十分な厚さになった時点）から最長10週間（または妊娠12週まで）腟内に投与する． **ワンクリノン®腟用ゲル**：プロゲステロンとして1回90 mgを1日1回，採卵日（またはホルモン補充周期下での凍結胚移植ではエストロゲン投与により子宮内膜が十分な厚さになった時点）から最長10週間（または妊娠12週まで）腟内に投与する．

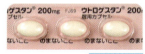

選択的エストロゲン受容体修飾薬
ラロキシフェン

先発品名：エビスタ®錠
後発品：あり

剤形 GE有

現場で使える！エキスパートの覚え書き

禁忌	深部静脈血栓症，肺塞栓症，既往を含む網膜静脈血栓症などの静脈血栓塞栓症；長期不動状態（術後回復期，長期安静期など）；抗リン脂質抗体症候群；妊婦；妊娠の可能性；授乳婦；本剤の成分に対する過敏症の既往歴
代謝・排泄	肝臓で代謝，グルクロン酸抱合/尿糞中に排泄

- ◆ エストロゲン受容体を介して骨にはアゴニストとして作用し，骨吸収を抑制し骨密度を高める．乳房・子宮にはアンタゴニストとして作用し，乳がんや子宮体がんのリスクは低い〔選択的エストロゲン受容体修飾薬（SERM）〕
- ◆ 肝臓で代謝される際に，エストロゲン作用が血液凝固因子合成を促進させるため通常よりも凝固しやすくなる．脚の痛みや浮腫，呼吸困難，手足の麻痺などが現れた際は血栓症の可能性を疑うこと．上記症状が現れた場合にはすみやかに報告するよう患者に指導する
- ◆ 血栓症のリスクが増加するため，長期安静期や術後で不動状態が続く場合などは内服を避ける．長期不動状態に入る3日前には休薬し，完全に歩行可能となるまでは服用を再開しない
- ◆ 更年期症状を憎悪させるため，更年期症状のある患者への投与は避ける
- ◆ 骨粗鬆症以外に，高脂血症，動脈硬化，乳がんの抑制作用など付加価値も有する
- ◆ 主な副作用：嘔気，皮膚炎，ほてりなど
- ◆ 妊娠中の使用：投与しないこと
- ◆ 授乳中の使用：投与しないこと

適応	閉経後骨粗鬆症
用法・用量	通常，ラロキシフェン塩酸塩として，1日1回60 mgを経口投与する．

memo

 錠剤

 OD錠

 カプセル

 散剤

 膣錠・膣坐剤

 貼付剤

 外用ゲル

 注射剤

注射キット，ペン

先発品のみ

GEのみ 後発品のみ

GE有 両方あり

剤形なし

卵胞ホルモン・黄体ホルモン配合剤

エストラジオール・ノルエチステロン

先発品名：メノエイドコンビ®パッチ　後発品：なし

| 剤形 | |

現場で使える！エキスパートの覚え書き

禁忌	疑い例を含むエストロゲン依存性悪性腫瘍（乳がん，子宮内膜がんなど）；未治療の子宮内膜増殖症；乳がんの既往歴；既往を含む血栓性静脈炎や肺塞栓症；既往を含む動脈性の血栓塞栓疾患（冠動脈性心疾患，脳卒中など）；本剤の成分に対する過敏症の既往歴；妊婦；妊娠の可能性；授乳婦；重篤な肝障害；診断の確定していない異常性器出血；ポルフィリン症
代謝・排泄	代謝部位・酵素の記載なし/尿糞中に排泄

◆ 更年期などで女性ホルモンが減少したときに生じる症状（とくに火照りや汗をかきやすいなど）に対して女性ホルモンを補充し，症状を改善させる．更年期症状を改善させるはたらきをもつ卵胞ホルモン（エストロゲン）と，卵胞ホルモンによる子宮内膜増殖を抑制し子宮内膜がんのリスクを減少させるための黄体ホルモン（酢酸ノルエチステロン）が配合されている

◆ 経皮吸収型製剤のため，代謝の際に肝臓を通過せず血液凝固系や脂質代謝に影響を及ぼしにくい

◆ 週2回（3～4日に1回）下腹部に貼付する薬剤であるため，貼り換え日を決めて使用する（例：火曜日と金曜日など）

◆ 貼り換える際は，衣服とこすれやすい場所（ベルトライン上）は避け，前回貼付した場所と異なる部位に貼付するよう指導する．また，胸には貼らない

◆ 貼り替え日以外の入浴時は，貼付したまま入浴すること．薬剤の上から強くこすったりはしないよう注意が必要

◆ 貼付時は10秒押さえる．貼付後，剥がれてしまった場合は，その薬を再び貼るか，粘着力が弱いときは新しい製剤を貼付する

◆ 半分に切って使用しないよう指導する

◆ セイヨウオトギリソウとの併用で効果減弱

◆ 主な副作用：瘙痒，乳房緊満感，発赤など

◆ 妊娠中の使用：使用しないこと

◆ 授乳中の使用：使用しないこと

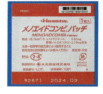

適応	更年期障害および卵巣欠落症状に伴う血管運動神経系症状（Hot flushおよび発汗）
用法・用量	通常，成人に対し，メノエイドコンビ®パッチ1枚を3～4日ごとに1回（週2回）下腹部に貼付する．

卵胞ホルモン・黄体ホルモン配合剤
エストラジオール・レボノルゲストレル

先発品名：ウェールナラ®配合錠　後発品：なし

剤形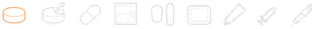

現場で使える！エキスパートの覚え書き

禁忌	疑い例を含むエストロゲン依存性悪性腫瘍（乳がん，子宮内膜がんなど）；未治療の子宮内膜増殖症；乳がんの既往歴；既往を含む血栓性静脈炎や肺塞栓症；既往を含む動脈性の血栓塞栓疾患（冠動脈性心疾患，脳卒中など）；乳婦；重篤な肝障害；診断の確定していない異常性器出血；本剤の成分に対する過敏症の既往歴；妊婦；妊娠の可能性
代謝・排泄	主にCYP3A4で代謝/尿中排泄と糞便中排泄の割合は49％：46％

- ◆ 天然型エストロゲン（17β-エストラジオール1mg）と黄体ホルモン（レボノルゲストレル100mg）を主成分とする配合剤である．卵胞ホルモンによる子宮内膜がん予防の観点から黄体ホルモンを配合している
- ◆ 閉経後骨粗鬆症は，閉経に伴うエストロゲン欠乏による骨吸収が原因で発症するため，エストロゲンの補充が効果的である（エストロゲンを使用せず治療することもある）
- ◆ エストロゲンを単独で長期使用すると子宮内膜肥厚や過形成のリスクをもたらすため，子宮内膜保護を目的として黄体ホルモン製剤が併用される
- ◆ 1剤でエストロゲン補充と子宮内膜保護の2つの効果を得られることから，服薬コンプライアンスの向上が期待できる
- ◆ セイヨウオトギリソウとの併用で効果減弱
- ◆ 主な副作用：性器出血，乳房不快感，倦怠感など
- ◆ 妊娠中の使用：投与しないこと
- ◆ 授乳中の使用：投与しないこと

適応	閉経後骨粗鬆症
用法・用量	通常，成人に対し1日1錠を経口投与する．

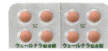

memo

卵胞ホルモン・黄体ホルモン配合剤
ヒドロキシプロゲステロン・エストラジオール

先発品名：—（ルテスデポー注；販売中止）　　後発品：なし

剤形

現場で使える！エキスパートの覚え書き

禁忌	疑い例を含むエストロゲン依存性悪性腫瘍（乳がん，子宮内膜がんなど）；血栓性静脈炎，既往を含む肺塞栓症；重篤な肝障害・肝疾患；妊婦；妊娠の可能性；妊娠ヘルペスの既往歴
代謝・排泄	肝臓で代謝，硫酸抱合またはグルクロン酸抱合/尿中・胆汁中排泄

◆ ヒドロキシプロゲステロンカプロン酸エステルはプロゲステロン（合成黄体ホルモン），エストラジオールはエストロゲン（合成卵胞ホルモン）であり，2つの成分を組み合わせた配合剤で機能性子宮出血に用いる
◆ 投与経路は筋肉内注射のみ
◆ 主な副作用・血栓症，発疹，頭痛，眠気，倦怠感など
◆ 妊娠中の使用：投与しないこと（黄体・卵胞ホルモン剤の使用と先天異常児出産との因果関係が示唆されているため）
◆ 授乳中の使用：治療上の有益性および母乳栄養の有益性を考慮し，授乳の継続または中止を検討する

適応	機能性子宮出血
用法・用量	通常，1回1mLを筋肉内注射する．なお，症状により適宜増減する．

memo

卵胞ホルモン・黄体ホルモン配合剤

ノルゲストレル・エチニルエストラジオール

先発品名：プラノバール®配合錠　**後発品**：なし

剤形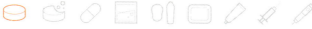

現場で使える！エキスパートの覚え書き

禁忌	既往を含む血栓性静脈炎, 肺塞栓症；疑い例を含むエストロゲン依存性悪性腫瘍（乳がん, 子宮内膜がんなど）；重篤な肝障害；前回妊娠中に黄疸または持続性そう痒症の既往歴；前回の妊娠中に悪化した耳硬化症の既往歴；妊娠ヘルペスの既往歴；鎌状赤血球貧血；デュビン・ジョンソン症候群, ローター症候群；脂質代謝異常；妊婦；妊娠の可能性；診断の確定していない異常性器出血
代謝・排泄	ノルゲストレルは水酸化後, 肝臓でグルクロン酸抱合・硫酸抱合, エチニルエストラジオールはCYP3A4, CYP2C9, CYP2C19で代謝／ノルゲストレルは尿糞中に排泄（尿中に64％）

◆ ノルゲストレルはプロゲステロン（合成黄体ホルモン）, エチニルエストラジオールはエストロゲン（卵胞ホルモン）であり, 2つの成分を組み合わせた製剤である
◆ 中用量ピルとして月経移動によく利用される
◆ 血栓症を生じるおそれがあるため, 注意して使用する
◆ セイヨウオトギリソウとの併用で効果減弱. 不正性器出血の発現率が増大するおそれがあるため摂取しないよう注意する
◆ 主な副作用：不正性器出血, 吐き気, 頭痛, 浮腫
◆ 妊娠中の使用：投与しないこと. 黄体・卵胞ホルモン剤の使用により, 先天性異常児出産との因果関係が示唆されている
◆ 授乳中の使用：治療上または母乳栄養上の有益性を考慮し, 継続または中止を検討すること

適応	機能性子宮出血；月経困難症, 月経周期異常（稀発月経, 頻発月経）または生殖補助医療における調節卵巣刺激の開始時期の調整；過多月経；子宮内膜症；卵巣機能不全
用法・用量	〈機能性子宮出血〉1日1錠を7〜10日間連続投与する. 〈月経困難症, 月経周期異常または生殖補助医療における調節卵巣刺激の開始時期の調整, 過多月経, 子宮内膜症, 卵巣機能不全〉1日1錠を月経周期第5日より約3週間連続投与する.

memo

卵胞ホルモン・黄体ホルモン配合剤

ドロスピレノン・エチニルエストラジオール

先発品名：ヤーズ®配合錠，ヤーズフレックス®配合錠　**後発品**：あり（プラセボ錠を含む28日連続服用の製剤のみ）

剤形	GE有								

現場で使える！エキスパートの覚え書き

禁忌	本剤の成分に対する過敏性素因あり；疑い例を含むエストロゲン依存性悪性腫瘍（乳がん，子宮内膜がんなど），子宮頸がん；診断の確定していない異常性器出血；既往を含む血栓性静脈炎，肺塞栓症，脳血管障害，冠動脈疾患；35歳以上で1日15本以上の喫煙；前兆（閃輝暗点，星型閃光など）を伴う片頭痛；肺高血圧症または心房細動を合併する心臓弁膜症，亜急性細菌性心内膜炎の既往歴のある心臓弁膜症；血管病変を伴う糖尿病（糖尿病性腎症，糖尿病性網膜症など）；血栓性素因あり；抗リン脂質抗体症候群；手術前4週以内，術後2週以内，産後4週以内および長期間安静状態；重篤な肝障害；肝腫瘍；脂質代謝異常；高血圧（軽度の高血圧を除く）；耳硬化症；妊娠中に黄疸，持続性そう痒症または妊娠ヘルペスの既往歴；妊婦；妊娠の可能性；授乳婦；骨成長が終了していない可能性あり；重篤な腎障害または急性腎障害
警告	血栓症が現れ，致死的な経過をたどるおそれあり．症状が認められた場合はただちに投与を中止し，適切な処置を行う．
代謝・排泄	ドロスピレノンはCYP酵素による代謝を受けにくい，エチニルエストラジオールは肝臓でCYP3A4とCYP2C9で代謝され硫酸抱合・グルクロン酸抱合を受ける／尿糞中に排泄

◆ ドロスピレンはプロゲスチン（合成黄体ホルモン），エチニルエストラジオールはエストロゲン（合成卵胞ホルモン）であり，2つの成分を組み合わせた月経困難症治療薬である

◆ 黄体ホルモンにドロスピレンを用いているため，男性化作用が少なく多毛やざ瘡にも効果あり

◆ 子宮収縮運動を抑制し疼痛などの月経困難症の症状を緩和

◆ 避妊目的での使用はできない

◆ 商品として代表的なものに，ヤーズ®，ヤーズフレックス®がありどちらも1シート28錠で構成されている

◆ ヤーズ®は24錠が実薬（淡赤色）で，4錠がプラセボ（白色）で構成されている

◆ ヤーズフレックス®は，28錠すべてが実薬で1日1錠を毎日一定の時刻に服用する

◆ 主な副作用：不正性器出血，吐き気，不眠，めまいなど．ヤーズ®配合錠では，血栓症の発生に関して安全性速報（ブルーレター）が2014年に発表されている

◆ セイヨウオトギリソウとの併用で効果減弱．不正性器出血の発現率が増大するおそれがあるため摂取しないよう注意する

◆ 妊娠中の使用：投与しないこと．妊娠が確認された場合は投与を中止する

◆ 授乳中の使用：投与しないこと．母乳の量的質的低下が起こることがある．母乳への移行，児において黄疸や乳房腫大が報告されている

適応	ヤーズ®：月経困難症 ヤーズフレックス®：子宮内膜症に伴う疼痛の改善；月経困難症；生殖補助医療における調節卵巣刺激の開始時期の調整

用法・用量

ヤーズ®：
1日1錠を毎日一定の時刻に定められた順に従って（淡赤色錠から開始する）28日間連続経口投与する．以上28日間を投与1周期とし，出血が終わっているか続いているかにかかわらず，29日目から次の周期の錠剤を投与し，以後同様に繰り返す．

ヤーズフレックス®：
〈子宮内膜症に伴う疼痛の改善〉1日1錠を経口投与する．24日目までは出血の有無にかかわらず連続投与する．25日目以降に3日間連続で出血（点状出血を含む）が認められた場合，または，連続投与が120日に達した場合は，4日間休薬する．休薬後は出血が終わっているか続いているかにかかわらず，連続投与を開始する．以後同様に連続投与と休薬を繰り返す．

〈月経困難症〉下記のいずれかを選択する．
・1日1錠を経口投与する．24日目までは出血の有無にかかわらず連続投与する．25日目以降に3日間連続で出血（点状出血を含む）が認められた場合，または，連続投与が120日に達した場合は，4日間休薬する．休薬後は出血が終わっているか続いているかにかかわらず，連続投与を開始する．以後同様に連続投与と休薬を繰り返す．
・1日1錠を24日間連続経口投与し，4日間休薬する．以上28日間を投与1周期とし，出血が終わっているか続いているかにかかわらず，29日目から次の周期の錠剤を投与し，以後同様に繰り返す．

〈生殖補助医療における調節卵巣刺激の開始時期の調整〉1日1錠を，通常，14〜28日間連続経口投与する．

 錠剤

 OD錠

 カプセル

 散剤

 腟錠・腟坐剤

 貼付剤

 外用ゲル

 注射剤

 注射キット，ペン

 先発品のみ

GEのみ 後発品のみ

GE有 両方あり

 剤形なし

memo

卵胞ホルモン・黄体ホルモン配合剤

エチニルエストラジオール・ノルエチステロン

先発品名：ルナベル®配合錠LD，ルナベル®配合錠ULD　後発品：あり

| 剤形 | GE有 |

現場で使える！エキスパートの覚え書き

| 禁忌 | 本剤の成分に対する過敏性素因あり；疑い例を含むエストロゲン依存性悪性腫瘍（乳がん，子宮内膜がんなど），子宮頸がん；診断の確定していない異常性器出血；既往を含む血栓性静脈炎，肺塞栓症，脳血管障害，冠動脈疾患；35歳以上で1日15本以上の喫煙；前兆（閃輝暗点，星型閃光など）を伴う片頭痛；肺高血圧症または心房細動を合併する心臓弁膜症，亜急性細菌性心内膜炎の既往歴のある心臓弁膜症；血管病変を伴う糖尿病（糖尿病性腎症，糖尿病性網膜症など）；血栓性素因あり；抗リン脂質抗体症候群；手術前4週以内，術後2週以内，産後4週以内および長期間安静状態；重篤な肝障害；肝腫瘍；脂質代謝異常；高血圧（軽度の高血圧を除く）；耳硬化症；妊娠中に黄疸，持続性そう痒症または妊娠ヘルペス；妊婦；妊娠の可能性；授乳婦；骨成長が終了していない可能性あり |
| 代謝・排泄 | 主に肝臓で代謝（エチニルエストラジオール：CYP3A4，CYP2C9）/尿糞中に排泄（主に糞便中） |

- ◆ 避妊に用いられるシンフェーズ®T錠（同一成分）は，p.36で解説する
- ◆ エチニルエストラジオールはエストロゲン（合成卵胞ホルモン），ノルエチステロンはプロゲステロン（合成黄体ホルモン）であり，2つの成分を組み合わせた月経困難症治療用の低用量ピルである
- ◆ セイヨウオトギリソウとの併用で効果減弱，不正性器出血の発現率が増大するおそれがあるため摂取しないよう注意する
- ◆ 主な副作用：血栓症，倦怠感，ほてり，嘔吐など
- ◆ 妊娠中の使用：投与しないこと．妊娠が確認された場合は投与を中止する
- ◆ 授乳中の使用：投与しないこと．母乳の質的量的低下が起こることがある．母乳中へ移行し，児において黄疸や乳房腫大が起こることが示唆されている

| 適応 | 月経困難症；生殖補助医療における調節卵巣刺激の開始時期の調整 |
| 用法・用量 | 〈月経困難症〉1日1錠を毎日一定の時刻に21日間経口投与し，その後7日間休薬する．以上28日間を投与1周期とし，出血が終わっているか続いているかにかかわらず，29日目から次の周期の錠剤を投与し，以後同様に繰り返す．
〈生殖補助医療における調節卵巣刺激の開始時期の調整〉1日1錠を毎日一定の時刻に，通常，14～21日間経口投与する． |

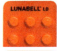

memo

卵胞ホルモン・黄体ホルモン配合剤

エチニルエストラジオール・レボノルゲストレル

先発品名：ジェミーナ®配合錠　後発品：なし

剤形	

現場で使える！エキスパートの覚え書き

禁忌	本剤の成分に対する過敏性素因あり；疑い例を含むエストロゲン依存性悪性腫瘍（乳がん，子宮内膜がんなど），子宮頸がん；診断の確定していない異常性器出血；既往を含む血栓性静脈炎，肺塞栓症，脳血管障害，冠動脈疾患；35歳以上で1日15本以上の喫煙；前兆（閃輝暗点，星型閃光など）を伴う片頭痛；肺高血圧症または心房細動を合併する心臓弁膜症，亜急性細菌性心内膜炎の既往歴のある心臓弁膜症；血管病変を伴う糖尿病（糖尿病性腎症，糖尿病性網膜症など）；血栓性素因あり；抗リン脂質抗体症候群；手術前4週以内，術後2週以内，産後4週以内および長期間安静状態；重篤な肝障害；肝腫瘍；脂質代謝異常；高血圧（軽度の高血圧を除く）；耳硬化症；妊娠中に黄疸，持続性そう痒症または妊娠ヘルペスの既往歴；妊婦；妊娠の可能性；授乳婦；骨成長が終了していない可能性あり
代謝・排泄	主に肝臓で代謝（エチニルエストラジオール：CYP3A4，CYP2C9，CYP2C19）・硫酸抱合あるいはグルクロン酸抱合/尿糞中に排泄

- ◆ 避妊に用いられるアンジュ®錠・トリキュラー®錠・ラベルフィーユ®錠（同一成分）は，p.37で解説する
- ◆ エチニルエストラジオールはエストロゲン（卵胞ホルモン），レボノルゲストレルはプロゲステロン（合成黄体ホルモン）で，2つの成分を組み合わせた月経困難症治療用の低用量ピルである
- ◆ 月経困難症に対して使用する場合，28日周期（21日服用，7日休薬）と84日周期（77日服用，7日休薬）の2通りの服用方法が選択可
- ◆ 避妊目的での使用はできない
- ◆ 基本的な投与方法は77日間の連続内服である．21日投与を繰り返す方法に比べて，投与開始直後は若干不正出血が多いが，連続投与のため疼痛の緩和効果は高い
- ◆ セイヨウオトギリソウとの併用で効果減弱．不正性器出血の発現率が増大するおそれがあるため摂取しないよう注意する
- ◆ 妊娠中の使用：妊娠または妊娠している可能性のある女性には投与しないこと
- ◆ 授乳中の使用：投与しないこと．母乳の量的質的低下が起こる可能性がある．母乳中への移行や児において黄疸・乳房腫大が起こるとの報告がある

適応	月経困難症；生殖補助医療における調節卵巣刺激の開始時期の調整
用法・用量	〈月経困難症〉下記のいずれかを選択する．① 1日1錠を毎日一定の時刻に21日間連続経口投与し，その後7日間休薬する．以上28日間を1周期とし，出血が終わっているか続いているかにかかわらず，29日目から次の周期を開始し，以後同様に繰り返す．② 1日1錠を毎日一定の時刻に77日間連続経口投与し，その後7日間休薬する．以上84日間を1周期とし，出血が終わっているか続いているかにかかわらず，85日目から次の周期を開始し，以後同様に繰り返す． 〈生殖補助医療における調節卵巣刺激の開始時期の調整〉1日1錠を毎日一定の時刻に，通常，14～28日間連続経口投与する．

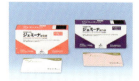

卵胞ホルモン・黄体ホルモン配合剤

エステトロール・ドロスピレノン

先発品名：アリッサ®配合錠　後発品：なし

剤形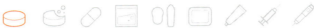

現場で使える！エキスパートの覚え書き

禁忌	本剤の成分に対する過敏性素因あり；疑い例を含むエストロゲン依存性悪性腫瘍（乳がん，子宮内膜がんなど），子宮頸がん；診断の確定していない異常性器出血；既往を含む血栓性静脈炎，肺塞栓症，脳血管障害，冠動脈疾患；35歳以上で1日15本以上の喫煙；前兆（閃輝暗点，星型閃光など）を伴う片頭痛；肺高血圧症または心房細動を合併する心臓弁膜症，亜急性細菌性心内膜炎の既往歴のある心臓弁膜症；血管病変を伴う糖尿病（糖尿病性腎症，糖尿病性網膜症など）；血栓性素因あり；抗リン脂質抗体症候群；手術前4週以内，術後2週以内，産後4週以内および長期間安静状態；重篤な肝障害；肝腫瘍；脂質代謝異常；高血圧（軽度の高血圧を除く）；妊娠中に黄疸，持続性そう痒症または妊娠ヘルペス；妊婦；妊娠の可能性；重篤な腎障害，急性腎障害；骨成長が終了していない可能性あり
代謝・排泄	エステトロールはUGT2B7の代謝を受ける．ドロスピレノンはCYP3A4でわずかに代謝される／尿糞中に排泄（エステトロールは尿中に約69％，糞中に約22％）

- ◆ 日本で初めての天然型エストロゲンであるエステトロール（E_4）を含んだ月経困難症治療薬である
- ◆ セイヨウオトギリソウとの併用で効果減弱．不正性器出血の発現率が増大するおそれがあるため摂取しないよう注意する
- ◆ 主な副作用：血栓症，不正性器出血，悪心，頭痛など
- ◆ 妊娠中の使用：投与しないこと．妊娠が確認された場合は投与を中止する
- ◆ 授乳中の使用：授乳しないことが望ましい（類薬で母乳の量的・質的低下や，児におやる黄疸，乳房腫大の報告あり）

適応	月経困難症
用法・用量	1日1錠を毎日一定の時刻に定められた順に従って（ピンク色錠から開始する）28日間連続経口投与する．以上28日間を投与1周期とし，出血が終わっているか続いているかにかかわらず，29日目から次の周期の錠剤を投与し，以後同様に繰り返す．

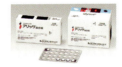

memo

経口避妊薬
エチニルエストラジオール・ノルエチステロン

先発品名：—（シンフェーズ®T28錠）　　後発品：なし

剤形　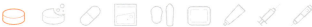

現場で使える！エキスパートの覚え書き

禁忌	本剤の成分に対する過敏性素因あり；疑い例を含むエストロゲン依存性悪性腫瘍（乳がん，子宮内膜がんなど），子宮頸がん；診断の確定していない異常性器出血；既往を含む血栓性静脈炎，肺塞栓症，脳血管障害，冠動脈疾患；35歳以上で1日15本以上の喫煙；前兆（閃輝暗点，星型閃光など）を伴う片頭痛；肺高血圧症または心房細動を合併する心臓弁膜症，亜急性細菌性心内膜炎の既往歴のある心臓弁膜症；血管病変を伴う糖尿病（糖尿病性腎症，糖尿病性網膜症など）；血栓性素因のある女性；抗リン脂質抗体症候群；手術前4週以内，術後2週以内，産後4週以内および長期間安静状態；重篤な肝障害；肝腫瘍；脂質代謝異常；高血圧（軽度の高血圧を除く）；耳硬化症；妊娠中に黄疸，持続性そう痒症または妊娠ヘルペスの既往歴；妊婦；妊娠の可能性；授乳婦；骨成長が終了していない可能性がある女性
代謝・排泄	エチニルエストラジオールはCYP3A4で代謝/主にグルクロン酸抱合を受け尿中排泄

- ◆ 月経困難症などに用いられるルナベル®配合錠・フリウェル®配合錠（同一成分）は，p.31で解説する
- ◆ エチニルエストラジオールはエストロゲン（女性ホルモン），ノルエチステロンはプロゲスチン（合成黄体ホルモン）であり，2つの成分を組み合わせた経口避妊薬
- ◆ シンフェーズT®錠は第1世代のピル．1シート内でホルモン量が3段階に変化する（三相性ピル）．出血量が少ない特徴がある
- ◆ 服用スケジュールは，21日間のホルモン含有錠を連続して服用したのち，7日間のプラセボ錠服用期間（休薬期間）を設ける
- ◆ 血栓症を引き起こすおそれがあるため，下肢の疼痛・腫脹，激しい頭痛，嘔気・嘔吐などの症状が出た場合には投与を中止し，医療機関の受診を指導するなど注意が必要
- ◆ 主な副作用：吐き気，頭痛，乳房の痛み，不正性器出血，体重増加など．また，休薬期間中に月経様の出血が一般的に生じる
- ◆ セイヨウオトギリソウ含有食品との併用で効果減弱，不正性器出血の発現率増大の可能性があるため摂取しないように注意が必要
- ◆ 妊娠中の使用：禁忌，妊娠が確認された場合には中止する（動物において児の成長後に腟上皮および子宮内膜の悪性変性を示唆する結果が報告）
- ◆ 授乳中の使用：禁忌（母乳の量的・質的低下．また，母乳中へ移行し，児に黄疸，乳房腫大がみられるおそれ

適応	避妊
用法・用量	1周期目は1日1錠を毎日一定の時刻に淡青色錠から開始し，指定された順番に従い，28日間連続経口投与する．2周期目は，1周期服用開始29日目より1周期目と同様に淡青色錠から1日1錠を28日間連続投与し，3周期目以降は2周期目と同様に投与する．

経口避妊薬

エチニルエストラジオール・レボノルゲストレル

先発品名：―（アンジュ®21/28錠，トリキュラー®錠21/28，ラベルフィーユ®21/28錠）　後発品：なし

剤形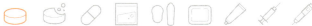

現場で使える！エキスパートの覚え書き

禁忌	本剤の成分に対し過敏性素因のある女性；疑い例を含むエストロゲン依存性悪性腫瘍（乳がん，子宮内膜がんなど），子宮頸がん；診断の確定していない異常性器出血；既往を含む血栓性静脈炎，肺塞栓症，脳血管障害，冠動脈疾患；35歳以上で1日15本以上の喫煙；前兆（閃輝暗点，星型閃光など）を伴う片頭痛；肺高血圧症または心房細動を合併する心臓弁膜症，亜急性細菌性心内膜炎の既往歴のある心臓弁膜症；血管病変を伴う糖尿病（糖尿病性腎症，糖尿病性網膜症など）；血栓性素因のある女性；抗リン脂質抗体症候群；手術前4週以内，術後2週以内，産後4週以内および長期間安静状態；重篤な肝障害；肝腫瘍；脂質代謝異常；高血圧（軽度の高血圧を除く）；耳硬化症；妊娠中に黄疸，持続性そう痒症または妊娠ヘルペスの既往歴；妊婦；妊娠の可能性；授乳婦；骨成長が終了していない可能性がある女性
代謝・排泄	肝臓で代謝，グルクロン酸抱合または硫酸抱合/尿糞中に排泄

- ◆ 月経困難症などに用いられるジェミーナ®配合錠（同一成分）は，p.32で解説する
- ◆ エチニルエストラジオールはエストロゲン（女性ホルモン），レボノルゲストレルはプロゲスチン（合成黄体ホルモン）であり，2つの成分を組み合わせた経口避妊薬
- ◆ 第2世代のピル．1シート内でホルモン量が3段階に変化する三相性ピル．不正出血が起こりにくい特徴がある
- ◆ 服用スケジュールは，有効成分を含む錠剤を21日間服用したのち，7日間の休薬期間（21日タイプ）またはプラセボ錠服用期間（28日タイプ）を設ける
- ◆ トリキュラー®錠21は在庫終了しだい販売終了
- ◆ 血栓症を引き起こすおそれがあるため，下肢の疼痛・腫脹，激しい頭痛，嘔気・嘔吐などの症状が出た場合には投与を中止し，医療機関の受診を指導するなど注意が必要
- ◆ 主な副作用：吐き気，頭痛，乳房痛，不正性器出血，体重増加など．また，休薬期間中に月経様の出血が起こることが一般的
- ◆ セイヨウオトギリソウ含有食品との併用で効果減弱，不正性器出血の発現率増大の可能性があるため摂取しないように注意が必要
- ◆ 妊娠中の使用：禁忌．妊娠が確認された場合には中止する（動物において児の成長後に，腟上皮および子宮内膜の悪性変性を示唆する結果が報告されている）
- ◆ 授乳中の使用：禁忌（母乳の量的質的低下．また，母乳中へ移行し，児に黄疸，乳房腫大がみられるおそれ）

適応	避妊
用法・用量	トリキュラー®錠21：1日1錠を毎日一定の時刻に定められた順に従って（赤褐色糖衣錠から開始する）21日間連続投与し，7日間休薬する．以上28日間を投与1周期とし，出血が終わっているか続いているかにかかわらず29日目から次の周期の錠剤を投与し，以後同様に繰り返す． トリキュラー®錠28：1日1錠を毎日一定の時刻に定められた順に従って（赤褐色糖衣錠から開始する）28日間連続投与する．以上28日間を投与1周期とし，出血が終わっているか続いているかにかかわらず29日目から次の周期の錠剤を投与し，以後同様に繰り返す．

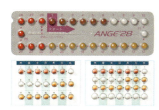

経口避妊薬
デソゲストレル・エチニルエストラジオール

先発品名：―（マーベロン®21/28，ファボワール®錠21/28）　後発品：なし

剤形　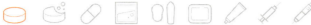

現場で使える！エキスパートの覚え書き

禁忌	本剤の成分に対し過敏性素因のある女性；疑い例を含むエストロゲン依存性悪性腫瘍（乳がん，子宮内膜がんなど），子宮頸がん；診断の確定していない異常性器出血；既往を含む血栓性静脈炎，肺塞栓症，脳血管障害，冠動脈疾患；35歳以上で1日15本以上の喫煙；前兆（閃輝暗点，星型閃光など）を伴う片頭痛；肺高血圧症または心房細動を合併する心臓弁膜症；亜急性細菌性心内膜炎の既往歴のある心臓弁膜症；血管病変を伴う糖尿病（糖尿病性腎症，糖尿病網膜症など）；血栓性素因のある女性；抗リン脂質抗体症候群；手術前4週以内，術後2週以内，産後4週以内および長期間安静状態；重篤な肝障害；肝腫瘍；脂質代謝異常；高血圧（軽度の高血圧を除く）；耳硬化症；妊娠中に黄疸，持続性そう痒症または妊娠ヘルペスの既往歴；妊婦；妊娠の可能性；授乳婦；骨成長が終了していない可能性がある女性
代謝・排泄	主にCYP2C9，CYP2C19，CYP3A4で代謝/尿糞中に排泄

- ◆ エチニルエストラジオールはエストロゲン（卵胞ホルモン），デソゲストレルはプロゲスチン（合成黄体ホルモン）であり，2つの成分を組み合わせた経口避妊薬
- ◆ 第3世代のピル．ホルモン量が一定の1相性ピル
- ◆ 服用スケジュールは，有効成分を含む錠剤を21日間服用したのち，7日間の休薬期間（21日タイプ）またはプラセボ錠服用期間（28日タイプ）を設ける
- ◆ デソゲストレルを含む経口避妊薬はレボノルゲストレル等の経口避妊剤に比べて静脈血栓症の相対危険率を増加させることを示唆する報告がある
- ◆ 血栓症を引き起こすおそれがあるため，下肢の疼痛・腫脹，激しい頭痛，嘔気・嘔吐などの症状が出た場合には投与を中止し，医療機関の受診を指導するなど注意が必要
- ◆ 主な副作用：吐き気，頭痛，乳房の痛み，不正性器出血，体重増加など．また，休薬期間中またはプラセボ錠服用中に月経様の出血が起こることが一般的
- ◆ セイヨウオトギリソウ含有食品との併用で効果減弱，不正性器出血の発現率増大の可能性があるため摂取しないように注意が必要
- ◆ 妊娠中の使用：禁忌．妊娠が確認された場合には中止する（動物において児の成長後に腟上皮および子宮内膜の悪性変性を示唆する結果が報告されている）
- ◆ 授乳中の使用：禁忌（母乳の量的・質的低下．また，母乳中へ移行し，児に黄疸，乳房腫大がみられるおそれ）

適応	避妊
用法・用量	マーベロン®21，ファボワール®錠21：1日1錠を毎日一定の時刻に計21日間連続経口投与し，その後7日間休薬する．同様の方法で，避妊する期間繰り返し投与する． マーベロン®28，ファボワール®錠28：1日1錠を毎日一定の時刻に白色錠を21日間連続経口投与し，続けて緑色錠を7日間，合計28日間連続投与する．次周期以降は，消退出血の有無にかかわらず，引き続き白色錠より投与を開始し，28日間連続投与する．したがって，1周期目の投与開始より休薬期間は一切とらない．通常，緑色錠服用中に月経（消退出血）が発来する．

錠剤

OD錠

カプセル

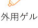散剤

腟錠・腟坐剤

貼付剤

外用ゲル

注射剤

注射キット，ペン

女性ホルモン・男性ホルモン配合剤

テストステロン・エストラジオール

先発品名：―（プリモジアン®・デポー筋注）　後発品：あり

| 剤形 | 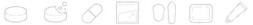 GE有 |

現場で使える！エキスパートの覚え書き

禁忌	疑い例を含むアンドロゲン依存性悪性腫瘍（前立腺がんなど）；疑い例を含むエストロゲン依存性悪性腫瘍（乳がん，子宮内膜がんなど）；乳がんの既往歴；未治療の子宮内膜増殖症；既往を含む血栓性静脈炎や肺塞栓症；既往を含む動脈性の血栓塞栓疾患（冠動脈性心疾患，脳卒中など）；重篤な肝障害；診断の確定していない異常性器出血；脂質代謝障害；妊娠中に悪化した耳硬化症の既往歴；妊婦；妊娠の可能性；小児
代謝・排泄	代謝酵素の記載なし／尿中排泄と糞便中排泄の比率は約9：1

- ◆ テストステロンエナント酸エステル（男性ホルモン）とエストラジオール吉草酸エステル（卵胞ホルモン）を組み合わせた持続性男性・卵胞混合ホルモン剤である
- ◆ 投与経路は筋肉内注射のみであり，長時間作用型で2～4週間ごとの投与が可能
- ◆ 更年期障害，卵巣欠落症状では男性に対する適応は認められていない
- ◆ 女性に使用する場合は，投与前に変声の可能性があることを伝え，異常が認められた場合は投与を中止する
- ◆ 主な副作用：血栓症，ざ瘡，嗄声，多毛，脱毛，大量連続投与による高カルシウム血症など
- ◆ 妊娠中の使用：投与しないこと．女性胎児の男性化を起こすおそれがある
- ◆ 授乳中の使用：治療上および母乳栄養上の有益性を考慮し，継続または中止を検討すること

適応	更年期障害；卵巣欠落症状；骨粗鬆症
用法・用量	通常，2～4週ごとに1回1mLを筋肉内注射する．なお，症状により適宜増減する．

子宮内黄体ホルモン放出システム
レボノルゲストレル［子宮内システム］

先発品名：ミレーナ®　　後発品：なし

剤形	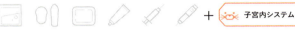 ＋ 子宮内システム

現場で使える！エキスパートの覚え書き

禁忌	本剤の成分に対する過敏症の既往歴；疑い例を含む性器がん；疑い例を含む黄体ホルモン依存性腫瘍；診断の確定していない異常性器出血；先天性・後天性の子宮の形態異常（子宮腔の変形をきたしているような子宮筋腫を含む），著しい位置異常；性器感染症（カンジダ症を除く）；過去3ヵ月以内に性感染症（細菌性腟炎，カンジダ症，再発性ヘルペスウイルス感染，B型肝炎，サイトメガロウイルス感染を除く）の既往歴のある女性；頸管炎または腟炎；再発性または現在PID；過去3ヵ月以内に分娩後子宮内膜炎または感染性流産の既往歴；異所性妊娠の既往歴；本剤および子宮内避妊用具（IUD）装着時または頸管拡張時に失神・徐脈などの迷走神経反射の既往あり；重篤な肝障害；肝腫瘍；妊婦，妊娠の可能性
代謝・排泄	CYP3A4で代謝/排泄経路の記載なし

- ◆ レボノルゲストレルを約5年間持続的に放出する．本剤1個を子宮腔内に装着し，装着後5年を超えないうちに除去または交換を行う
- ◆ 子宮内膜を薄く保ち，高い避妊効果とともに過多月経を改善する
- ◆ 主な副作用：腹痛，生殖器感染症，不正出血など
- ◆ 妊娠中の使用：装着しないこと
- ◆ 授乳中の使用：治療上および母乳栄養上の有益性を考慮し，授乳の継続または中止を検討すること．授乳中の女性の第一選択としないこと．母乳中への移行が報告されている

適応	避妊；過多月経；月経困難症
用法・用量	本剤1個を子宮腔内に装着する．

memo

緊急避妊薬
レボノルゲストレル［経口剤］

先発品名：—（ノルレボ®錠）
後発品：あり

剤形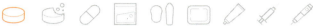
GE有

現場で使える！エキスパートの覚え書き

禁忌	本剤の成分に対する過敏症の既往歴；重篤な肝障害；妊婦
代謝・排泄	肝臓でグルクロン酸抱合・硫酸抱合/尿糞中に排泄

- ◆ 性行為後72時間以内に服用することで妊娠を防ぐための緊急避妊薬（アフターピル）として使われる
- ◆ 早く服用するほど避妊確率が高くなり，避妊確率は性行為後24時間以内が最も高い
- ◆ 妊娠を終わらせるものではなく，すでに妊娠している場合には効果がない
- ◆ 主な副作用：不正出血，吐き気，頭痛，めまい，乳房圧痛など
- ◆ セイヨウオトギリソウ含有食品との併用で効果減弱の可能性があるため，摂取しないように注意が必要
- ◆ 妊娠中の使用：禁忌
- ◆ 授乳中の使用：母乳中に移行するため，服用後24時間は授乳を回避する

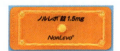

適応	緊急避妊
用法・用量	性交後72時間以内にレボノルゲストレルとして1.5mgを1回経口投与する．

memo

子宮内膜症治療薬

GnRHアゴニスト（GnRH誘導体）
先発品名：—
後発品：あり

ブセレリン

剤形 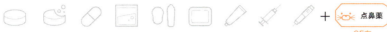 ＋ 点鼻薬 GE有

現場で使える！エキスパートの覚え書き

禁忌	診断のつかない異常性器出血；妊婦；妊娠の可能性；授乳期；本剤の成分または他のGnRH誘導体に対する過敏症の既往歴
代謝・排泄	肝臓・腎臓で代謝（GnRH同様の酵素分解）/24時間以内に投与量の1%以下が尿中に排泄

◆ ゴナドトロピン放出ホルモン（GnRH）アゴニストであり，初期にはゴナドトロピンを分泌させるが，持続的な刺激によって下垂体のGnRH受容体のダウンレギュレーションが生じ，最終的にゴナドトロピンの分泌を抑制し，性ホルモン分泌を低下させる
◆ 製剤の剤型は点鼻薬のみであり，注射が苦手な方や毎日自分で管理したい方に適している
◆ 主な副作用：ほてり，肩こり，頭痛など
◆ 妊娠中の使用：禁忌（妊娠状態の継続ができないおそれがある）
◆ 授乳中の使用：禁忌（動物で母乳移行が認められている）

適応	子宮内膜症；中枢性思春期早発症；子宮筋腫の縮小および子宮筋腫に基づく症状（過多月経，下腹痛，腰痛，貧血）の改善；生殖補助医療における卵胞成熟；生殖補助医療における早発排卵の防止
用法・用量	〈子宮内膜症，子宮筋腫〉通常，成人には1回あたり左右の鼻腔に各々1噴霧（1回あたりブセレリンとして計300μg）を1日3回，月経周期1〜2日目より投与する．なお，症状により適宜増減する． 〈中枢性思春期早発症〉左右の鼻腔に各々1噴霧投与を1回投与（1回あたりブセレリンとして計300μg）とし，通常1日3〜6回投与する．効果不十分のときは皮下注射法に切り替える．本剤の効果は，本剤投与前と比較した投与2週以降におけるGnRHテストの血中LH，FSHの反応性の低下および血中性ステロイドの低下で判断する． 〈生殖補助医療における卵胞成熟〉左右の鼻腔に各々1噴霧投与を1回投与（1回あたりブセレリンとして計300μg）とし，通常，採卵の34〜36時間前に2回投与するが，患者の反応に応じて，投与回数は1回〜4回の範囲で適宜調節する． 〈生殖補助医療における早発排卵の防止〉通常，1回あたり左右の鼻腔に各々1噴霧（1回あたりブセレリンとして計300μg）を1日2〜3回投与し，十分な効果が得られない場合は，1日4回投与することができる．

memo

GnRHアゴニスト（GnRH誘導体）

劇薬 ナファレリン

先発品名：ナサニール®点鼻液　後発品：なし

剤形　 　点鼻薬

現場で使える！エキスパートの覚え書き

禁忌	診断のつかない異常性器出血；妊婦；妊娠の可能性；授乳期；本剤の成分または他のGn-RH誘導体に対する過敏症の既往歴
代謝・排泄	代謝酵素の記載なし/尿糞中に排泄

- ゴナドトロピン放出ホルモン（GnRH）アゴニストであり，初期にはゴナドトロピンを分泌させるが，持続的な刺激によって下垂体のGnRH受容体のダウンレギュレーションが生じ，最終的にゴナドトロピンの分泌を抑制し，性ホルモン分泌を低下させる
- 製剤の剤型は点鼻薬のみで1日2回の投与で済むため，注射が苦手な方で服薬コンプライアンスが重要な患者に適している
- 主な副作用：ほてり，肩こり，頭痛，β-リポ蛋白の上昇など
- 妊娠中の使用：禁忌（動物実験で流産などの生殖障害の報告，他のGnRH誘導体による流産の報告あり）
- 授乳中の使用：禁忌（動物で乳汁中へ移行がみられた）

適応	子宮内膜症；子宮筋腫の縮小および子宮筋腫に基づく症状（過多月経，下腹痛，腰痛，貧血）の改善；生殖補助医療における早発排卵の防止
用法・用量	〈子宮内膜症，子宮筋腫の縮小および子宮筋腫に基づく過多月経，下腹痛，腰痛，貧血の改善〉通常，成人には1回あたり片側の鼻腔に1噴霧（ナファレリンとして200μg）を1日2回，月経周期1〜2日目より投与する． 〈生殖補助医療における早発排卵の防止〉通常，1回あたり片側の鼻腔に1噴霧（ナファレリンとして200μg）を1日2回投与する．

memo

GnRHアゴニスト(GnRH誘導体)

劇薬 ゴセレリン

先発品名：ゾラデックス®デポ，ゾラデックス®LAデポ　後発品：なし

剤形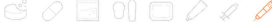

現場で使える！エキスパートの覚え書き

禁忌	診断のつかない異常性器出血；妊婦；妊娠の可能性；授乳中；本剤の成分またはLH-RH作動薬に対する過敏症の既往歴
代謝・排泄	主に尿中排泄(90%以上)

- ◆ ゴナドトロピン放出ホルモン(GnRH)アゴニストであり，初期にはゴナドトロピンを分泌させるが，持続的な刺激によって下垂体のGnRH受容体のダウンレギュレーションが生じ，最終的にゴナドトロピンの分泌を抑制し，性ホルモン分泌を低下させる
- ◆ 製剤の規格は1.8 mg，3.6 mg，LA10.8 mgがあるが，子宮内膜症に適応があるのは1.8 mgのみ
- ◆ 4週間持続の徐放性製剤であり，忙しい患者や注射回数を減らしたい場合に適している
- ◆ 4週を超える間隔投与で一過性の症状悪化のおそれがあるため4週間に1回の投与間隔を守る
- ◆ 主な副作用：ほてり，肩こり，頭痛など
- ◆ 妊娠中の使用：禁忌(動物で流産もしくは分娩障害，他のGnRH誘導体による流産の報告あり)
- ◆ 授乳中の使用：禁忌(動物で乳汁中へ移行がみられた)

適応	〈ゾラデックス®1.8 mgデポ〉子宮内膜症；〈ゾラデックス®3.6 mgデポ，ゾラデックス®LA10.8 mgデポ〉前立腺がん；閉経前乳がん
用法・用量	〈子宮内膜症〉通常，成人には本剤1筒(ゴセレリンとして1.8 mg含有)を前腹部に4週(28日)ごとに1回皮下投与する．なお，初回投与は必ず月経中に行うこと． 〈閉経前乳がん〉通常，成人にはゾラデックス®3.6 mgデポ1筒(ゴセレリンとして3.6 mg含有)を前腹部に4週(28日)ごとに1回皮下投与する．または，ゾラデックス®LA10.8 mgデポ1筒(ゴセレリンとして10.8 mg含有)を前腹部に12〜13週ごとに1回皮下投与する．

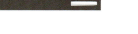

memo

GnRHアゴニスト（GnRH誘導体）

劇薬 リュープロレリン

先発品名：リュープリン®注射用/注射用キット，リュープリン®SR注射用キット，リュープリン®PRO注射用キット　　後発品：あり

| 剤形 | 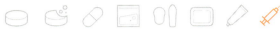 GE有 |

現場で使える！エキスパートの覚え書き

禁忌	〈効能共通〉本剤の成分または合成LH-RH，LH-RH誘導体に対する過敏症の既往歴；妊婦；妊娠の可能性；授乳中；〈子宮内膜症，子宮筋腫，中枢性思春期早発症〉診断のつかない異常性器出血
代謝・排泄	腎臓などで代謝/主に尿糞中に排泄

- ◆ ゴナドトロピン放出ホルモン（GnRH）アゴニストであり，初期にはゴナドトロピンを分泌させるが，持続的な刺激によって下垂体のGnRH受容体のダウンレギュレーションが生じ，最終的にゴナドトロピンの分泌を抑制し，性ホルモン分泌を低下させる
- ◆ リュープリン®注射用および注射用キット製剤の規格は1.88mgと3.75mgがあるが，閉経前乳がん，前立腺がんに適応があるのは3.75mgのみ
- ◆ リュープリン®注射用は4週間持続の徐放性製剤であるが，4週を超える間隔投与で一過性の症状悪化のおそれがあるため4週間に1回の投与間隔を守る
- ◆ 主な副作用：ほてり，発汗，肩こり，頭痛，関節痛，気分変動など
- ◆ 妊娠中の使用：禁忌（LH-RH誘導体で流産の報告あり，動物試験で胎児死亡の増加および胎児体重の低値ならびに骨格異常の増加傾向がみられた）
- ◆ 授乳中の使用：禁忌（ラットで乳汁へ移行がみられた）

適応	〈リュープリン®注射用1.88mg/リュープリン®注射用キット1.88mg〉子宮内膜症；過多月経，下腹痛，腰痛および貧血等を伴う子宮筋腫における筋腫核の縮小および症状の改善；中枢性思春期早発症；〈リュープリン®注射用3.75mg/リュープリン®注射用キット3.75mg〉子宮内膜症；過多月経，下腹痛，腰痛および貧血等を伴う子宮筋腫における筋腫核の縮小および症状の改善；中枢性思春期早発症；閉経前乳がん；前立腺がん；〈リュープリン®SR注射用キット11.25mg〉閉経前乳がん；前立腺がん；球脊髄性筋萎縮症の進行抑制；〈リュープリン®PRO注射用キット22.5mg〉閉経前乳がん；前立腺がん
用法・用量	リュープリン®注射用，リュープリン®注射用キット： 〈子宮内膜症〉通常，成人には4週に1回リュープロレリン酢酸塩として3.75mgを皮下に投与する．ただし，体重が50kg未満の患者では1.88mgを投与することができる．なお，初回投与は月経周期1〜5日目に行う． 〈子宮筋腫〉通常，成人には4週に1回リュープロレリン酢酸塩として1.88mgを皮下に投与する．ただし，体重の重い患者，子宮腫大が高度の患者では3.75mgを投与する．なお，初回投与は月経周期1〜5日目に行う． 〈中枢性思春期早発症〉通常，4週に1回リュープロレリン酢酸塩として30μg/kgを皮下に投与する．なお，症状に応じて180μg/kgまで増量できる． 〈閉経前乳がん〉通常，成人には4週に1回リュープロレリン酢酸塩として3.75mgを皮下に投与する． リュープリン®SR注射用キット11.25mg：通常，成人には12週に1回リュープロレリン酢酸塩として11.25mgを皮下に投与する．投与に際しては，注射針を上にしてプランジャーロッドを押して，懸濁用液全量を粉末部に移動させて，泡立てないように注意しながら，十分に懸濁して用いる．

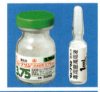

リュープリン®PRO注射用キット22.5mg：通常，成人には24週に1回リュープロレリン酢酸塩として22.5mgを皮下に投与する．投与に際しては，注射針を上にしてプランジャーロッドを押して，懸濁用液全量を粉末部に移動させて，泡立てないように注意しながら，十分に懸濁して用いる．

錠剤

OD錠

カプセル

散剤

子宮内膜症治療薬
ダナゾール

先発品名：ボンゾール®錠
後発品：なし

剤形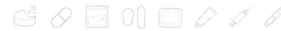

腟錠・腟坐剤

貼付剤

外用ゲル

注射剤

注射キット、ペン

現場で使える！エキスパートの覚え書き

禁忌	血栓症の既往歴；アンチトロンビンⅢ，プロテインC，プロテインSなどの凝固制御因子の欠損または減少；重篤な肝障害・肝疾患；重篤な心疾患；重篤な腎疾患；ポルフィリン症；アンドロゲン依存性腫瘍；診断のつかない異常性器出血；妊婦，妊娠の可能性；授乳婦
警告	血栓症を引き起こすおそれがあるため，観察を十分に行いながら慎重に投与する．異常が認められた場合には直ちに投与を中止し，適切な処置を行う
代謝・排泄	CYP3A4に対する阻害作用あり/ラットでの尿中：糞中：呼気中の排泄率は17.8％：81.3％：0.6％

- ◆ 男性ホルモン誘導体で，下垂体からのゴナドトロピン分泌を抑制し，エストロゲン産生を低下させる
- ◆ 血栓症を引き起こすおそれがあるため，下肢の疼痛，浮腫，激しい頭痛，嘔吐，吐き気，めまいなどの症状が出た場合には投与を中止し，医療機関の受診を指導するなど注意が必要
- ◆ 血栓症のリスクや男性化症状などの副作用などもあり，使用頻度が減少している
- ◆ 主な副作用：肝機能障害，男性化症状（声の低音化，多毛等），にきび，体重増加，むくみなど
- ◆ 妊娠中の使用：禁忌（女性胎児の男性化のおそれ）
- ◆ 授乳中の使用：禁忌（動物で母乳中へ移行がみられた）

適応	〈製剤共通〉子宮内膜症；〈ボンゾール®錠100mg〉乳腺症
用法・用量	〈子宮内膜症〉通常，成人にはダナゾールとして1日200～400mgを2回に分け，月経周期第2～5日より，約4ヵ月間連続経口投与する．症状により増量する． 〈乳腺症〉通常，成人にはダナゾールとして1日200mgを2回に分け，月経周期第2～5日より，4～6週間連続経口投与する．

注射キット、ペン

先発品のみ

GEのみ 後発品のみ

GE有 両方あり

剤形なし

memo

子宮内膜症治療薬　　　　　　　　　　　　　先発品名：ディナゲスト錠，ディナゲストOD錠
　　　　　　　　　　　　　　　　　　　　　　後発品：あり

ジエノゲスト

剤形　　
　　　GE有　GE有

現場で使える！エキスパートの覚え書き

禁忌	診断のつかない異常性器出血；妊婦；妊娠の可能性；本剤の成分に対する過敏症の既往歴；高度の子宮腫大または重度の貧血
代謝・排泄	肝臓で大部分が代謝（主にCYP3A4），水酸化およびグルクロン酸抱合/尿中排泄

◆ プロゲステロン受容体に選択的に作用するプロゲスチン（合成黄体ホルモン）
◆ 服用は必ず月経周期2〜5日目より開始し，休薬期間なしで必要に応じ継続服用する
◆ 長期的に使用可能であり副作用が比較的少ないため，子宮内膜症や月経困難症の治療で第一選択薬として使用されることが多い．ただし，1年を超える投与の有効性および安全性は確立していないことに注意する
◆ 主な副作用：ほてり，頭痛，腹痛，体重増加，乳房痛，疲労感，抑うつ症状など．また，不正出血の頻度が高いが，服用継続により軽快する
◆ 主にCYP3A4で代謝されるため，CYP3A4阻害薬（クラリスロマイシン，イトラコナゾールなど）やCYP3A4誘導薬（リファンピシン，カルバマゼピンなど）との併用に注意が必要
◆ 妊娠中の使用：禁忌（動物で受胎阻害，胚死亡率の増加および流産などが認められた）
◆ 授乳中の使用：授乳しないことが望ましい（ラットで乳汁中に移行がみられた）

適応	〈ディナゲスト錠0.5mg〉月経困難症；〈ディナゲスト錠1mg，OD錠1mg〉子宮内膜症；子宮腺筋症に伴う疼痛の改善
用法・用量	ディナゲスト錠0.5mg：〈月経困難症〉通常，成人にはジエノゲストとして1日1mgを2回に分け，月経周期2〜5日目より経口投与する． ディナゲスト錠1mg，OD錠1mg：〈子宮内膜症，子宮腺筋症に伴う疼痛の改善〉通常，成人にはジエノゲストとして1日2mgを2回に分け，月経周期2〜5日目より経口投与する．

memo

排卵誘発薬

排卵誘発薬（ゴナドトロピン刺激薬）
シクロフェニル

先発品名：セキソビット® 錠
後発品：なし

| 剤形 | |

現場で使える！エキスパートの覚え書き

禁忌	疑い例を含むエストロゲン依存性悪性腫瘍（乳がん，子宮内膜がんなど）；卵巣腫瘍および多嚢胞性卵巣症候群を原因としない卵巣腫大；妊婦；妊娠の可能性
代謝・排泄	肝臓と腎臓で代謝される/排泄経路の記載なし

- ◆ 抗エストロゲン薬として比較的弱い作用をもつ
- ◆ 頸管粘液の減少が起きにくく，比較的安全に使用できる
- ◆ 主な副作用：吐き気，下腹部痛などの卵巣腫大症状，不正出血，頭痛など
- ◆ 妊娠中の使用：禁忌（類似化合物の動物実験で胎児毒性，催奇形性あり）
- ◆ 授乳中の使用：有益性を考慮して継続または中止

適応	第1度無月経；無排卵性月経；希発月経の排卵誘発
用法・用量	シクロフェニルとして，1日400〜600 mgを2〜3回に分け，5〜10日間経口投与し，症状に応じてこれを反復する．

memo

排卵誘発薬（ゴナドトロピン刺激薬）
クロミフェン

先発品名：—（クロミッド®錠）
後発品：なし

剤形

現場で使える！エキスパートの覚え書き

禁忌	〈効能共通〉疑い例を含むエストロゲン依存性悪性腫瘍（乳がん，子宮内膜がんなど）；肝障害，肝疾患；疑い例を含むアンドロゲン依存性悪性腫瘍（前立腺がんなど）；〈排卵障害に基づく不妊症の排卵誘発，生殖補助医療における調節卵巣刺激〉卵巣腫瘍および多嚢胞性卵巣症候群を原因としない卵巣の腫大；妊婦；活動性の血栓塞栓性疾患
代謝・排泄	主に肝臓で代謝（水酸化など）／糞便中排泄

- ◆ 抗エストロゲン薬として比較的強い作用をもつ
- ◆ 頸管粘液の減少や子宮内膜の菲薄化などの副作用がある
- ◆ 主な副作用：肝機能異常，吐き気，ほてり，頭痛，視覚障害など
- ◆ 妊娠中の使用：禁忌（動物実験で胎児毒性，催奇形性あり）
- ◆ 授乳中の使用：有益性を考慮して継続または中止

適応	排卵障害に基づく不妊症の排卵誘発；生殖補助医療における調節卵巣刺激；（乏精子症における精子形成の誘導）
用法・用量	〈排卵障害にもとづく不妊症の排卵誘発〉無排卵症の患者に対して本剤により排卵誘発を試みる場合には，まずGestagen，Estrogen testを必ず行って，消退性出血の出現を確認し，子宮性無月経を除外したのち，経口投与を開始する．通常，第1クールはクロミフェンクエン酸塩として1日50mg・5日間で開始し，第1クールで無効の場合は1日100mg・5日間に増量する．用量・期間は1日100mg・5日間を限度とする．〈生殖補助医療における調節卵巣刺激〉通常，クロミフェンクエン酸塩として1日50mgを月経周期3日目から5日間経口投与する．効果不十分な場合は，次周期以降の用量を1日100mgに増量できる．

memo

アロマターゼ阻害薬

劇薬 レトロゾール

先発品名：フェマーラ®錠　後発品：あり

| 剤形 | GE有 | | | | | | | | |

現場で使える！エキスパートの覚え書き

禁忌	〈効能共通〉妊婦；妊娠の可能性；授乳婦；本剤の成分に対する過敏症の既往歴；〈生殖補助医療における調節卵巣刺激，多嚢胞性卵巣症候群/原因不明不妊における排卵誘発〉活動性の血栓塞栓性疾患
代謝・排泄	肝臓で代謝（CYP3A4，CYP2A6），CYP2A6・CYP2C19の阻害作用あり/主に尿中排泄

- アロマターゼ阻害薬であり，エストロゲン合成阻害による卵胞刺激ホルモン（FSH）分泌を促進し卵胞発育と排卵を誘発する
- 閉経後乳がんの治療薬として上市されたが，現在では排卵誘発剤としても使用されている
- 子宮内膜の菲薄化や頸管粘液の減少が少ない
- 主な副作用：ほてり，頭痛，関節痛，吐き気，倦怠感など
- CYP3A4阻害薬（アゾール系抗真菌薬など）およびCYP2A6阻害薬（メトキサレンなど）またはCYP3A4誘導薬（タモキシフェン，リファンピシンなど）との併用により血中濃度が上昇または低下する可能性があり，注意が必要
- 妊娠中の使用：禁忌〔海外で妊娠前または妊娠中投与で奇形を有する児の出産報告あり．動物で胎児死亡および催奇形性（ドーム状頭部および椎体癒合）ならびに分娩障害が観察された．また，胎児への移行がみられた〕
- 授乳中の使用：禁忌，やむを得ない場合は授乳回避（動物で移行がみられた．また，授乳期に母動物に投与した場合，雄の出生児の生殖能の低下が観察された）

適応	閉経後乳がん；生殖補助医療における調節卵巣刺激；多嚢胞性卵巣症候群における排卵誘発；原因不明不妊における排卵誘発ほか
用法・用量	〈閉経後乳がん〉通常，成人にはレトロゾールとして1日1回2.5mgを経口投与する． 〈生殖補助医療における調節卵巣刺激，多嚢胞性卵巣症候群における排卵誘発，原因不明不妊における排卵誘発〉通常，レトロゾールとして1日1回2.5mgを月経周期3日目から5日間経口投与する．十分な効果が得られない場合は，次周期以降の1回投与量を5mgに増量できる．

memo

性腺刺激ホルモン（ゴナドトロピン）/卵胞刺激ホルモン受容体作動薬

ヒト絨毛性性腺刺激ホルモン

先発品名：―（ゴナトロピン®注用，ゴナトロピン®筋注用注射用HCGなど）　後発品：なし

剤形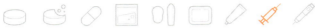

現場で使える！エキスパートの覚え書き

禁忌	〈効能共通〉疑い例を含むアンドロゲン依存性悪性腫瘍（前立腺がんなど）；性腺刺激ホルモン製剤に対する過敏症の既往歴；性早熟症；〈無排卵症（不妊症），生殖補助医療における黄体補充，生殖補助医療/一般不妊治療における排卵誘発および黄体化〉活動性の血栓塞栓性疾患
警告	脳梗塞・肺塞栓を含む血栓塞栓症などを伴う重篤な卵巣過剰刺激症候群が現れうる
代謝・排泄	代謝部位・酵素の記載なし/尿中排泄

- ◆ 黄体形成ホルモン（LH）様作用で排卵を誘発する
- ◆ 主に排卵誘発に使用される
- ◆ 適応症により用量の範囲が1日1,000〜5,000単位と幅広く，症例に応じて適切な用量を選択する必要がある
- ◆ 一部の適応では皮下注射も可能であるが，主に筋肉内注射で投与されるため，痛みは強く通院が必要
- ◆ 不妊治療で使用する場合，脳梗塞・肺塞栓を含む卵巣過剰刺激症候群が起こる可能性があるため，下腹部痛，下腹部緊迫感，悪心，腰痛，急激な体重増加などの症状が出た際に早急な医療機関の受診を指導するなど注意が必要
- ◆ 主な副作用：卵胞過剰刺激症候群，めまい，頭痛など．また，長期連続投与により女性では男性化症状（嗄声，多毛，陰核肥大など），男性では性欲亢進，女性型乳房など
- ◆ 授乳中の使用：有益性を考慮して継続または中止

適応　　無排卵症（無月経，無排卵周期症，不妊症）；能性子宮出血；黄体機能不全症または生殖補助医療における黄体補充；思春期遅発症；睾丸・卵巣の機能検査；妊娠初期の切迫流産；妊娠初期にくり返される習慣性流産；（造精機能不全による男子不妊症，下垂体性男子性腺機能不全症）ほか；〈注射用5千単位/1万単位〉生殖補助医療における卵胞成熟および黄体化；一般不妊治療（体内での受精を目的とした不妊治療）における排卵誘発および黄体化

用法・用量　〈無排卵症〉通常，ヒト絨毛性性腺刺激ホルモンとして，1日3,000〜5,000単位を筋肉内注射する．
〈機能性子宮出血，黄体機能不全症または生殖補助医療における黄体補充〉通常，ヒト絨毛性性腺刺激ホルモンとして，1日1,000〜3,000単位を筋肉内注射する．
〈思春期遅発症〉通常，ヒト絨毛性性腺刺激ホルモンとして，1日500〜5,000単位を週2〜3回筋肉内注射する．
〈卵巣機能検査〉ヒト絨毛性性腺刺激ホルモンとして，1,000〜5,000単位を単独またはFSH製剤と併用投与して卵巣の反応性をみる．
〈黄体機能検査〉ヒト絨毛性性腺刺激ホルモンとして，3,000〜5,000単位を高温期に3〜5回，隔日に投与し，尿中ステロイド排泄量の変化をみる．
〈妊娠初期の切迫流産および妊娠初期にくり返される習慣性流産〉通常，ヒト絨毛性性腺刺激ホルモンとして，1日1,000〜5,000単位を筋肉内注射する．本剤の用法・用量は症例，適応によって異なるので，使用に際しては厳密な経過観察が必要である．
〈生殖補助医療における卵胞成熟および黄体化，一般不妊治療における排卵誘発および黄体化〉通常，ヒト絨毛性性腺刺激ホルモンとして，5,000単位を単回筋肉内注射または皮下注射するが，患者の状態に応じて投与量を10,000単位とすることができる．

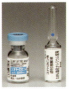

性腺刺激ホルモン（ゴナドトロピン）/卵胞刺激ホルモン受容体作動薬
コリオゴナドトロピン　アルファ（遺伝子組換え）

先発品名：オビドレル® 皮下注シリンジ　**後発品**：なし

剤形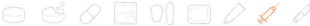

現場で使える！エキスパートの覚え書き

禁忌	本剤の有効成分および添加物に対する過敏症の既往歴；視床下部・下垂体の腫瘍；原因が特定されない卵巣腫大または卵巣嚢胞；診断の確定していない不正出血；疑い例を含む卵巣がん，子宮がん，乳がん；妊婦；妊娠の可能性；活動性の血栓塞栓性疾患
警告	脳梗塞・肺塞栓を含む血栓塞栓症などを伴う重篤な卵巣過剰刺激症候群が現れうる
代謝・排泄	記載なし

- ◆ 遺伝子組換えヒト絨毛性ゴナドトロピン（r-hCG）製剤であり，hCGと同様に黄体形成ホルモン（LH）様作用をもち，排卵を誘発する．
- ◆ 主に排卵誘発に使用される．投与量が規定されているため使いやすい
- ◆ 投与経路が皮下注射であり自己注射による投与が可能なため，自己注射を希望する患者に適している
- ◆ 不妊治療で使用する場合，脳梗塞・肺塞栓を含む卵巣過剰刺激症候群が起こる可能性があるため，下腹部痛，下腹部緊迫感，悪心，腰痛，急激な体重増加などの症状が出た際に早急な医療機関の受診を指導するなど注意が必要
- ◆ 主な副作用：ほてり，頭痛，疲労感，気分の変動，乳房痛など
- ◆ 妊娠中の使用：禁忌（妊婦中の投与に関するデータなし）
- ◆ 授乳中の使用：有益性を考慮して継続または中止（母乳中への移行に関するデータなし）

適応	視床下部-下垂体機能障害に伴う無排卵または希発排卵における排卵誘発および黄体化；生殖補助医療における卵胞成熟および黄体化
用法・用量	コリオゴナドトロピン　アルファ（遺伝子組換え）として250μgを単回皮下投与する．

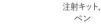

memo

性腺刺激ホルモン（ゴナドトロピン）/卵胞刺激ホルモン受容体作動薬

ホリトロピン　アルファ（遺伝子組換え）

先発品名：ゴナールエフ®皮下注用，ゴナールエフ®皮下注ペン　後発品：なし

剤形

現場で使える！エキスパートの覚え書き

禁忌	本剤または性腺刺激ホルモン製剤および添加物に対する過敏症の既往歴；FSH濃度が高く，原発性性腺機能不全を示唆；十分にコントロールされていない甲状腺機能不全または副腎機能不全；疑い例を含むエストロゲン依存性悪性腫瘍（乳がん，子宮内膜がんなど）；疑い例を含むアンドロゲン依存性悪性腫瘍（前立腺がんなど）；視床下部，下垂体などの頭蓋内器官に活動性の腫瘍；診断の確定していない不正出血；原因が特定されない卵巣腫大または卵巣囊胞；妊婦；妊娠の可能性；授乳婦；活動性の血栓塞栓性疾患
警告	脳梗塞・肺塞栓を含む血栓塞栓症などを伴う重篤な卵巣過剰刺激症候群が現れうる
代謝・排泄	代謝部位・酵素の記載なし/主に尿中排泄

- ◆ 遺伝子組換えヒト卵胞刺激ホルモン（r-FSH）製剤であり，FSHと同様に卵胞の成熟を促す
- ◆ 主に不妊治療における卵巣刺激に使用される標準的なFSH製剤
- ◆ ペン型と通常の注射器型があり，自己注射による皮下注射が容易であり広く使用されている
- ◆ 不妊治療で使用する場合，脳梗塞・肺塞栓を含む卵巣過剰刺激症候群が起こる可能性があるため，下腹部痛，下腹部緊迫感，悪心，腰痛，急激な体重増加などの症状が出た際に早急な医療機関の受診を指導するなど注意が必要
- ◆ 主な副作用：注射部位の痛み，頭痛，腹痛など
- ◆ 妊娠中の使用：禁忌（ラットで分娩障害，妊娠期間の延長，吸収胚数の増加および出生率の低下．また，ウサギで流産，着床後死亡率の増加がみられた）
- ◆ 授乳中の使用：禁忌（ラットで乳汁中への移行がみられた）

適応	生殖補助医療における調節卵巣刺激；視床下部-下垂体機能障害または多囊胞性卵巣症候群に伴う無排卵および希発排卵における排卵誘発；（低ゴナドトロピン性男子性腺機能低下症における精子形成の誘導）
用法・用量	〈生殖補助医療における調節卵巣刺激〉調節卵巣刺激には，ホリトロピン アルファ（遺伝子組換え）として通常150または225 IUを月経周期2日目または3日目から1日1回皮下投与する．患者の反応に応じて1日450 IUを超えない範囲で適宜用量を調節し，卵胞が十分に発育するまで継続する． 〈視床下部-下垂体機能障害または多囊胞性卵巣症候群に伴う無排卵および希発排卵における排卵誘発〉排卵誘発には，ホリトロピン アルファ（遺伝子組換え）として通常1回75 IUを連日皮下投与する．卵胞の発育の程度を観察しながら適宜用量を調節し，主席卵胞の十分な発育が確認された後，hCG（ヒト絨毛性性腺刺激ホルモン）製剤を投与し排卵を誘起する．

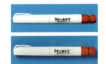

性腺刺激ホルモン（ゴナドトロピン）/卵胞刺激ホルモン受容体作動薬

ホリトロピン　デルタ（遺伝子組換え）

先発品名：レコベル®皮下注ペン　　後発品：なし

剤形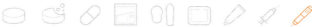

現場で使える！エキスパートの覚え書き

禁忌	本剤の成分に対する過敏症の既往歴；疑い例を含むエストロゲン依存性悪性腫瘍（乳がん，子宮内膜がんなど）；十分にコントロールされていない甲状腺機能不全・副腎機能不全；視床下部，下垂体など頭蓋内器官内の活動性の腫瘍；診断の確定していない不正出血；原因が特定されない卵巣腫大または卵巣嚢胞；妊婦；妊娠の可能性；活動性の血栓塞栓性疾患
警告	脳梗塞・肺塞栓を含む血栓塞栓症などを伴う重篤な卵巣過剰刺激症候群が現れうる
代謝・排泄	記載なし

- ◆ 遺伝子組換えヒト卵胞刺激ホルモン（r-FSH）製剤であり，FSHと同様に卵胞の成熟を促す
- ◆ 患者個別の体重や抗ミュラー管ホルモン（AMH）値に基づいて個別治療を可能とする唯一のFSH製剤
- ◆ ペン型注入器があり，自己注射による皮下注射が可能
- ◆ 不妊治療で使用する場合，脳梗塞・肺塞栓を含む卵巣過剰刺激症候群が起こる可能性があるため，下腹部痛，下腹部緊迫感，悪心，腰痛，急激な体重増加などの症状が出た際に早急な医療機関の受診を指導するなど注意が必要
- ◆ 主な副作用：頭痛，腹痛，乳房圧痛など
- ◆ 妊娠中の使用：禁忌（他のFSH製剤においてラットで分娩障害，妊娠期間の延長，吸収胚数の増加および出生率の低下．また，ウサギで流産，着床後死亡率の増加がみられた）
- ◆ 授乳中の使用：有益性を考慮して継続または中止（FSHは乳汁中に移行することから，本剤も乳汁中に移行する可能性あり）

適応	生殖補助医療における調節卵巣刺激
用法・用量	通常，ホリトロピン デルタ（遺伝子組換え）として，投与開始前の血清抗ミュラー管ホルモン（AMH）値および体重に基づき，下記に従い算出した投与量を，月経周期2日目または3日目から1日1回皮下投与し，卵胞が十分に発育するまで継続する．なお，下表に従い算出した投与量が6μgを下回る場合は6μgを，12μgを上回る場合は12μgを，1日あたりの投与量とする． ・血清AMH値〔pmol/L〕に対する1日あたりの投与量 15未満：12μg，15～16：0.19μg/kg，17：0.18μg/kg，18：0.17μg/kg，19～20：0.16μg/kg，21～22：0.15μg/kg，23～24：0.14μg/kg，25～27：0.13μg/kg，28～32：0.12μg/kg，33～39：0.11μg/kg，40以上：0.10μg/kg（体重）

性腺刺激ホルモン（ゴナドトロピン）/卵胞刺激ホルモン受容体作動薬

フォリトロピンベータ（遺伝子組換え）

先発品名：フォリスチム®注IUカートリッジ　後発品：なし

剤形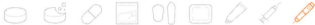

現場で使える！エキスパートの覚え書き

禁忌	疑い例を含むエストロゲン依存性悪性腫瘍（乳がん，子宮内膜がんなど）；卵巣，下垂体または視床下部の腫瘍；妊婦，妊娠の可能性；診断の確定していない不正出血；本剤の成分に対する過敏症の既往歴；多嚢胞性卵巣症候群に起因しない卵巣嚢腫または卵巣腫大；活動性の血栓塞栓性疾患；十分にコントロールされていない甲状腺機能不全・副腎機能不全
警告	脳梗塞・肺塞栓を含む血栓塞栓症などを伴う重篤な卵巣過剰刺激症候群が現れうる
代謝・排泄	記載なし

- 遺伝子組換えヒト卵胞刺激ホルモン（r-FSH）製剤であり，FSHと同様に卵胞の成熟を促す
- カートリッジ製剤があり，専用のペン型注入器で自己注射による皮下注射が可能
- 不妊治療で使用する場合，脳梗塞・肺塞栓を含む卵巣過剰刺激症候群が起こる可能性があるため，下腹部痛，下腹部緊迫感，悪心，腰痛，急激な体重増加などの症状が出た際に早急な医療機関の受診を指導するなど注意が必要
- 主な副作用：注射部位の痛み，頭痛，腹部膨満感など
- 妊娠中の使用：禁忌（他の遺伝子組換えヒト卵胞刺激ホルモン製剤において，ラットで分娩障害，妊娠期間の延長，吸収胚数の増加および出生率の低下．また，ウサギで流産，着床後死亡率の増加がみられた）
- 授乳中の使用：有益性を考慮して継続または中止（FSHは乳汁中に移行することから，本剤も乳汁中に移行する可能性あり）

適応	生殖補助医療における調節卵巣刺激；視床下部-下垂体機能障害に伴う無排卵および希発排卵における排卵誘発
用法・用量	〈生殖補助医療における調節卵巣刺激〉フォリトロピンベータ（遺伝子組換え）として通常1日150または225国際単位を4日間皮下または筋肉内投与する．その後は卵胞の発育程度を観察しながら用量を調整し（通常75〜375国際単位を6〜12日間），卵胞が十分に発育するまで継続する． 〈視床下部-下垂体機能障害に伴う無排卵および希発排卵における排卵誘発〉フォリトロピンベータ（遺伝子組換え）として通常1日50国際単位を7日間皮下または筋肉内投与する．その後は卵胞の発育程度を観察しながら用量を調整し（卵巣の反応性が低い場合は，原則として，7日間ごとに25国際単位を増量），卵胞の十分な発育が確認されたのち，ヒト絨毛性性腺刺激ホルモン製剤等により排卵を誘起する．

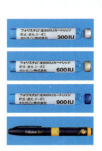

性腺刺激ホルモン（ゴナドトロピン）/卵胞刺激ホルモン受容体作動薬

ヒト下垂体性性腺刺激ホルモン

先発品名：―（HMG注射用など）　後発品：なし

剤形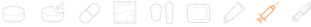

現場で使える！エキスパートの覚え書き

禁忌	疑い例を含むエストロゲン依存性悪性腫瘍（乳がん，子宮内膜がんなど）；卵巣腫瘍・多嚢胞性卵巣症候群を原因としない卵巣腫大；妊婦；妊娠の可能性；活動性の血栓塞栓性疾患；本剤の成分に対する過敏症の既往歴
警告	脳梗塞・肺塞栓を含む血栓塞栓症などを伴う重篤な卵巣過剰刺激症候群が現れうる
代謝・排泄	記載なし

- ◆ 黄体形成ホルモン（LH）と卵胞刺激ホルモン（FSH）が含まれ，卵胞発育と成熟を同時に促進する
- ◆ 主に不妊治療や生殖補助医療で使用され，卵巣刺激を行い卵胞の成熟を促進する
- ◆ 投与は皮下内注射であるが，適応症により筋肉注射も可能
- ◆ 不妊治療で使用する場合，脳梗塞・肺塞栓を含む卵巣過剰刺激症候群が起こる可能性があるため，下腹部痛，下腹部緊迫感，悪心，腰痛，急激な体重増加などの症状が出た際に早急な医療機関の受診を指導するなど注意が必要
- ◆ 主な副作用：注射部位の痛み，頭痛，吐き気など
- ◆ 妊娠中の使用：禁忌（妊娠中は不要）
- ◆ 授乳中の使用：有益性を考慮して継続または中止

適応	間脳性（視床下部性）無月経・下垂体性無月経の排卵誘発；生殖補助医療における調節卵巣刺激
用法・用量	〈間脳性（視床下部性）無月経・下垂体性無月経の排卵誘発〉1日卵胞刺激ホルモンとして75〜150単位を添付の溶解液で溶解して連続筋肉内投与し，頸管粘液量が約300mm³以上，羊歯状形成（結晶化）が第3度の所見を呈する時期を指標として（4〜20日間，通常5〜10日間），ヒト絨毛性性腺刺激ホルモンに切り換える．本剤の用法・用量は症例によって異なるので，使用に際しては厳密な経過観察が必要である．〈生殖補助医療における調節卵巣刺激〉通常，卵胞刺激ホルモンとして150または225単位を1日1回皮下または筋肉内投与する．患者の反応に応じて1日450単位を超えない範囲で適宜用量を調節し，卵胞が十分に発育するまで継続する．

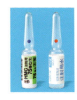

memo

性腺刺激ホルモン（ゴナドトロピン）/卵胞刺激ホルモン受容体作動薬

精製下垂体性性腺刺激ホルモン

先発品名：―（uFSH，フォリルモン®P注）　後発品：なし

剤形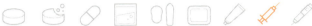

現場で使える！エキスパートの覚え書き

禁忌	疑い例を含むエストロゲン依存性悪性腫瘍（乳がん，子宮内膜がんなど）；卵巣腫瘍・多嚢胞性卵巣症候群を原因としない卵巣腫大；妊婦；妊娠の可能性；活動性の血栓塞栓性疾患；本剤の成分に対する過敏症の既往歴
警告	脳梗塞・肺塞栓を含む血栓塞栓症などを伴う重篤な卵巣過剰刺激症候群が現れうる
代謝・排泄	記載なし

◆ 主に卵胞刺激ホルモン（FSH）が含まれ，卵胞の成熟を促す
◆ 投与法は筋肉内注射と皮下注射を選択可能
◆ 不妊治療で使用する場合，脳梗塞・肺塞栓を含む卵巣過剰刺激症候群が起こる可能性があるため，下腹部痛，下腹部緊迫感，悪心，腰痛，急激な体重増加などの症状が出た際に早急な医療機関の受診を指導するなど注意が必要
◆ 主な副作用：注射部位の痛み，頭痛，吐き気など
◆ 妊娠中の使用：禁忌（妊娠中は不要）
◆ 授乳中の使用：有益性を考慮して継続または中止

適応	間脳性（視床下部性）無月経・下垂体性無月経の排卵誘発（多嚢胞性卵巣症候群の場合を含む）；殖補助医療における調節卵巣刺激
用法・用量	〈間脳性（視床下部性）無月経・下垂体性無月経の排卵誘発〉1日卵胞刺激ホルモンとして，75～150単位を添付の日局生理食塩液で溶解して連続皮下または連続筋肉内投与し，頸管粘液量が約300 mm³以上，羊歯状形成（結晶化）が第3度の所見を呈する時期を指標として（4～20日，通常5～10日間），ヒト絨毛性性腺刺激ホルモンに切り換える．本剤の用法・用量は症例によって異なるので，使用に際しては厳密な経過観察が必要である． 〈生殖補助医療における調節卵巣刺激〉通常，卵胞刺激ホルモンとして150または225単位を1日1回皮下投与する．患者の反応に応じて1日450単位を超えない範囲で適宜用量を調節し，卵胞が十分に発育するまで継続する．

memo

GnRHアンタゴニスト製剤

GnRHアンタゴニスト

剤薬　ガニレリクス

先発品名：ガニレスト®皮下注0.25 mgシリンジ　　後発品：なし

剤形	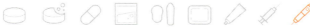

現場で使える！エキスパートの覚え書き

禁忌	本剤の有効成分またはその他の添加剤に対する過敏症の既往歴；ゴナドトロピン放出ホルモン（GnRH）または他のGnRH誘導体に対する過敏症の既往歴；妊婦，妊娠の可能性；授乳婦
代謝・排泄	代謝酵素の記載なし／尿糞中に排泄

- ◆ ゴナドトロピン放出ホルモン（GnRH）アンタゴニストであり，下垂体からの黄体形成ホルモン（LH）の急激な分泌を抑制することで，早発排卵を防ぐ
- ◆ 主に体外受精や顕微授精で，排卵タイミングのコントロールに使用される
- ◆ ゴナドトロピン（FSHやhMGなど）と併用され，排卵をコントロールしながら卵胞の成熟を促進する
- ◆ 液体が充填されているプレフィルド製剤であり，薬剤溶解の手間がなく簡便に使用できる
- ◆ 投与経路は皮下注射であり，自己注射が可能
- ◆ 主な副作用：注射部位の痛み，頭痛，吐き気など
- ◆ 妊娠中の使用：禁忌
- ◆ 授乳中の使用：禁忌

適応	調節卵巣刺激下における早発排卵の防止
用法・用量	原則として卵胞刺激ホルモン製剤投与の6日目から開始し，ガニレリクスとして0.25 mgを1日1回皮下に連日投与する．

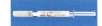

memo

GnRHアンタゴニスト

劇薬 セトロレリクス

先発品名：セトロタイド®注射用　後発品：なし

剤形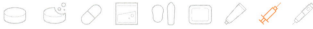

現場で使える！エキスパートの覚え書き

禁忌	本剤の成分またはGnRH誘導体に対する過敏症の既往歴；妊婦；妊娠の可能性；授乳中；卵巣，乳房，子宮，下垂体または視床下部の腫瘍；診断の確定していない不正出血
代謝・排泄	ペプチターゼによる加水分解を受ける（CYP分子種の代謝を受けない，阻害作用はない）/尿中・胆汁中排泄

- ◆ ゴナドトロピン放出ホルモン（GnRH）アンタゴニストであり，下垂体からの黄体形成ホルモン（LH）の急激な分泌を抑制することで，早発排卵を防ぐ
- ◆ 主に体外受精や顕微授精で，排卵タイミングのコントロールに使用される
- ◆ ゴナドトロピン（FSHやhMGなど）と併用され，排卵をコントロールしながら卵胞の成熟を促進する
- ◆ 凍結乾燥用粉末のため，使用時に薬剤を溶解するなど準備が必要
- ◆ 投与経路は皮下注射であり，自己注射が可能
- ◆ 主な副作用：注射部位の反応（紅斑，腫れ，硬結），頭痛，吐き気など
- ◆ 妊娠中の使用：禁忌
- ◆ 授乳中の使用：禁忌

適応	調節卵巣刺激下における早発排卵の防止
用法・用量	以下のいずれかで投与する． ・卵巣刺激開始6日目から最終的な卵胞成熟の誘発まで，セトロレリクスとして0.25mgを1日1回腹部皮下に連日投与する． ・卵巣の反応に応じて本剤を投与開始し，最終的な卵胞成熟の誘発まで，セトロレリクスとして0.25mgを1日1回腹部皮下に連日投与する．

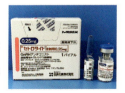

memo

GnRHアンタゴニスト

劇薬 レルゴリクス

先発品名：レルミナ®錠　後発品：なし

剤形　

現場で使える！エキスパートの覚え書き

禁忌	妊婦；妊娠の可能性；授乳中；診断のつかない異常性器出血；本剤の成分に対する過敏症の既往歴
代謝・排泄	P-糖蛋白質の基質．肝臓では主にCYP3A4，CYP2C8で代謝／糞中および尿中への排泄率は投与量の4.2％：2.2％

- ◆ 経口投与が可能なゴナドトロピン放出ホルモン（GnRH）アンタゴニストであり，下垂体からの（黄体形成ホルモン（LH）や卵胞刺激ホルモン（FSH）の分泌を抑制することで，性ホルモンの産生を抑える
- ◆ 子宮筋腫や子宮内膜症による痛みや出血の軽減に使用される
- ◆ 経口剤であり，従来の注射型GnRHアゴニストに比べて患者の利便性が高い
- ◆ 骨密度減少のリスクがあるため，6ヵ月を超える投与は原則として行わない
- ◆ 主な副作用：ほてり，不正出血，頭痛，多汗，吐き気など
- ◆ 妊娠中の使用：禁忌（ウサギにおけるレルゴリクス8mg/kg/日以上の投与で着床後胚死亡率の増加および生存胎児数の減少がみられている．また，ラットで胎盤通過性がみられている）
- ◆ 授乳中の使用：禁忌（ラットで乳汁への移行がみられている）

適応	子宮筋腫に基づく諸症状（過多月経，下腹痛，腰痛，貧血）の改善；子宮内膜症に基づく疼痛の改善
用法・用量	通常，成人にはレルゴリクスとして40mgを1日1回食前に経口投与する．なお，初回投与は月経周期1～5日目に行う．

memo

腟炎・性器感染症の治療薬

抗真菌薬
イソコナゾール［腟錠］

先発品名：アデスタン®腟錠
後発品：あり

剤形   GE有

現場で使える！エキスパートの覚え書き

禁忌	本剤の成分に対する過敏症の既往歴
代謝・排泄	代謝部位・酵素の記載なし/尿糞中に排泄

- ◆ 外陰腟カンジダ症（腟炎・外陰炎）の治療に用いられ，腟カンジダの主な原因であるカンジダ・アルビカンスに対して効果を示す
- ◆ 速効性と持続効果を兼ね備えた製剤であり，通院が困難な患者に適している
- ◆ 主な副作用：腟の刺激感や疼痛，腫脹感，瘙痒感，発赤，熱感など
- ◆ 妊娠中の使用：有益性投与

適応	カンジダに起因する腟炎および外陰腟炎
用法・用量	イソコナゾール硝酸塩として，1週1回600mgを腟深部に挿入する．なお，真菌学的効果（一次効果）が得られない場合は，600mgをさらに1回使用する．

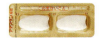

抗真菌薬
オキシコナゾール［腟錠］

先発品名：オキナゾール®腟錠
後発品：あり

剤形   GE有

現場で使える！エキスパートの覚え書き

禁忌	本剤および他のオキシコナゾール硝酸塩製剤への過敏性
代謝・排泄	記載なし

- ◆ 外陰腟カンジダ症（腟炎・外陰炎）の治療に用いられ，カンジダ・アルビカンスだけでなく，難治性カンジダの原因となるカンジダ・グラブラータにも効果を示す
- ◆ 規格は100mgと600mgの2種類あり，使用日数が異なる
- ◆ 主な副作用：発疹，腟・外陰の発赤，刺激感，疼痛など
- ◆ 妊娠中の使用：有益性投与
- ◆ 授乳中の使用：有益性考慮

適応	カンジダに起因する腟炎および外陰腟炎
用法・用量	〈オキナゾール®腟錠100mg〉1日1回1錠を腟深部に挿入し，6日間継続使用する．なお，真菌学的効果（一次効果）が得られない場合は，オキナゾール®腟錠100mgをさらに1日1回1錠6日間継続使用する． 〈オキナゾール®腟錠600mg〉1週1回1錠を腟深部に挿入する．なお，真菌学的効果（一次効果）が得られない場合は，オキナゾール®腟錠600mgをさらに1回1錠使用する．

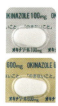

抗真菌薬
クロトリマゾール［腟錠］

先発品名：―
後発品：あり

剤形   GEのみ

現場で使える！エキスパートの覚え書き

禁忌	本剤の成分に対する過敏症の既往歴
代謝・排泄	記載なし

- 妊娠期の腟内投与は，疫学研究において催奇形性リスクを示さなかったとの報告がある
- カンジダ属，トルロプシス属の腟真菌症の病原真菌に優れた抗真菌作用を有する
- 外陰腟カンジダ症（腟炎・外陰炎）の治療に用いられ，腟カンジダの主な原因であるカンジダ・アルビカンスに対して効果を示す
- 主な副作用：発疹，腟の熱感，刺激感，発赤・紅斑など
- 妊娠中の使用：有益性投与

適応	カンジダに起因する腟炎および外陰腟炎
用法・用量	1日1回1錠を，腟深部に挿入する．一般に6日間継続使用するが，必要に応じ使用期間を延長する．

抗真菌薬
ミコナゾール［腟坐剤］

先発品名：フロリード腟坐剤
後発品：なし

剤形

現場で使える！エキスパートの覚え書き

禁忌	本剤の成分に対する過敏症の既往歴
代謝・排泄	代謝酵素の記載なし/尿糞中に排泄

- カンジダ属やトルロプシス属をはじめとして，幅広く真菌に対して強い抗菌作用を示し，外陰腟カンジダ症（腟炎・外陰炎）の治療に用いられる
- グラム陽性菌にも強い抗菌作用を有するが，グラム陰性菌には作用しない
- 用法・用量は1日1回100 mgを6日間連続使用で真菌学的効果が得られるが，菌の再出現防止のため14日間投与が望ましい
- 妊娠中の局所使用に関して，先天異常のリスクを上昇させた報告はない
- 主な副作用：過敏症（蕁麻疹，瘙痒感など）のほか，腟の疼痛，刺激感など
- 妊娠中の使用：有益性投与

適応	カンジダに起因する腟炎および外陰腟炎
用法・用量	1日1回1個を腟深部に挿入する．一般に6日間投与で真菌学的効果（一次効果）および自他覚症状の改善が得られるが，菌の再出現防止のためには14日間投与することが望ましい．

抗真菌薬　　　　　　　　　　　　　　先発品名：ジフルカン®カプセル
　　　　　　　　　　　　　　　　　　　後発品：あり

フルコナゾール［経口剤］

剤形　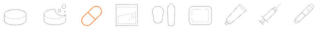

現場で使える！エキスパートの覚え書き

禁忌	次の薬剤を投与中の患者：トリアゾラム，エルゴタミン酒石酸塩・無水カフェイン・イソプロピルアンチピリン，ジヒドロエルゴタミン，キニジン，ピモジド，アスナプレビル，ダクラタスビル・アスナプレビル・ベクラブビル，アゼルニジピン，オルメサルタン メドキソミル・アゼルニジピン，ロミタピド，ブロナンセリン，ルラシドン；本剤に対する過敏症の既往歴；妊婦；妊娠の可能性
併用禁忌	トリアゾラム；エルゴタミン酒石酸塩・無水カフェイン・イソプロピルアンチピリン，ジヒドロエルゴタミン；キニジン，ピモジド；アスナプレビル，ダクラタスビル・アスナプレビル・ベクラブビル；アゼルニジピン，オルメサルタン　メドキソミル・アゼルニジピン；ロミタピド；ブロナンセリン，ルラシドン
代謝・排泄	脱トリアゾール化・グルクロン酸抱合を受ける．CYP2C9，CYP2C19，CYP3A4の阻害作用をもつ/尿中排泄

- ◆ カンジダ属およびクリプトコッカス属による真菌感染症の治療に使用される
- ◆ 妊娠第1三半期に400mg/日以上を継続した場合に，先天異常リスク上昇を示唆する疫学報告がある
- ◆ 主な副作用：AST，ALTの上昇，頭痛，吐き気，腹痛，下痢など
- ◆ CYP3A4およびCYP2C9を阻害するため，併用薬の確認には細心の注意を払う
- ◆ 妊娠中の使用：禁忌（催奇形性を疑う症例報告あり）
- ◆ 授乳中の使用：授乳回避（母乳中移行がみられた）

適応	カンジダ属に起因する腟炎および外陰腟炎ほか
用法・用量	〈カンジダ属に起因する腟炎および外陰腟炎〉通常，成人にはフルコナゾールとして150mgを1回経口投与する．

memo

抗寄生虫薬
チニダゾール

先発品名：—
後発品：あり

剤形								
	GEのみ			GEのみ				

現場で使える！エキスパートの覚え書き

禁忌	【共通】本剤の成分に対する過敏症の既往歴；【経口剤】血液疾患；脳・脊髄の器質的疾患；妊婦（3ヵ月以内）；妊娠の可能性
代謝・排泄	肝臓で代謝，グルクロン酸抱合/尿中排泄

- ◆ トリコモナス腟炎の治療に使用される
- ◆ メトロニダゾールと化学構造が類似している
- ◆ 腟錠に関しては，全身循環への移行量が少ないため，胎児への影響はないと考えられる
- ◆ 主な副作用：悪心・嘔吐，腹痛，下痢，頭痛など
- ◆ アルコールとの相互作用により腹部の疝痛，嘔吐，潮紅が現れることがある（ジスルフィラム様反応）．そのため，投与期間中および投与後3日間はアルコールの摂取を避けること
- ◆ 妊娠中の使用：【経口剤】禁忌；【腟錠】有益性投与
- ◆ 授乳中の使用：授乳回避（乳汁中移行がみられた）

適応	**チニダゾール錠**：トリコモナス症（腟トリコモナスによる感染症）；**チニダゾール腟錠**：トリコモナス腟炎
用法・用量	**チニダゾール錠200mg「F」**：チニダゾールとして，通常，成人1クールとして1回200mg，1日2回，7日間経口投与する．又はチニダゾールとして，通常，成人2,000mgを1回経口投与してもよい． **チニダゾール錠500mg「F」**：チニダゾールとして，通常，成人2,000mgを1回経口投与する． **チニダゾール腟錠200mg「F」**：チニダゾールとして，通常，成人1クールとして1日1回200mgを7日間腟内に挿入する． **製剤共通**：投薬終了後，腟トリコモナスを検出した場合は，投薬終了時より少なくとも1週間ぐらいの間隔を置いて再投与する．

memo

抗菌薬

メトロニダゾール［腟錠，経口剤］

先発品名：—（フラジール®腟錠，フラジール®内服錠）　後発品：なし

剤形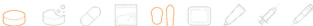

現場で使える！エキスパートの覚え書き

禁忌	【共通】本剤の成分に対する過敏症の既往；【経口剤】脳・脊髄の器質的疾患（脳膿瘍の患者を除く）；妊娠3ヵ月以内（有益性が危険性を上回ると判断される疾患の場合は除く）
代謝・排泄	主に肝臓で代謝（CYP2A6）／主に尿中排泄

- ◆ トリコモナス症，嫌気性菌感染症，アメーバ赤痢などの治療に使用される
- ◆ 妊娠第1三半期に使用しても先天異常リスクを上昇させないとした疫学報告が数多くある．腟錠では全身循環への移行量が少ないことから，胎児への影響はないと考えられている
- ◆ 主な副作用：【経口剤】発疹，食欲不振，下痢，腹痛，暗赤色尿など；【腟錠】瘙痒感，腟壁充血などの局所刺激，局所の発赤など
- ◆ ワルファリンの抗凝血作用を増強するため，併用時は出血等に注意が必要
- ◆ アルコールとの相互作用により腹部の疝痛，嘔吐，潮紅がみられることがある（ジスルフィラム様反応）．そのため，投与期間中は飲酒を避けること
- ◆ 妊娠中の使用：【経口剤】禁忌（有益性が危険性を上回ると判断される場合を除く）；【腟錠】有益性投与
- ◆ 授乳中の使用：【経口剤】授乳回避（母乳中移行がみられた）；【腟錠】有益性考慮

適応	フラジール®内服錠：トリコモナス症（腟トリコモナスによる感染症）；細菌性腟症ほか；フラジール®腟錠：トリコモナス腟炎；細菌性腟症
用法・用量	フラジール®内服錠： 〈トリコモナス症（腟トリコモナスによる感染症）〉通常，成人にはメトロニダゾールとして，1クールとして，1回250 mgを1日2回，10日間経口投与する． 〈細菌性腟症〉通常，成人にはメトロニダゾールとして，1回250 mgを1日3回または1回500 mgを1日2回7日間経口投与する． フラジール®腟錠： 〈トリコモナス腟炎〉メトロニダゾールとして，通常，成人1クールとして1日1回250 mgを10～14日間腟内に挿入する． 〈細菌性腟症〉通常，成人にはメトロニダゾールとして，1日1回250 mgを7～10日間腟内に挿入する．

memo

抗菌薬
ミノサイクリン［経口剤］

先発品名：ミノマイシン®カプセル，ミノマイシン®錠　後発品：あり

| 剤形 | GE有 | | GE有 | | | |

現場で使える！エキスパートの覚え書き

禁忌	テトラサイクリン系薬剤に対する過敏症の既往歴
代謝・排泄	主に肝臓で代謝（CYP2A6，CYP2C9，CYP2E1，CYP3A4）/尿中排泄率は8時間で2.3%，24時間で5.7%

- グラム陽性菌およびグラム陰性菌に対して効果があり，とくに耐性ブドウ球菌に対して優れた抗菌作用を示す
- 肝・腎・肺などの各臓器への移行性が優れている
- クラミジア属による感染症（オウム病，非淋菌性尿道炎，副睾丸炎，子宮内感染など）に対しても有効性が認められている
- 小児への投与で，歯牙の着色・エナメル質の形成不全，また，一過性の骨発育不全を起こすことが報告されており，妊娠期・授乳期での使用は注意を要する
- 主な副作用：めまい感，悪心，食欲不振，腹痛，色素沈着，頭痛，舌炎など
- カルシウムやマグネシウム，鉄剤と難溶性のキレートを形成して吸収が低下するため，併用する際は，両剤の服用間隔を2～4時間あける
- 黄体ホルモン・卵胞ホルモン配合剤の効果を減弱化および不正性器出血の発現率を増大させるおそれがあるため，併用時は注意する
- 妊娠中の使用：有益性投与
- 授乳中の使用：授乳回避（母乳中移行がみられた）

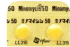

適応	淋菌感染症；梅毒；外陰炎；細菌性腟炎；子宮内感染ほか
用法・用量	通常，成人は初回投与量をミノサイクリンとして100～200mg（力価）とし，以後12時間ごとあるいは24時間ごとにミノサイクリンとして100mg（力価）を経口投与する．なお，患者の年齢，体重，症状などに応じて適宜増減する．

memo

抗菌薬

アジスロマイシン［経口剤，注射剤］

先発品名：ジスロマック®錠，ジスロマック®点滴静注用　　後発品：あり

剤形　GE有

現場で使える！エキスパートの覚え書き

禁忌	本剤の成分に対する過敏症の既往歴
代謝・排泄	代謝部位は肝臓．胆汁・消化管分泌を介して，未変化体としてほとんど糞中へ排泄される．CYP3A4により脱メチル化されると推察される．

- ◆ クラミジア属・マイコプラズマ属による感染症や非定型肺炎に対して有効性が認められている
- ◆ 骨盤内炎症性疾患の重症例において，注射剤から経口剤に切り替えることで，初期から完治まで治療が行える
- ◆ 主な副作用：下痢，肝臓逸脱酵素の上昇，好酸球増多など
- ◆ 経口剤では，マグネシウムとの併用でアジスロマイシンの最高血中濃度が低下したとの報告があり，併用には注意が必要
- ◆ 妊娠中の使用：有益性投与
- ◆ 授乳中の使用：有益性考慮

適応	ジスロマック®錠250mg：〈適応菌種〉淋菌，ペプトストレプトコッカス属，プレボテラ属，クラミジア属，マイコプラズマ属ほか；〈適応症〉子宮頸管炎，骨盤内炎症性疾患ほか；ジスロマック®点滴静注用500mg：〈適応菌種〉淋菌，ペプトストレプトコッカス属，プレボテラ属，クラミジア属，マイコプラズマ属ほか；〈適応症〉骨盤内炎症性疾患ほか
用法・用量	ジスロマック®錠250mg： 〈子宮頸管炎〉成人にはアジスロマイシンとして，1,000mg（力価）を1回経口投与する． 〈骨盤内炎症性疾患〉成人にはアジスロマイシン注射剤による治療を行ったのち，アジスロマイシンとして250mg（力価）を1日1回経口投与する． ジスロマック®点滴静注用500mg： 成人にはアジスロマイシンとして500mg（力価）を1日1回，2時間かけて点滴静注する．

memo

第1部　婦人科・産科のくすり一覧

抗菌薬
クロラムフェニコール［腟錠］
先発品名：クロマイ®腟錠　後発品：なし（後発品ではないがクロラムフェニコール腟錠あり）

剤形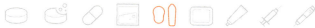

現場で使える！エキスパートの覚え書き

禁忌	本剤の成分に対する過敏症の既往歴
代謝・排泄	記載なし

- ◆ 適応症は細菌性腟炎であり，クロラムフェニコール感性菌に対して使用する
- ◆ 感作されるおそれがあるため，瘙痒，発赤，腫脹，丘疹，小水疱などの兆候が現れた場合は使用を中止する
- ◆ 妊娠初期の使用で先天異常リスクを上昇させなかったとする疫学研究がある．なお，腟錠であれば，全身循環への移行量は少なく，胎児へ影響しないと考えられる
- ◆ 主な副作用：発疹，瘙痒，局所の発赤・刺激・びらん，接触性皮膚炎，全身性皮疹・紅斑など

適応	細菌性腟炎
用法・用量	1回1錠1日1回局所に挿入する．

memo

 錠剤

 OD錠

 カプセル

 散剤

 腟錠・腟坐剤

 貼付剤

 外用ゲル

 注射剤

 注射キット，ペン

 先発品のみ

 GEのみ　後発品のみ

 GE有　両方あり

 剤形なし

抗菌薬

クロラムフェニコール［経口剤，注射剤］

先発品名：—（クロロマイセチン®錠，クロロマイセチン®サクシネート静注用）　後発品：なし

剤形

現場で使える！エキスパートの覚え書き

禁忌	造血機能の低下している患者；低出生体重児，新生児；本剤の成分に対する過敏症の既往歴；骨髄抑制を起こす可能性のある薬剤を投与中
併用禁忌	骨髄抑制を起こす可能性のある薬剤
代謝・排泄	肝臓で代謝．CYP2C19の阻害作用をもつ/尿中排泄

- ◆ 広範な抗菌スペクトルをもち，グラム陽性菌，グラム陰性菌，嫌気性菌，リケッチア，マイコプラズマ，クラミジアに効果を示す
- ◆ 妊娠初期の使用で先天異常リスクを上昇させなかったとする疫学研究がある
- ◆ 妊娠後期の使用で新生児にGray syndrome（腹部膨張に始まる嘔吐，下痢，皮膚蒼白，虚脱，呼吸停止など）を引き起こすリスクが報告されている
- ◆ 主な副作用：顆粒球減少，血小板減少症，肝障害，胃部圧迫感，悪心，嘔吐，腸炎，過敏症状，ビタミンK欠乏症状，ビタミンB群欠乏症状など
- ◆ 妊娠中の使用：有益性投与（胎児毒性あり）
- ◆ 授乳中の使用：授乳回避（母乳中移行がみられた）

適応	淋菌感染症；軟性下疳；性病性（鼠径）リンパ肉芽腫；子宮内感染；子宮付属器炎ほか
用法・用量	**クロロマイセチン®錠**：クロラムフェニコールとして，通常，成人1日1.5〜2g（力価）を3〜4回に分割経口投与する．小児には1日体重1kgあたり30〜50mg（力価）を3〜4回に分割経口投与する．なお，年齢，症状により適宜増減する． **クロロマイセチン®サクシネート静注用**：クロラムフェニコールとして，通常，成人1回0.5〜1g（力価）を1日2回静脈内注射する．小児には，1日体重1kgあたり，15〜25mg（力価）を1日2回静脈内注射する．なお，年齢，症状により適宜増減する．

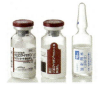

memo

抗菌薬
ベンジルペニシリンベンザチン［注射剤］
先発品名：ステルイズ®水性懸濁筋注　後発品：なし

剤形　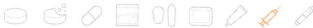

現場で使える！エキスパートの覚え書き

禁忌	本剤の成分に対する過敏症の既往歴
代謝・排泄	代謝経路の記載なし/主に腎臓によって排泄される

- ◆ 梅毒に対する治療薬．アレルギーとヤーリッシュ・ヘルクスハイマー反応に注意する．
- ◆ 粘性が高いため，針が詰まらないよう投与量に応じた適切な太さの注射針を使用する（240万単位：18ゲージ，60万単位：21ゲージ）
- ◆ 投与は深部筋肉内に限られるが，成人と小児で投与推奨部位が異なる点には注意
- ◆ 2歳未満の小児への適応も有しており，幅広い年齢層の治療に使用できる
- ◆ 主な副作用：皮疹，投与部位の疼痛，硬結など
- ◆ 妊娠中の使用：有益性投与
- ◆ 授乳中の使用：有益性考慮

適応	梅毒（神経梅毒を除く）
用法・用量	**成人および13歳以上の小児：**〈早期梅毒〉通常，ベンジルペニシリンとして240万単位を単回，筋肉内に注射する．〈後期梅毒〉通常，ベンジルペニシリンとして1回240万単位を週に1回，計3回，筋肉内に注射する．**2歳以上13歳未満の小児：**〈早期梅毒〉通常，ベンジルペニシリンとして240万単位を単回，筋肉内に注射する．なお，年齢，体重により適宜減量することができる．〈後期梅毒〉通常，ベンジルペニシリンとして1回240万単位を週に1回，計3回，筋肉内に注射する．なお，年齢，体重により適宜減量することができる．**2歳未満の小児：**〈早期先天梅毒，早期梅毒〉通常，ベンジルペニシリンとして体重1kgあたり5万単位を単回，筋肉内に注射する．

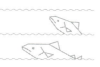

memo

分娩関連薬

下垂体後葉ホルモン
オキシトシン

先発品名：―（アトニン®-O注，オキシトシン注射液）
後発品：なし

剤形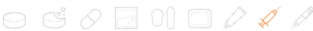

現場で使える！エキスパートの覚え書き

禁忌	〈効能共通〉本剤の成分またはオキシトシン類似化合物に対する過敏症の既往歴；〈分娩誘発・微弱陣痛〉プロスタグランジン製剤（PGF$_{2α}$，PGE$_2$）投与中；プラステロン硫酸（レボスパ）を投与中または投与後で十分な時間が経過していない患者；吸湿性頸管拡張材（ラミナリアなど）を挿入中またはメトロイリンテル挿入後1時間未満；ジノプロストン（PGE$_2$）製剤の投与終了後1時間未満；骨盤狭窄，児頭骨盤不均衡，横位，前置胎盤；常位胎盤早期剥離（胎児生存時）；重度胎児機能不全；過強陣痛；切迫子宮破裂
警告	過強陣痛や強直性子宮収縮により，胎児機能不全，子宮破裂，頸管裂傷，羊水塞栓などが起こりうるため，分娩監視装置を用いて母体および胎児の状態を連続モニタリングしながら慎重に判断・投与する；本剤の使用に先立ち患者に必要性・危険性を十分説明し，同意を得てから使用を開始する；ごく少量からの点滴より開始し，陣痛の状況により徐々に増減する（精密持続点滴装置を用いる）；ジノプロストン（PGE$_2$腟用剤）との同時併用は行わない．本剤投与前に子宮頸管熟化の目的でジノプロストンを投与している場合は終了後1時間以上の間隔をあけ，慎重に投与する；プロスタグランジン製剤（PGF$_{2α}$，PGE$_2$経口剤）との同時併用は行わない．とくにジノプロストン（PGE$_2$経口剤）を前後して投与する場合は前の薬剤の投与が終了したのち1時間以上経過してから次の薬剤の投与を開始
併用禁忌	プロスタグランジン製剤（PGF$_{2α}$，PGE$_2$）
代謝・排泄	肝臓・腎臓で代謝/主に尿中排泄

- ◆ 産科および婦人科で広く使用されるホルモン製剤で，主に分娩誘発や産後出血の管理に用いられる
- ◆ 主な副作用：過敏症状，不整脈，ST低下，一過性の血圧降下，血圧上昇，悪心，嘔吐，注射部位の疼痛・硬結，水中毒症状など
- ◆ プロスタグランジン製剤との併用により過強陣痛を引き起こしやすいため，添付文書上は禁忌とされている

適応 子宮収縮の誘発，促進ならびに子宮出血の治療の目的で，分娩誘発，微弱陣痛，弛緩出血，胎盤娩出前後，子宮復古不全，帝王切開術（胎児の娩出後），流産，人工妊娠中絶に使用

用法・用量 原則として点滴静注法によること．
〈分娩誘発，微弱陣痛〉オキシトシンとして，通常，5〜10単位を5%ブドウ糖注射液（500 mL）等に混和し，点滴速度を1〜2ミリ単位/分から開始し，陣痛発来状況および胎児心拍などを観察しながら適宜増減する．なお，点滴速度は20ミリ単位/分を超えないようにすること．
〈弛緩出血，胎盤娩出前後，子宮復古不全，流産，人工妊娠中絶〉点滴静注法の場合は，オキシトシンとして，通常，5〜10単位を5%ブドウ糖注射液（500 mL）等に混和し，子宮収縮状況などを観察しながら適宜増減する．静注法（弛緩出血および胎盤娩出前後の場合）では，5〜10単位を静脈内に緩徐に注射する．筋注法の場合は，5〜10単位を筋肉内に緩徐に注射する．
〈帝王切開術（胎児の娩出後）〉点滴静注法の場合は，オキシトシンとして，通常，5〜10単位を5%ブドウ糖注射液（500 mL）等に混和し，子宮収縮状況などを観察しながら適宜増減する．筋注法の場合は，5〜10単位を筋肉内に緩徐に注射する．子宮筋注法の場合は，5〜10単位を子宮筋層内へ直接投与する．

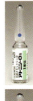
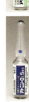

子宮収縮薬

メチルエルゴメトリン

先発品名：―（パルタンM錠）　後発品：あり

剤形
GEのみ

現場で使える！エキスパートの覚え書き

禁忌	妊婦；妊娠の可能性；児頭娩出前；本剤または麦角アルカロイドに対する過敏症の既往歴；既往を含む重篤な虚血性心疾患；敗血症；HIVプロテアーゼ阻害剤，エファビレンツ，アゾール系抗真菌薬，コビシスタット含有製剤，ニルマトレルビル・リトナビル，レテルモビル，エンシトレルビル フマル酸，レナカパビルナトリウム，5-HT$_{1B/1D}$受容体作動薬，エルゴタミン酒石酸塩・無水カフェイン・イソプロピルアンチピリン投与中
併用禁忌	HIVプロテアーゼ阻害剤，エファビレンツ，アゾール系抗真菌薬，コビシスタット含有製剤，ニルマトレルビル・リトナビル，レテルモビル，エンシトレルビル フマル酸，レナカパビルナトリウム；5-HT$_{1B/1D}$受容体作動薬，エルゴタミン酒石酸塩・無水カフェイン・イソプロピルアンチピリン
代謝・排泄	主に肝臓で代謝（CYP3A4）/尿糞中に排泄

- ◆ 子宮収縮止血剤であり，子宮収縮の促進や子宮出血の予防および治療に使用される
- ◆ 妊婦には禁忌であり，陣痛の誘発には使わない（産後の子宮収縮のみ）
- ◆ 剤型は錠剤と注射剤があり，注射剤は皮下注，静注または筋注が可能．継続的な管理には錠剤が適しており急性出血の場合は注射剤が使用される
- ◆ 主な副作用：胸痛，血圧変動，脈拍異常，静脈血栓，末梢循環障害，頭痛，眠気，発疹，悪心・嘔吐，腹痛，下痢など
- ◆ トリプタン系薬剤との併用により，血圧上昇または血管攣縮が増強するため，併用は禁忌となっている．前後して投与する場合は，24時間以上の間隔をあける
- ◆ マクロライド系抗菌薬との併用により血中濃度が上昇し，血管攣縮などの重篤な副作用が生じるおそれがある
- ◆ 妊娠中の使用：禁忌（子宮収縮作用により子宮内胎児死亡，流産のおそれがある）
- ◆ 授乳中の使用：有益性考慮（母乳中移行がみられたが，臨床では授乳を継続する場合が多い）

適応
〈パルタンM錠〉子宮収縮の促進ならびに子宮出血の予防および治療の目的で，胎盤娩出後，子宮復古不全，流産，人工妊娠中絶に使用
〈パルタンM注〉子宮収縮の促進ならびに子宮出血の予防および治療の目的で，胎盤娩出前後，弛緩出血，子宮復古不全，帝王切開術，流産，人工妊娠中絶に使用

用法・用量
〈パルタンM錠〉メチルエルゴメトリンマレイン酸塩として，通常，成人1回0.125～0.25mgを1日2～4回経口投与する．なお，症状により適宜増減する．
〈パルタンM注〉メチルエルゴメトリンマレイン酸塩として，通常，成人1回0.1～0.2mgを静脈内注射するか，または0.2mgを皮下，筋肉内注射する．なお，症状により適宜増減する．

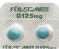
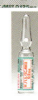

子宮収縮薬・陣痛誘発薬

劇薬 ジノプロスト（PGF$_{2\alpha}$）

先発品名：プロスタルモン®・F注射液　　後発品：あり

剤形

GE有

現場で使える！エキスパートの覚え書き

禁忌	〈効能共通〉本剤の成分に対する過敏症の既往歴；既往を含む気管支喘息；〈妊娠末期における陣痛誘発・陣痛促進・分娩促進〉骨盤狭窄，児頭骨盤不均衡，骨盤位または横位などの胎位異常；前置胎盤；常位胎盤早期剥離（胎児生存時）；重度胎児機能不全；過強陣痛；帝王切開または子宮切開等の既往歴；オキシトシン，ジノプロストン（PGE$_2$）投与中；プラステロン硫酸（レボスパ）投与中または投与後十分な時間が経過していない患者；吸湿性頸管拡張材（ラミナリアなど）を挿入中またはメトロイリンテル挿入後1時間未満；ジノプロストン（PGE$_2$）の投与終了後1時間未満；〈治療的流産〉前置胎盤，子宮外妊娠などで，操作により出血の危険性あり；骨盤内感染による発熱
警告	過強陣痛や強直性子宮収縮により，胎児機能不全，子宮破裂，頸管裂傷，羊水塞栓などが起こりうるため，分娩監視装置を用いて母体および胎児の状態を連続モニタリングしながら慎重に判断・投与する；患者に必要性・危険性を十分説明し，同意を得てから使用を開始する；ごく少量からの点滴より開始し徐々に増減する（精密持続点滴装置を用いる）；ジノプロストン（PGE$_2$腟用剤）との同時併用は行わない．本剤投与前に子宮頸管熟化の目的でジノプロストンを投与している場合は終了後1時間以上の間隔をあけ，慎重に投与する；オキシトシン・ジノプロストン（PGE$_2$経口剤）との同時併用は行わない．前後して投与する場合も，過強陣痛を起こすおそれがあるため慎重に投与する．とくにジノプロストンを前後して投与する場合は1時間以上経過してから次の薬剤の投与を開始
併用禁忌	オキシトシン，ジノプロストン（PGE$_2$）
代謝・排泄	主に肺・肝臓・腎臓で脱水素酵素・還元酵素により代謝/尿中排泄

- ◆ 子宮平滑筋に対し強い収縮作用を有し，産科領域では，妊娠末期の分娩促進，陣痛誘発，妊娠中期の治療的流産に用いられる
- ◆ 主な副作用：嘔気・嘔吐，顔面潮紅，下痢，血圧上昇・下降，動悸，頭痛・頭重，発熱，喘息の悪化など
- ◆ 他の陣痛促進剤と併用する際は，作用が増強されるため，注意が必要である
- ◆ 妊娠中の使用：禁忌（治療的流産または妊娠末期における陣痛誘発等の適応を除く）
- ◆ 授乳中の使用：有益性考慮

適応	〈静脈内注射投与〉妊娠末期における陣痛誘発・陣痛促進・分娩促進ほか；〈卵膜外投与〉治療的流産
用法・用量	〈妊娠末期における陣痛誘発・陣痛促進・分娩促進〉通常，1〜2mLを静脈内に点滴または持続注入する．症状により適宜増減する． ・点滴静注：本剤1mLに5%ブドウ糖注射液または糖液を加えて500mLに希釈し，通常，ジノプロストとして0.1μg/kg/分の割合で点滴静注する．なお，希釈する輸液の量および種類は患者の状態に応じて適切に選択する． ・シリンジポンプによる静注（持続注入）：本剤1mLに生理食塩液を加えて50mLに希釈し，通常，ジノプロストとして0.1μg/kg/分（0.05〜0.15μg/kg/分）の割合で静注する． 〈治療的流産・妊娠12週以降〉本剤1mLに生理食塩液を加え4mLに希釈し，この液を子宮壁と卵膜の間に数回に分け注入投与する．初回は希釈液（ジノプロスト250μg/mL）1mLを注入し，薬液がカテーテル内に残らないように引き続きカテーテルの内腔量を若干上回る生理食塩液を注入する（通例，16号カテーテルでは約3.5mL）．2回目以降の注入投与は，原則として2時間ごとに希釈液3〜4mL（750〜1,000μg）を反復投与するが，初回投与による子宮収縮，その他の反応が強すぎる場合には，次回の投与量を2mL（500μg）に減量または4時間後に投与する．投与は原則として2時間間隔で行うが，本剤による効果およびその他の反応を観察しな

がら適宜投与量および投与間隔を1～4時間の間で調節する．本投与法においては薬剤注入のたびに，カテーテルの内腔量を若干上回る生理食塩液を引き続き注入することに注意すること．
〈治療的流産・妊娠12週未満〉胞状奇胎，合併症で全身麻酔が困難な症例，頸管拡張の困難な症例またはその場合の除去術の前処置に使用する．その際本剤の注入は，硫酸アトロピン，鎮痛剤の投与後，前麻酔効果が現れてから行うことが望ましい．

・薬液の注入（分割注入法）：妊娠12週以降の場合に準じ，本剤1mLに生理食塩液を加え4mLに希釈した液を用い分割注入する．初回は希釈液1mL（ジノプロスト250μg/mL）を注入し，また薬液がチューブ内に残らないように引き続きチューブ内腔量を若干上回る生理食塩液を注入する．2回目以降の注入は，原則として1時間ごとに希釈液3～4mL（750～1,000μg）を反復投与するが，初回投与による子宮収縮，その他の反応が強すぎる場合には，次回の投与量を2mL（500μg）に減量または投与間隔を遅らせる．本剤の投与は原則として総投与量3,000μgとし，また1時間間隔で行うが，本剤による効果およびその他の反応を観察しながら適宜に投与量および投与間隔を調節する．本投与法においては薬剤注入の度にチューブの内腔量を若干上回る生理食塩液を引き続き注入することに注意する．

・薬液の注入（一回注入法）：通常，ジノプロスト1,000μg/1mL含有注射剤を希釈しないで，一回に2,000～3,000μg（2～3mL）をゆっくり注入する．本剤による効果およびその反応を観察しながら適宜に投与量を増減する．注入後チューブの内腔量を若干上回る生理食塩液を引き続き注入する．チューブは薬液注入が終了すれば抜きとる．

子宮収縮薬・陣痛誘発薬

劇薬 ジノプロストン（PGE$_2$）［腟用剤］

先発品名：—（プロウペス®腟用剤）　　後発品：なし

剤形

現場で使える！エキスパートの覚え書き

禁忌	分娩開始後；子宮筋層の切開を伴う手術歴（帝王切開，筋腫核出術など）または子宮破裂の既往歴；胎児機能不全；前置胎盤；常位胎盤早期剥離；児頭骨盤不均衡または胎位異常；医学的適応での帝王切開；オキシトシン，ジノプロスト（PGF$_{2α}$）またはジノプロストン（PGE$_2$・経口剤）投与中；吸湿性頸管拡張材またはメトロイリンテル実施中，もしくはプラステロン硫酸エステルナトリウム投与中；本剤の成分に対する過敏症の既往歴
警告	過強陣痛や強直性子宮収縮により，胎児機能不全，子宮破裂，頸管裂傷，羊水塞栓などが起こりうるため，分娩監視装置を用いて母体および胎児の状態を分娩監視装置を用いて連続モニタリングしながら慎重に判断・投与する；患者に必要性・危険性を十分説明し，同意を得てから使用を開始する；オキシトシン，ジノプロスト（PGF$_{2α}$），ジノプロストン（PGE$_2$経口剤）と同時併用しない．本剤投与終了後に分娩誘発・促進のためにこれらの薬剤を使用する場合は1時間以上の間隔をあける
併用禁忌	オキシトシン，ジノプロスト（PGF$_{2α}$），ジノプロストン（PGE$_2$）；吸湿性頸管拡張材，メトロイリンテル，プラステロン硫酸エステルナトリウム
代謝・排泄	各組織で代謝/尿中排泄

◆ 後腟円蓋に挿入し，最長12時間腟内に留置することで熟化が必要な子宮頸管を中心に効果を発揮する
◆ 過強陣痛やそれに伴う胎児機能不全，子宮破裂，頸管裂傷，羊水塞栓等が起こるおそれがある
◆ 主な副作用：発熱，悪心，腹部膨満，血圧上昇，子宮収縮異常，子宮出血，胎児機能不全心拍パターン，胎児頻脈および胎児心拍数異常など

適応	妊娠37週以降の子宮頸管熟化不全における熟化の促進
用法・用量	本剤1個を後腟円蓋に挿入し，最長12時間腟内に留置する．

子宮収縮薬・陣痛誘発薬

ジノプロストン（PGE₂）［経口剤］ 劇薬

先発品名：プロスタグランジンE2錠　　後発品：なし

剤形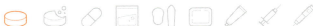

現場で使える！エキスパートの覚え書き

禁忌	骨盤狭窄，児頭骨盤不均衡，骨盤位または横位などの胎位異常；前置胎盤；常位胎盤早期剥離；胎児機能不全；帝王切開または子宮切開などの既往歴；オキシトシン，ジノプロスト（PGF$_{2\alpha}$），ジノプロストン（PGE₂腔用剤）を投与中；プラステロン硫酸（レボスパ）を投与中または投与後十分な時間が経過していない患者；吸湿性頸管拡張材（ラミナリアなど）を挿入中またはメトロイリンテル挿入後1時間未満；オキシトシン，ジノプロスト（PGF$_{2\alpha}$），ジノプロストン（PGE₂腔用剤）の投与終了後1時間未満；過強陣痛；本剤の成分に対する過敏症の既往歴
警告	過強陣痛や強直性子宮収縮により，胎児機能不全，子宮破裂，頸管裂傷，羊水塞栓などが起こりうるため，分娩監視装置を用いて母体および胎児の状態を連続モニタリングしながら慎重に判断・投与する；患者に必要性・危険性を十分説明し，同意を得てから使用を開始する；ジノプロストン（PGE₂腔用剤）との同時併用は行わない．本剤投与前に子宮頸管熟化の目的でジノプロストンを投与している場合は終了後1時間以上の間隔をあけ，慎重に投与する；オキシトシン，ジノプロスト（PGF$_{2\alpha}$）との同時併用は行わない．前後して使用する場合は前の薬剤の投与が終了したのち1時間以上経過してから次の薬剤の投与を開始
併用禁忌	オキシトシン，ジノプロスト，ジノプロストン
代謝・排泄	肝臓・肺・腎臓で代謝／尿糞中に排泄

- ◆ 子宮平滑筋プロスタグランジンE₂受容体に作用し，細胞内遊離Ca^{2+}濃度を増加させ，子宮平滑筋の収縮を引き起こす
- ◆ 過強陣痛や強直性子宮収縮により，胎児機能不全，子宮破裂，頸管裂傷，羊水塞栓などのリスクがある
- ◆ 主な副作用：嘔気・嘔吐，顔面潮紅，胸部不快感，熱感，呼吸異常，発汗，羊水混濁など
- ◆ 妊娠中の使用：禁忌（適応症を除く）

適応	妊娠末期における陣痛誘発ならびに陣痛促進
用法・用量	通常，1回1錠を1時間ごとに6回，1日総量6錠（ジノプロストンとして3mg）を1クールとし，経口投与する．体重，症状および経過に応じ適宜増減する．本剤の投与開始後，陣痛誘発，分娩進行効果を認めたとき，本剤の投与を中止する．1日総量ジノプロストンとして1クール3mg（6錠）を投与し，効果の認められない場合は本剤の投与を中止し，翌日あるいは以降に投与を再開する．

memo

子宮収縮薬・陣痛誘発薬

劇薬 ゲメプロスト（PGE₁）

先発品名：プレグランディン® 腟坐剤　　後発品：なし

剤形

現場で使える！エキスパートの覚え書き

禁忌	前置胎盤・子宮外妊娠などで操作による出血リスクあり；骨盤内感染による発熱；本剤の成分に対する過敏症の既往歴
警告	子宮破裂，子宮頸管裂傷が発現しうるため用法・用量などにとくに留意する
代謝・排泄	主に肝臓で代謝（β酸化ほか）/尿糞中に排泄

- ◆ 2025年3月時点では，本剤の投与は母体保護法指定医師のみに限られる
- ◆ プロスタグランジンE_1誘導体製剤であり，子宮収縮作用と子宮頸管開大作用をもち，腟坐剤として後腟円蓋部に挿入すると，それらの作用により治療的流産効果を表す（日本での適応は妊娠12週0日から21週6日まで）
- ◆ 本剤は生児を出産する際の分娩誘発には使用しない
- ◆ 主な副作用：嘔吐，下痢，悪心，発熱，血圧変動，心悸亢進など

適応	妊娠中期における治療的流産
用法・用量	通常，1回ゲメプロストとして1mg（1個）を3時間ごとに後腟円蓋部へ挿入する．なお，1日最大投与量は5mg（5個）までとする．1日総量ゲメプロストとして5mg（5個）を投与し，効果の認められない場合は本剤の投与を中止し，翌日あるいは以降に投与を再開するか，あるいは他の方法に切り替える．本剤の投与開始後，有効陣痛が発来し，子宮内容物の排出が認められたとき，本剤の投与を中止する．症状および経過に応じて適宜増減する．投与は母体保護法指定医師が行う．

memo

子宮収縮抑制薬
劇薬 イソクスプリン

先発品名：－（ズファジラン®錠，ズファジラン®筋注）　後発品：なし

剤形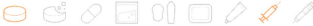

現場で使える！エキスパートの覚え書き

禁忌	〈共通〉妊娠12週未満の妊婦；〈ズファジラン®筋注〉脳出血のある患者；分娩直後の患者；胎盤の早期剥離患者
代謝・排泄	代謝酵素の記載なし（ラットでは55～66％がグルクロン酸抱合）/主に尿中排泄

- 子宮筋のβ受容体刺激作用を主とした平滑筋弛緩作用を示す
- 主な副作用：悪心，食欲不振，下痢，胃痛，嘔吐，口内炎，舌炎，心悸亢進，顔面潮紅，血圧低下，頭痛（頭重感），めまい，眠気，倦怠感，発汗，発疹等，月経過多など
- β刺激薬（サルブタモールなど）との併用で作用が増強される可能性があり，β遮断薬（メトプロロールなど）との併用で作用が減弱される可能性がある
- 妊娠中の使用：妊娠12週未満では禁忌
- 授乳中の使用：有益性考慮

適応	〈共通〉子宮収縮の抑制（切迫流・早産）；月経困難症ほか；〈ズファジラン®筋注〉子宮収縮の抑制（過強陣痛）
用法・用量	ズファジラン®錠：年齢，症状により適宜増減する． 〈子宮収縮の抑制〉イソクスプリン塩酸塩として，通常，1日量30～60mgを3～4回に分けて経口投与する． 〈月経困難症〉イソクスプリン塩酸塩として，通常，1回10～20mgを1日3～4回経口投与する． ズファジラン®筋注：年齢，症状により適宜増減する．また，いずれの場合も症状がおさまったら経口投与に切り替えること． 〈子宮収縮の抑制〉イソクスプリン塩酸塩として，通常，1回5～10mgを1～2時間ごとに筋肉内注射する． 〈月経困難症の重症〉イソクスプリン塩酸塩として，通常，1回5～10mgを筋肉内注射する．

memo

子宮収縮抑制薬

劇薬 ピペリドレート

先発品名：—（ダクチル錠）　後発品：なし

剤形

現場で使える！エキスパートの覚え書き

禁忌	閉塞隅角緑内障；前立腺肥大による排尿障害；重篤な心疾患；麻痺性イレウス；本剤に対する過敏症の既往歴
代謝・排泄	記載なし

- ◆ アセチルコリンM3受容体を遮断することで子宮平滑筋の収縮を抑制し，早産予防や切迫流産の治療に役立つ
- ◆ 子宮体部の収縮を強力に弛緩させる一方，子宮頸管に対してはその作用が弱いという選択的作用をもつ
- ◆ 主な副作用：口渇，便秘，排尿障害，めまい，動悸，肝機能などに関連する検査値の変化（AST，ALT，γ-GTP，総ビリルビンの上昇）など
- ◆ 抗コリン作用を有する薬剤との併用で，作用が増強するため注意が必要
- ◆ 授乳中の使用：有益性考慮

適応	切迫流・早産における諸症状の改善ほか
用法・用量	ピペリドレート塩酸塩として，通常，成人1日150〜200mgを3〜4回に分割経口投与する．なお，年齢，症状により適宜増減する．

memo

子宮収縮抑制薬

リトドリン［経口剤，注射剤］

先発品名：ウテメリン®錠，ウテメリン®注　　**後発品**：あり

剤形　GE有　　　　　GE有

現場で使える！エキスパートの覚え書き

禁忌	強度の子宮出血，子癇，前期破水例のうち子宮内感染の合併，常位胎盤早期剥離，子宮内胎児死亡，その他妊娠の継続が危険と判断される患者；重篤な甲状腺機能亢進症；重篤な高血圧症；重篤な心疾患；重篤な糖尿病；重篤な肺高血圧症；妊娠16週未満の妊婦；本剤の成分に対する重篤な過敏症の既往歴
代謝・排泄	代謝部位の記載なし（硫酸抱合・グルクロン酸抱合を受ける）／主に尿中排泄

- β₂アドレナリン受容体を選択的に刺激し，子宮平滑筋を弛緩させることで子宮収縮を抑制し，主に早産の予防や治療に使用される
- 主な副作用：心悸亢進，顔面潮紅，肝機能障害，ふらつき，嘔気，嘔吐，便秘，振戦，しびれ，腹痛，発疹，紅斑など
- β₂受容体に選択的に作用するが完全な選択性ではないため，心臓興奮に由来する副作用（不整脈など）にも注意が必要
- 妊娠中の使用：妊娠16週未満では禁忌
- 授乳中の使用：有益性考慮（出産直前に本剤を投与した場合）

適応	〈ウテメリン®錠〉切迫流・早産；〈ウテメリン®注〉緊急に治療を必要とする切迫流・早産
用法・用量	ウテメリン®錠：通常，1回1錠（リトドリン塩酸塩として5mg）を1日3回食後経口投与する．なお，症状により適宜増減する． ウテメリン®注：通常，1アンプル（5mL）を5％ブドウ糖注射液または10％マルトース注射液500mLに希釈し，リトドリン塩酸塩として毎分50μgから点滴静注を開始し，子宮収縮抑制状況および母体心拍数などを観察しながら適宜増減する．子宮収縮の抑制後は症状を観察しながら漸次減量し，毎分50μg以下の速度を維持して収縮の再発がみられないことが確認された場合には投与を中止すること．通常，有効用量は毎分50〜150μgである．なお，注入薬量は毎分200μgを越えないようにすること．

memo

子宮収縮抑制薬
硫酸マグネシウム・ブドウ糖製剤

先発品名：マグセント®注，マグセント®注シリンジ（静注用マグネゾール®）　後発品：なし

| 剤形 | 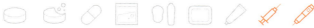 |

現場で使える！エキスパートの覚え書き

禁忌	重症筋無力症；心ブロックの既往歴；低張性脱水症
警告	投与により高マグネシウム血症が起こり，マグネシウム中毒が惹起されうる；投与する場合には新生児および母体を含めた適切な周産期管理が可能な体制を確保する
代謝・排泄	代謝酵素の記載なし/主に尿中排泄

- ◆ 細胞内カルシウム濃度を低下させることで子宮平滑筋の収縮を抑制し，切迫早産における子宮収縮を抑制する
- ◆ 硫酸マグネシウム水和物の投与中にマグネシウム中毒（血圧低下，中枢神経抑制，心機能抑制，呼吸麻痺など）が惹起されることがあるため，投与中は慎重な観察（膝蓋腱反射，呼吸数の変動の確認あるいは血中マグネシウム濃度の測定等）を行うなど注意が必要
- ◆ 治療域の血清マグネシウム濃度は4.8〜7.5 mg/dLとされている
- ◆ 主な副作用：悪心，嘔吐，電解質異常，筋緊張など
- ◆ カルシウム剤との併用によりマグネシウムの作用が減弱するため注意が必要だが，過量投与時の処置には有効であるとの報告がある
- ◆ 妊娠中の使用：有益性投与（胎盤通過あり）
- ◆ 授乳中の使用：有益性考慮

適応	〈マグセント®注〉切迫早産における子宮収縮の抑制；重症妊娠高血圧症候群における子癇の発症抑制および治療；〈静注用マグネゾール®〉重症妊娠高血圧症候群における子癇の発症抑制および治療
用法・用量	**マグセント®注：** 〈切迫早産における子宮収縮の抑制〉初回量として，40 mL（硫酸マグネシウム水和物として4g）を20分以上かけて静脈内投与したのち，毎時10 mL（1g）より持続静脈内投与を行う．なお，子宮収縮が抑制されない場合は毎時5 mL（0.5g）ずつ増量し，最大投与量は毎時20 mL（2g）までとする．子宮収縮抑制後は症状を観察しながら漸次減量し，子宮収縮の再発がみられないことが確認された場合には中止する．本剤は持続注入ポンプを用いて投与すること． **マグセント®注，静注用マグネゾール®：** 〈重症妊娠高血圧症候群における子癇の発症抑制および治療〉初回量として，40 mL（硫酸マグネシウム水和物として4g）を20分以上かけて静脈内投与したのち，毎時10 mL（1g）より持続静脈内投与を行う．症状に応じて毎時5 mL（0.5g）ずつ増量し，最大投与量は毎時20 mL（2g）までとする．本剤は初回量投与の場合を除いて，持続注入ポンプを用いて投与すること．

経口妊娠中絶薬

劇薬 ミフェプリストン・ミソプロストール

先発品名：—（メフィーゴ®パック）　後発品：なし

剤形 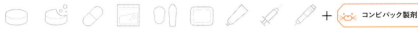　＋　コンビパック製剤

現場で使える！エキスパートの覚え書き

禁忌	本剤の成分およびプロスタグランジンE1誘導体製剤に対する過敏症の既往歴；ポルフィリン症；全身性または吸入の副腎皮質ステロイドを投与中で，それらの効果の減弱による状態の悪化や離脱症状の発現が懸念される患者；疑い例を含む出血性疾患；抗凝固薬，抗血小板薬の投与中；強い〜中程度のCYP3A誘導剤を投与中；重度の肝機能障害（Child-Pugh分類C）
警告	危険性・有効性ならびに投与時に必要な対応を投与を受ける者に十分に説明し，同意を得てから投与を開始する；緊急時に適切な対応がとれる体制のもとで投与する
併用禁忌	抗凝固薬；抗血小板薬；強いおよび中程度のCYP3A誘導剤
代謝・排泄	ミフェプリストンは主にCYP3Aで代謝される．CYP3Aの阻害作用あり．ミソプロストールは血漿中で代謝／ミフェプリストンは主に胆汁排泄

- ◆ 2025年3月時点では，納入・使用にあたっては母体保護法指定医師による登録・申請が必要などの諸条件がある
- ◆ ミフェプリストンはプロゲステロン受容体の阻害作用による妊娠維持を阻害し，ミソプロストールは子宮収縮と頸管熟化を促進することで，両薬剤が協働して人工妊娠中絶を引き起こす
- ◆ 主な副作用：下腹部痛，下痢，嘔吐，悪心，発熱，悪寒，腹痛，上腹部痛，倦怠感，振戦など
- ◆ ミフェプリストンがCYP3A4で代謝されるとともに，阻害剤でもあるため，併用薬には注意が必要である
- ◆ 授乳中の使用：有益性考慮

適応	子宮内妊娠が確認された妊娠63日（妊娠9週0日）以下の者に対する人工妊娠中絶
用法・用量	ミフェプリストン錠1錠（ミフェプリストンとして200 mg）を経口投与し，その36〜48時間後の状態に応じて，ミソプロストールバッカル錠4錠（ミソプロストールとして計800 μg）を左右の臼歯の歯茎と頬の間に2錠ずつ30分間静置する．30分間静置したのち，口腔内にミソプロストールの錠剤が残った場合には飲み込む．投与は母体保護法指定医師による確認のもとで行う．

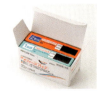

memo

抗がん薬(細胞障害性抗がん薬)

アルキル化薬

劇薬 シクロホスファミド

先発品名：—(エンドキサン®錠，注射用エンドキサン®ほか)　後発品：なし

剤形   ＋ 経口用原末

現場で使える！エキスパートの覚え書き

禁忌	ペントスタチン投与中；本剤の成分に対する重篤な過敏症の既往歴；重症感染症の合併
警告	〈効能共通〉ペントスタチンと併用しない；緊急時に十分対応できる医療施設において，十分な知識・経験をもつ医師のもとで，本療法が適切と判断される症例についてのみ本剤を含むがん化学療法を実施する
併用禁忌	ペントスタチン
代謝・排泄	主にCYP2B6で代謝され活性化される．CYP2C8, CYP2C9, CYP3A4, CYP2A6も代謝に関与する/主に尿中排泄

- ◆ 揮発性が高く，注射剤調製時の曝露対策として閉鎖式接続器具の活用が推奨されている
- ◆ 催吐性リスク分類では，注射剤・用量≧1500 mg/m^2：高度催吐性リスク(催吐頻度＞90％)，注射剤・用量＜1500 mg/m^2：中等度催吐性リスク(催吐頻度：30〜90％)，経口剤：中等度催吐性リスク(催吐頻度：30〜90％)
- ◆ 血管外漏出時の組織障害性：イリタント(炎症性)
- ◆ 主な副作用：骨髄抑制，嘔気，脱毛，出血性膀胱炎など
- ◆ 出血性膀胱炎の予防として，十分な補液，水分補給，メスナの投与が有効である
- ◆ よく使用されるレジメン例：シクロホスファミド＋シスプラチン療法［卵巣がん］など

適応	〈エンドキサン®錠，経口用エンドキサン®原末〉絨毛性疾患(絨毛がん，破壊胞状奇胎，胞状奇胎)の自覚的ならびに他覚的症状の緩解(ただし，他の抗腫瘍剤と併用することが必要)ほか；〈注射用エンドキサン®〉子宮頸がん，子宮体がん，卵巣がん；絨毛性疾患(絨毛がん，破壊胞状奇胎，胞状奇胎)の自覚的ならびに他覚的症状の緩解(ただし，他の抗腫瘍剤と併用することが必要)ほか
用法・用量	エンドキサン®錠：単独で使用する場合〔通常，成人にはシクロホスファミド(無水物換算)として1日100〜200 mgを経口投与する〕に準じ，適宜減量する． 経口用エンドキサン®原末：単独で使用する場合〔本剤を溶解し，通常，成人にはシクロホスファミド(無水物換算)として1日100〜200 mgを経口投与する〕に準じ，適宜減量する． 注射用エンドキサン®：〈単独で使用〉通常，成人にはシクロホスファミド(無水物換算)として1日1回100 mgを連日静脈内に注射し，患者が耐えられる場合は1日量を200 mgに増量する．総量3000〜8000 mgを投与するが，効果が認められたときは，できる限り長期間持続する．白血球数が減少してきた場合は，2〜3日おきに投与し，正常の1/2以下に減少したときは，一時休薬し，回復を待って再び継続投与する．間欠的には，通常，成人300〜500 mgを週1〜2回静脈内に注射する．必要に応じて筋肉内，胸腔内，腹腔内または腫瘍内に注射または注入する．また，病巣部を灌流する主幹動脈内に1日量200〜1000 mgを急速に，あるいは，持続的に点滴注入するか，体外循環を利用して1回1000〜2000 mgを局所灌流により投与してもよい．なお，年齢，症状により適宜増減する．〈他の抗悪性腫瘍剤と併用〉単独で使用する場合に準じ，適宜減量する．

錠剤

OD錠

カプセル

散剤

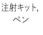
腟錠・腟坐剤

貼付剤

外用ゲル

注射剤

アルキル化薬

劇薬 イホスファミド

先発品名：注射用イホマイド® 　後発品：なし

剤形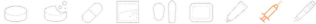

現場で使える！エキスパートの覚え書き

禁忌	ペントスタチン投与中；本剤の成分に対する重篤な過敏症の既往歴；腎または膀胱に重篤な障害
警告	〈効能共通〉ペントスタチンと併用しない；緊急時に十分対応できる医療施設において，十分な知識・経験をもつ医師のもとで，本療法が適切と判断される症例についてのみ本剤を含むがん化学療法を実施する
併用禁忌	ペントスタチン
代謝・排泄	主にCYP3A4で代謝され活性化される/主に尿中排泄

- ◆ 揮発性が高く，注射剤調製時の曝露対策として閉鎖式接続器具の活用が推奨されている
- ◆ 調製後は冷所保存では24時間以内，室温保存では6時間以内に使用する
- ◆ 投与時はポリカーボネート製の三方活栓や延長チューブ等を経由すると，コネクター部分にひび割れが発生することがあるので注意
- ◆ 催吐性リスク分類では，用量≧2,000 mg/m^2/回：高度催吐性リスク（催吐頻度＞90％），用量＜2,000 mg/m^2/回：中等度催吐性リスク（催吐頻度：30～90％）
- ◆ 血管外漏出時の組織障害性：イリタント（炎症性）
- ◆ 主な副作用：骨髄抑制，嘔気，食欲不振，出血性膀胱炎など
- ◆ 出血性膀胱炎の予防として，十分な補液，水分補給，メスナの投与が有効
- ◆ よく使用されるレジメン例＞：イホスファミド＋シスプラチン療法［子宮がん肉腫］；イホスファミド＋パクリタキセル＋シスプラチン療法［卵巣胚細胞腫瘍］など

適応	子宮頸がん，再発または難治性の胚細胞腫瘍（卵巣腫瘍，性腺外腫瘍）の自覚的ならびに他覚的症状の寛解ほか
用法・用量	〈子宮頸がん〉通常，成人にはイホスファミドとして1日1.5～3 g（30～60 mg/kg）を3～5日間連日点滴静注または静脈内に注射する．これを1コースとし，末梢白血球の回復を待って3～4週間ごとに反復投与する．なお，年齢，症状により適宜増減する． 〈再発または難治性の胚細胞腫瘍〉確立された標準的な他の抗悪性腫瘍剤との併用療法を行い，通常，成人にはイホスファミドとして1日1.2 g/m^2（体表面積）を5日間連日点滴静注する．これを1コースとし，末梢白血球の回復を待って3～4週間ごとに反復投与する． なお，患者の状態により適宜減量する．

代謝拮抗薬

劇薬 フルオロウラシル

先発品名：5-FU注　後発品：あり

剤形　 GE有

現場で使える！エキスパートの覚え書き

禁忌	本剤の成分に対する重篤な過敏症の既往歴；テガフール・ギメラシル・オテラシルカリウム配合剤の投与中・投与中止後7日以内
警告	緊急時に十分対応できる医療施設において，十分な知識・経験をもつ医師のもとで，本療法が適切と判断される症例についてのみ本剤を含むがん化学療法を実施する；テガフール・ギメラシル・オテラシルカリウム配合剤と併用しない
併用禁忌	テガフール・ギメラシル・オテラシルカリウム配合剤
代謝・排泄	主に肝臓で代謝される/尿中・胆汁中・呼気中に排泄

◆ 重篤な血液障害などの副作用が発現するおそれがあるため，テガフール・ギメラシル・オテラシルカリウム配合剤との併用は禁忌．テガフール・ギメラシル・オテラシルカリウム配合剤の投与中止後は，少なくとも7日以上の間隔をあける
◆ 静脈内投与により，血管炎，静脈炎を起こすおそれがあるため注意
◆ 催吐性リスク分類：軽度催吐性リスク（催吐頻度：10〜30％）
◆ 血管外漏出時の組織障害性：イリタント（炎症性）
◆ 主な副作用：骨髄抑制，食欲不振，下痢，口内炎など
◆ よく使用されるレジメン例：シスプラチン＋フルオロウラシル療法［子宮頸がん］など

適応	子宮頸がん，子宮体がん，卵巣がんの自覚的ならびに他覚的症状の緩解ほか
用法・用量	・単独で使用する場合： 1）フルオロウラシルとして，通常，成人には1日5〜15mg/kgを最初の5日間連日1日1回静脈内に注射または点滴静注する．以後5〜7.5mg/kgを隔日に1日1回静脈内に注射または点滴静注する． 2）フルオロウラシルとして，通常，成人には1日5〜15mg/kgを隔日に1日1回静脈内に注射または点滴静注する． 3）フルオロウラシルとして，通常，成人には1日5mg/kgを10〜20日間連日1日1回静脈内に注射または点滴静注する． 4）フルオロウラシルとして，通常，成人には1日10〜20mg/kgを週1回静脈内に注射または点滴静注する． また，必要に応じて動脈内に通常，成人には1日5mg/kgを適宜注射する．なお，年齢，症状により適宜増減する． ・他の抗悪性腫瘍剤または放射線と併用する場合：フルオロウラシルとして，通常，成人には1日5〜10mg/kgを他の抗悪性腫瘍剤または放射線と併用し，単独で使用する方法に準じ，または間歇的に週1〜2回用いる．

代謝拮抗薬

先発品名：ジェムザール®注射用
後発品：あり

ゲムシタビン

剤形
GE有

現場で使える！エキスパートの覚え書き

禁忌	高度な骨髄抑制；胸部単純X線写真で明らかかつ臨床症状のある間質性肺炎，肺線維症；胸部への放射線療法の施行中；重症感染症の合併；本剤の成分に対する重篤な過敏症の既往歴；妊婦；妊娠の可能性
警告	緊急時に十分対応できる医療施設において，十分な知識・経験をもつ医師のもとで，本療法が適切と判断される症例についてのみ本剤を含むがん化学療法を実施する；週1回・30分間点滴静注で投与する（週2回以上あるいは1回60分以上かけると副作用が増強した例が報告されている）
併用禁忌	胸部放射線照射
代謝・排泄	肝臓・血液などでシチジンデアミナーゼにより代謝される/主に尿中排泄

◆ 間質性肺炎のある患者や，胸部への放射線療法を施行中の患者への投与は禁忌
◆ 副作用が増強するおそれがあるため，投与は30分間で行う
◆ 催吐性リスク分類：軽度催吐性リスク（催吐頻度：10〜30％）
◆ 主な副作用：骨髄抑制，嘔気，発疹，発熱など
◆ よく使用されるレジメン例：ゲムシタビン単剤療法［卵巣がん］；ゲムシタビン＋カルボプラチン（±ベバシズマブ）療法［卵巣がん］など

適応	がん化学療法後に増悪した卵巣がんほか
用法・用量	〈がん化学療法後に増悪した卵巣がん〉通常，成人にはゲムシタビンとして1回1,000 mg/m^{2}を30分かけて点滴静注し，週1回投与を3週連続し，4週目は休薬する．これを1コースとして投与を繰り返す．なお，患者の状態により適宜減量する．

（画像提供＊：日本イーライリリー株式会社）

memo

＊ 実際の製品は改良等のため写真と異なる場合があります．また，本書の利用者は必要に応じて，製品の発売元のWebページ等で最新の情報を確認してください．

代謝拮抗薬

劇薬 テガフール・ウラシル

先発品名：ユーエフティ®配合カプセル，ユーエフティ®E配合顆粒　後発品：なし

剤形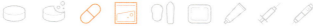

現場で使える！エキスパートの覚え書き

禁忌	重篤な骨髄抑制；重篤な下痢；重篤な感染症の合併；本剤の成分に対する重篤な過敏症の既往歴；テガフール・ギメラシル・オテラシルカリウム配合剤の投与中・投与中止後7日以内；妊婦；妊娠の可能性
警告	テガフール・ギメラシル・オテラシルカリウム配合剤と併用しない（重篤な血液障害等の副作用が発現するおそれ）；劇症肝炎などの重篤な肝障害が起こりうるため，定期的（とくに投与開始から2ヵ月間は1ヵ月に1回以上）に肝機能検査など観察を十分に行う
併用禁忌	テガフール・ギメラシル・オテラシルカリウム配合剤
代謝・排泄	肝臓内で主にCYP2A6によりテガフールから5-FUへ代謝される/排泄経路の記載なし（24時間までの尿中排泄率は14.5～24.7%）

◆ フルオロウラシルのプロドラッグであるテガフールと，フルオロウラシルの分解阻害作用を有するウラシルがモル比1：4で配合されている

◆ 重篤な血液障害などの副作用が発現するおそれがあるため，テガフール・ギメラシル・オテラシルカリウム配合剤との併用は禁忌．テガフール・ギメラシル・オテラシルカリウム配合剤投与中止後は，少なくとも7日以上の間隔をあける

◆ 催吐性リスク分類：軽度催吐性リスク（催吐頻度：10～30%）

◆ 主な副作用：骨髄抑制，肝機能障害，食欲不振，下痢，口内炎など

適応	〈テガフール・ウラシル通常療法〉子宮頸がんの自覚的ならびに他覚的症状の寛解ほか
用法・用量	ユーエフティ®配合カプセルT100：〈テガフール・ウラシル通常療法〉子宮頸がんについては通常，1日量として，テガフール600mg相当量（製剤換算6カプセル）を1日2～3回に分割経口投与する．他の抗悪性腫瘍剤との併用の場合は前述に準じて投与する． ユーエフティ®E配合顆粒T100：〈テガフール・ウラシル通常療法〉子宮頸がんについては通常，1日量として，テガフール600mg相当量（製剤換算3.0g）を1日2～3回に分割経口投与する．他の抗悪性腫瘍剤との併用の場合は前述に準じて投与する．

memo

代謝拮抗薬

ドキシフルリジン

先発品名：フルツロン®カプセル　　後発品：なし

剤形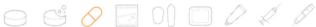

現場で使える！エキスパートの覚え書き

禁忌	本剤の成分に対する重篤な過敏症の既往歴；テガフール・ギメラシル・オテラシルカリウム配合剤の投与中・投与中止後7日以内
警告	テガフール・ギメラシル・オテラシルカリウム配合剤と併用しない（重篤な血液障害等の副作用が発現するおそれ）
併用禁忌	テガフール・ギメラシル・オテラシルカリウム配合剤
代謝・排泄	主に腫瘍組織でピリミジンヌクレオシドホスホリラーゼにより5-FUなどに分解される/主に尿中排泄

- ◆ フルオロウラシルのプロドラッグ．腫瘍組織に高濃度で存在するピリミジンヌクレオシドホスホリラーゼによりフルオロウラシルに変換される
- ◆ 重篤な血液障害などの副作用が発現するおそれがあるため，テガフール・ギメラシル・オテラシルカリウム配合剤との併用は禁忌．テガフール・ギメラシル・オテラシルカリウム配合剤投与中止後は，少なくとも7日以上の間隔をあける
- ◆ 主な副作用：下痢，食欲不振，悪心・嘔吐など

適応	子宮頸がんほか
用法・用量	通常，1日量としてドキシフルリジン800～1,200mgを3～4回に分けて経口投与する．なお，年齢，症状により適宜増減する．

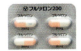

memo

代謝拮抗薬

劇薬 メトトレキサート

先発品名：注射用メソトレキセート®，メソトレキセート®点滴静注液　　後発品：なし

剤形	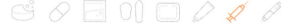

現場で使える！エキスパートの覚え書き

禁忌	本剤の成分に対する重篤な過敏症の既往歴；肝障害；腎障害；胸水・腹水などが存在
代謝・排泄	肝臓や赤血球などで代謝（酸化酵素ほか）/主に尿中排泄

- ◆ 催吐性リスク分類では，注射剤・用量≧250 mg/m^2：中等度催吐性リスク（催吐頻度：30〜90％），注射剤・用量>50〜用量250 mg/m^2 未満：軽度催吐性リスク（催吐頻度：10〜30％），注射剤・用量≦50 mg/m^2：最小度催吐性リスク（催吐頻度<10％），経口剤：最小度催吐性リスク（催吐頻度<10％）
- ◆ 血管外漏出時の組織障害性：ノンベシカント（非壊死起因性）
- ◆ 主な副作用：骨髄抑制，嘔気，肝障害，腎障害など
- ◆ 腎障害の予防として，尿のアルカリ化や水分補給を行い，尿を酸性化する薬剤（フロセミド，チアジド系など）の併用を避ける
- ◆ よく使用されるレジメン例：メトトレキサート単剤療法［絨毛性疾患］など

適応	〈メソトレキセート®錠，注射用メソトレキセート®〉絨毛性疾患（絨毛がん，破壊胞状奇胎，胞状奇胎）の自覚的ならびに他覚的症状の緩解ほか
用法・用量	メソトレキセート®錠：〈絨毛性疾患〉1クールを5日間とし，メトトレキサートとして，通常，成人1日10〜30 mgを経口投与する．休薬期間は，通常，7〜12日間であるが，前回の投与によって副作用が現れた場合は，副作用が消失するまで休薬する．なお，年齢，症状により適宜増減する． 注射用メソトレキセート® 5 mg/50 mg：〈絨毛性疾患・メトトレキサート通常療法〉本剤は静脈内，髄腔内または筋肉内に注射する．また，必要に応じて動脈内または腫瘍内に注射する．1クールを5日間とし，メトトレキサートとして，通常，成人1日10〜30 mgを注射する．休薬期間は通常，7〜12日間であるが，前回の投与によって副作用が現れた場合は，副作用が消失するまで休薬する．なお，年齢，症状により適宜増減する．

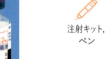

memo

微小管脱重合阻害薬

毒薬 パクリタキセル

先発品名：タキソール®注射液　後発品：あり

剤形

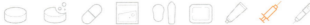

現場で使える！エキスパートの覚え書き

禁忌	重篤な骨髄抑制；感染症の合併；本剤またはパクリタキセル・アルブミンに対する過敏症の既往歴；妊婦；妊娠の可能性
警告	緊急時に十分対応できる医療施設において，十分な知識・経験をもつ医師のもとで，本療法が適切と判断される症例についてのみ本剤を含むがん化学療法を実施する；骨髄抑制などの重篤な副作用が生じうるため頻回に臨床検査を行う；投与方法，適応症，薬物動態等が他のパクリタキセル製剤と異なることを理解して投与する
併用禁忌	ジスルフィラム，シアナミド，プロカルバジン塩酸塩
代謝・排泄	主に肝臓で代謝（CYP2C8，CYP3A4）/胆汁排泄

- ◆ 溶剤として無水エタノールを含有するため，アルコールに過敏な患者には使用しない．外来で治療する場合は投与後の車の運転を避ける必要がある
- ◆ パクリタキセルが結晶として析出する可能性があるため，投与時には0.22ミクロン以下のメンブレンフィルターを用いたインラインフィルターを通して投与する
- ◆ 点滴セット等で可塑剤としてDEHP〔フタル酸ジ-（2-エチルヘキシル）〕を含有しているものは，溶出する可能性があるため使用を避ける
- ◆ 催吐性リスク分類：軽度催吐性リスク（催吐頻度：10〜30％）
- ◆ 血管外漏出時の組織障害性：ベシカント（壊死起因性）
- ◆ 主な副作用：骨髄抑制，脱毛，末梢神経障害，関節痛・筋肉痛，過敏反応など
- ◆ 過敏反応の予防として，パクリタキセル投与前にデキサメタゾン，H_1受容体拮抗薬，H_2受容体拮抗薬の投与が必要
- ◆ よく使用されるレジメン例：TC（パクリタキセル，カルボプラチン）療法［卵巣がん，子宮体がん，子宮頸がん］；TP（パクリタキセル，シスプラチン）療法［子宮頸がん］など

適応	〈タキソール注射液〉卵巣がん，子宮体がん，進行または再発の子宮頸がん，再発または難治性の胚細胞腫瘍（卵巣腫瘍，性腺外腫瘍）ほか
用法・用量	〈子宮体がん〉A法を使用する；〈卵巣がん〉A法またはカルボプラチンとの併用でC法を使用する；〈再発または難治性の胚細胞腫瘍〉他の抗悪性腫瘍剤と併用でA法を使用する；〈進行または再発の子宮頸がん〉シスプラチンとの併用において，D法を使用する． ・A法：通常，成人にはパクリタキセルとして，1日1回210 mg/m²（体表面積）を3時間かけて点滴静注し，少なくとも3週間休薬する．これを1クールとして，投与を繰り返す． ・C法：通常，成人にはパクリタキセルとして，1日1回80 mg/m²（体表面積）を1時間かけて点滴静注し，週1回投与を3週連続する．これを1クールとして，投与を繰り返す． ・D法：通常，成人にはパクリタキセルとして，1日1回135 mg/m²（体表面積）を24時間かけて点滴静注し，少なくとも3週間休薬する．これを1クールとして，投与を繰り返す． なお，投与量は，患者の状態により適宜減量する．

微小管脱重合阻害薬

毒薬 ドセタキセル

先発品名：タキソテール®点滴静注用，ワンタキソテール®点滴静注　後発品：あり

| 剤形 | GE有 |

現場で使える！エキスパートの覚え書き

禁忌	重篤な骨髄抑制；感染症の合併；発熱を有し感染症の疑いあり；本剤またはポリソルベート80含有製剤に対する重篤な過敏症の既往歴；妊婦；妊娠の可能性
警告	緊急時に十分対応できる医療施設において，十分な知識・経験をもつ医師のもとで，本療法が適切と判断される症例についてのみ本剤を含むがん化学療法を実施する．適応患者の選択を慎重に行う
代謝・排泄	主に肝臓で代謝（CYP3A4）/主に糞便中排泄

- ◆ 先発品の添付溶解液にはエタノールが含まれているため，アルコールに過敏な患者へ投与する場合，溶解液は生理食塩液または5％ブドウ糖液を用いる
- ◆ 後発品のなかにはアルコール非含有製剤がある
- ◆ 催吐性リスク分類：軽度催吐性リスク（催吐頻度：10〜30％）
- ◆ 血管外漏出時の組織障害性：ベシカント（壊死起因性）
- ◆ 主な副作用：骨髄抑制，脱毛，爪の変化，浮腫など
- ◆ よく使用されるレジメン例：DC（ドセタキセル，カルボプラチン）療法［卵巣がん，子宮体がん，子宮頸がん］；DP（ドセタキセル，シスプラチン）療法［卵巣がん，子宮体がん，子宮頸がん］など

| 適応 | 卵巣がん，子宮体がんほか |
| 用法・用量 | 〈卵巣がん〉通常，成人に1日1回，ドセタキセルとして70 mg/m²（体表面積）を1時間以上かけて3〜4週間間隔で点滴静注する．なお，患者の状態により適宜増減すること．ただし，1回最高用量は75 mg/m²とする．
〈子宮体がん〉通常，成人に1日1回，ドセタキセルとして70 mg/m²（体表面積）を1時間以上かけて3〜4週間間隔で点滴静注する．なお，患者の状態により適宜減量すること． |

memo

微小管脱重合阻害薬

劇薬 ビンブラスチン

先発品名：―（エクザール®注射用）　後発品：なし

剤形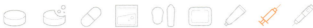

現場で使える！エキスパートの覚え書き

禁忌	本剤の成分に対する重篤な過敏症の既往歴；髄腔内への投与
警告	緊急時に十分対応できる医療施設において，十分な知識・経験をもつ医師のもとで，本療法が適切と判断される症例についてのみ本剤を含むがん化学療法を実施する
代謝・排泄	主に肝臓で代謝（CYP3A）/尿糞中に排泄

◆ 髄腔内投与は禁忌
◆ 催吐性リスク分類：最小度催吐性リスク（催吐頻度<10%）
◆ 血管外漏出時の組織障害性：ベシカント（壊死起因性）
◆ 主な副作用：骨髄抑制，末梢神経障害，悪心，便秘など
◆ よく使用されるレジメン例：PVB（シスプラチン，ビンブラスチン，ブレオマイシン）療法［胚細胞腫瘍］など

適応	〈ビンブラスチン硫酸塩通常療法〉絨毛性疾患（絨毛がん，破壊胞状奇胎，胞状奇胎），再発または難治性の胚細胞腫瘍（卵巣腫瘍，性腺外腫瘍）の自覚的ならびに他覚的症状の緩解ほか
用法・用量	ビンブラスチン硫酸塩通常療法： 〈絨毛性疾患〉白血球数を指標とし，ビンブラスチン硫酸塩として，初め成人週1回0.1mg/kgを静脈内に注射する．次いで0.05mg/kgずつ増量して，週1回0.3mg/kgを静脈内に注射する．なお，年齢，症状により適宜増減する． 〈再発または難治性の胚細胞腫瘍〉確立された標準的な他の抗悪性腫瘍剤との併用療法を行い，ビンブラスチン硫酸塩として，1日量0.11mg/kgを1日1回2日間静脈内に注射し，19～26日間休薬する．これを1コースとし，投与を繰り返す． なお，患者の状態により適宜減量する．

memo

白金製剤

毒薬 シスプラチン

先発品名：ランダ®注　**後発品**：あり

剤形   GE有

現場で使える！エキスパートの覚え書き

禁忌	重篤な腎障害；本剤または他の白金を含む薬剤に対する過敏症の既往歴；妊婦；妊娠の可能性
警告	緊急時に十分対応できる医療施設において，十分な知識・経験をもつ医師のもとで，本療法が適切と判断される症例についてのみ本剤を含むがん化学療法を実施する
代謝・排泄	代謝酵素の記載なし／主に尿中排泄

◆ 光により分解するので直射日光を避ける．点滴時間が長時間に及ぶ場合には遮光して投与する

◆ 催吐性リスク分類：高度催吐性リスク（催吐頻度＞90％）

◆ 主な副作用：骨髄抑制，嘔気，腎障害，聴力障害など

◆ 腎障害の予防として，大量補液法，利尿薬投与を行う．補液法には従来法より少量かつ短時間であるショートハイドレーション法があり，最新の「がん薬物療法時の腎障害診療ガイドライン」などを参考にし，適用可能と考えられる患者にのみ実施する

◆ 聴力障害は多くが不可逆的（とくに1日投与量が80 mg/m^{2}以上）で，シスプラチンの総投与量では300 mg/m^{2}を超えると出現が顕著となる

◆ よく使用されるレジメン例：AP（ドキソルビシン，シスプラチン）療法［子宮体がん］；BEP（ブレオマイシン，エトポシド，シスプラチン）療法［卵巣がん］など

適応	〈シスプラチン通常療法〉卵巣がん，子宮頸がん，胚細胞腫瘍（卵巣腫瘍，性腺外腫瘍）；子宮体がん（術後化学療法，転移・再発時化学療法）に対する他の抗悪性腫瘍剤との併用療法ほか
用法・用量	**シスプラチン通常療法**：〈卵巣がん〉B法を標準的用法・用量とし，患者の状態によりA法，C法を選択する；〈子宮頸がん〉A法を標準的用法・用量とし，患者の状態によりE法を選択する．子宮頸がんにおける同時化学放射線療法の場合にはJ法を選択する；〈胚細胞腫瘍〉確立された標準的な他の抗悪性腫瘍剤との併用療法として，F法を選択する． ・A法：シスプラチンとして15〜20 mg/m^2（体表面積）を1日1回，5日間連続投与し，少なくとも2週間休薬する．これを1クールとし，投与を繰り返す． ・B法：シスプラチンとして50〜70 mg/m^2（体表面積）を1日1回投与し，少なくとも3週間休薬する．これを1クールとし，投与を繰り返す． ・C法：シスプラチンとして25〜35 mg/m^2（体表面積）を1日1回投与し，少なくとも1週間休薬する．これを1クールとし，投与を繰り返す． ・E法：シスプラチンとして70〜90 mg/m^2（体表面積）を1日1回投与し，少なくとも3週間休薬する．これを1クールとし，投与を繰り返す． ・F法：シスプラチンとして20 mg/m^2（体表面積）を1日1回，5日間連続投与し，少なくとも2週間休薬する．これを1クールとし，投与を繰り返す． ・J法：シスプラチンとして40 mg/m^2（体表面積）を1日1回投与し，6日間休薬する．これを1クールとして投与を繰り返す．なお，投与量は患者の状態により適宜減量する． **子宮体がんに対する他の抗悪性腫瘍剤との併用療法**：ドキソルビシン塩酸塩との併用において，シスプラチンの投与量及び投与方法は，シスプラチンとして50 mg/m^2（体表面積）を1日1回投与し，少なくとも3週間休薬する．これを1クールとし，投与を繰り返す．なお，投与量は症状により適宜減量する．

白金製剤

毒薬 カルボプラチン

先発品名：パラプラチン®注射液　後発品：あり

剤形
GE有

現場で使える！エキスパートの覚え書き

禁忌	重篤な骨髄抑制；本剤または他の白金を含む薬剤に対する重篤な過敏症の既往歴；妊婦；妊娠の可能性
警告	緊急時に十分対応できる医療施設において，十分な知識・経験をもつ医師のもとで，本療法が適切と判断される症例についてのみ本剤を含むがん化学療法を実施する
代謝・排泄	代謝酵素の記載なし/主に尿中排泄

- ◆ 生理食塩液などの無機塩類を含有する輸液に混和するときは，8時間以内に投与を終了する
- ◆ 投与量は腎機能と設定したAUC（血中濃度−時間曲線下面積）に基づいて決定する
- ◆ 催吐性リスク分類：中等度催吐性リスク（催吐頻度：30〜90％），AUC≧4 mg/mL・分では，5-HT$_3$受容体拮抗薬，デキサメタゾン，NK$_1$拮抗薬を併用する
- ◆ 血管外漏出時の組織障害性：イリタント（炎症性）
- ◆ 主な副作用：骨髄抑制，嘔気，腎障害，過敏反応など
- ◆ 投与回数を重ねると，ショック，アナフィラキシーの発現頻度が高くなる傾向がみられ，とくに投与回数が8回を超えるとその傾向は顕著になると報告がある
- ◆ よく使用されるレジメン例：TC（パクリタキセル，カルボプラチン療法［卵巣がん，子宮体がん，子宮頸がん］；DC（ドセタキセル，カルボプラチン）療法［卵巣がん，子宮体がん，子宮頸がん］など

適応	卵巣がん，子宮頸がん，子宮体がんほか
用法・用量	〈卵巣がん，子宮頸がん〉通常，成人にはカルボプラチンとして，1日1回300〜400 mg/m²（体表面積）を投与し，少なくとも4週間休薬する．これを1クールとし，投与を繰り返す．なお，投与量は，年齢，疾患，症状により適宜増減する．〈子宮体がん〉他の抗悪性腫瘍剤との併用において，通常，成人にはカルボプラチンとして，1日1回AUC5〜6 mg・min/mL相当量を投与し，少なくとも3週間休薬する．これを1クールとし，投与を繰り返す．なお，投与量は，患者の状態により適宜減ずる．〈効能共通〉本剤投与時，投与量に応じて250 mL以上のブドウ糖注射液または生理食塩液に混和し，30分以上かけて点滴静注する．

memo

白金製剤

［毒薬］ ネダプラチン

先発品名：アクプラ®静注用　後発品：なし

剤形	

現場で使える！エキスパートの覚え書き

禁忌	重篤な骨髄抑制；重篤な腎障害；本剤または他の白金を含む薬剤に対する重篤な過敏症の既往歴；妊婦；妊娠の可能性
警告	投与に際しては，頻回に臨床検査（血液検査，肝機能検査，腎機能検査等）を行うなど患者の状態を十分に観察し，異常が認められた場合には適切な処置を行うとともに，投与継続の可否について慎重に検討する（本剤は強い骨髄抑制作用，腎機能抑制作用などを有し，臨床試験において本剤に関連したと考えられる早期死亡例が認められている）；緊急時に十分対応できる医療施設において，がん化学療法に十分な経験をもつ医師のもとで行う．本剤の投与が適切と判断される症例にのみ投与する
代謝・排泄	代謝酵素の記載なし/主に尿中排泄

◆ 催吐性リスク分類：中等度催吐性リスク（催吐頻度：30～90％）
◆ 主な副作用：骨髄抑制，嘔気，腎障害など
◆ 腎障害の予防として，大量補液法，利尿薬の投与を行う
◆ よく使用されるレジメン例：ネダプラチン単剤療法［卵巣がん］など

適応	卵巣がん，子宮頸がんほか
用法・用量	通常，成人にはネダプラチンとして1日1回80～100 mg/m²（体表面積）を投与し，少なくとも4週間休薬する．これを1コースとし，投与を繰り返す．なお，投与量は，年齢，疾患，症状により適宜増減する．本剤投与時，投与量に応じて300 mL以上の生理食塩液又は5％キシリトール注射液に溶解し，60分以上かけて点滴静注する．本剤投与に引き続き1,000 mL以上の輸液を点滴静注する．

memo

トポイソメラーゼ阻害薬
劇薬 イリノテカン

先発品名：トポテシン®点滴静注　後発品：あり

剤形（GE有：注射）

現場で使える！エキスパートの覚え書き

禁忌	骨髄機能抑制；感染症の合併；下痢（水様便）；腸管麻痺，腸閉塞，間質性肺炎，肺線維症；多量の腹水・胸水；黄疸；アタザナビル硫酸塩を投与中；本剤の成分に対する過敏症の既往歴
警告	使用にあたっては，患者またはその家族に有効性および危険性を十分説明し，同意を得てから投与を開始する；本剤の臨床試験において，骨髄機能抑制あるいは下痢に起因したと考えられる死亡例が認められている．本剤の投与は，緊急時に十分に措置できる医療施設およびがん化学療法に十分な経験をもつ医師のもとで，本剤の投与が適切と判断される症例についてのみ投与し，禁忌に該当する患者には投与しないなど適応患者の選択を慎重に行う；投与に際しては，骨髄機能抑制，高度な下痢等の重篤な副作用が起こることがあり，ときに致命的な経過をたどることがあるので，頻回に臨床検査（血液検査，肝機能検査，腎機能検査等）を行うなど，患者の状態を十分に観察する；骨髄機能抑制による致命的な副作用の発現を回避する（検査内容の詳細は添付文書を参照すること）
併用禁忌	アタザナビル硫酸塩
代謝・排泄	肝臓のほか肝臓・肺・大腸・胃・子宮・血清で代謝され活性化．一部はCYP3A4，CYP3A5により代謝／主に胆汁排泄

- 催吐性リスク分類：中等度催吐性リスク（催吐頻度：30〜90％）
- 血管外漏出時の組織障害性：イリタント（炎症性）
- 主な副作用：骨髄抑制，下痢，嘔気，食欲不振など
- UDP-グルクロン酸転移酵素の分子種のひとつであるUGT1A1の遺伝子多型のうち，*UGT1A1*6*，*UGT1A1*28*をホモ接合体またはヘテロ接合体としてもつ患者では，好中球減少発現が高くなることが報告されている．したがって，遺伝子多型の事前検査で副作用発現を予測できる
- 下痢には早発型と遅発型の機序が考えられている．早発型はコリン作動性によると考えられ，副交感神経遮断薬の投与により緩和することがある．遅発型は主に活性代謝物（SN-38）による腸管粘膜障害に基づくものと考えられる
- よく使用されるレジメン例：イリノテカン単剤療法［卵巣がん，子宮頸がん］；イリノテカン＋シスプラチン療法［卵巣がん，子宮頸がん］など

適応	〈カンプト®点滴静注，トポテシン®点滴静注〉子宮頸がん，卵巣がんほか
用法・用量	カンプト®点滴静注，トポテシン®点滴静注：〈子宮頸がん，卵巣がん〉A法またはB法を使用する．A法，B法では，本剤投与時，投与量に応じて500mL以上の生理食塩液，ブドウ糖液または電解質維持液に混和し，90分以上かけて点滴静注する．なお，A法，B法の投与量は，年齢，症状により適宜増減する． A法：イリノテカン塩酸塩水和物として，通常，成人に1日1回，100 mg/m²を1週間間隔で3〜4回点滴静注し，少なくとも2週間休薬する．これを1クールとして，投与を繰り返す． B法：イリノテカン塩酸塩水和物として，通常，成人に1日1回，150 mg/m²を2週間間隔で2〜3回点滴静注し，少なくとも3週間休薬する．これを1クールとして，投与を繰り返す．

トポイソメラーゼ阻害薬

劇薬 ドキソルビシン

先発品名：アドリアシン®注用，ドキシル®注　　**後発品**：あり

剤形 GE有

現場で使える！エキスパートの覚え書き

禁忌	**アドリアシン®**：心機能異常（既往歴を含む）；本剤の成分に対し重篤な過敏症の既往歴 **ドキシル®**：従来のドキソルビシン塩酸塩製剤または本剤の成分に対する過敏症の既往歴
警告	**アドリアシン®**：投与は，緊急時に十分対応できる医療施設において，がん化学療法に十分な知識・経験を持つ医師のもとで，本療法が適切と判断される症例についてのみ実施する；適応患者の選択に十分注意する（各併用薬剤の電子添文を参照）．また，治療開始に先立ち，患者またはその家族に有効性および危険性を十分説明し，同意を得てから投与する． **ドキシル®**：〈効能共通〉従来のドキソルビシン塩酸塩製剤の代替として本剤を投与しない；投与は，緊急時に十分対応できる医療施設において，本剤投与が適切と判断される症例についてのみ実施する；ドキソルビシン塩酸塩が有する心毒性に注意する（総投与量の詳細は添付文書を参照すること）；心血管系疾患またはその既往歴のある患者には，治療上の有益性が危険性を上回る場合にのみ投与する；重度の骨髄抑制が生じることがあるため，頻回に血液検査を行うなど患者の状態を十分に観察する；ほてり，潮紅，呼吸困難，胸部不快感，熱感，悪心，息切れ，胸部及び咽喉の絞扼感，低血圧等を含む急性の infusion reaction が認められている．infusion reaction 発現の危険性を最小限にするため投与速度は1 mg/分を超えないこと．このような infusion reaction が生じた場合は投与を中止するなど適切な処置を行う．〈がん化学療法後に増悪した卵巣がん〉卵巣がん患者への投与は，がん化学療法に十分な知識・経験をもつ医師のもとで実施すること．また，治療開始に先立ち，患者またはその家族に有効性および危険性を十分説明し，同意を得てから投与する．
代謝・排泄	肝臓で aldo-keto reductase および microsomal glycosidase により代謝される／尿糞中に排泄

- ◆ 心機能異常の既往がある患者に対しては禁忌
- ◆ 累積投与量上限値：500 mg/m^2（総投与量の増加に伴い，不可逆的な心筋障害を起こすことが多くなるため注意）
- ◆ 血管痛，静脈炎を起こすことがあるため注意

アドリアシン®：

- ◆ 催吐性リスク分類では，用量≧60 mg/m^2：高度催吐性リスク（催吐頻度>90％），用量<60 mg/m^2 中等度催吐性リスク（催吐頻度：30〜90％）
- ◆ 血管外漏出時の組織障害性：ベシカント（壊死起因性）
- ◆ 主な副作用：心毒性，骨髄抑制，嘔気，脱毛など
- ◆ よく使用されるレジメン例：AP（ドキソルビシン，シスプラチン）療法［子宮体がん］，TAP（パクリタキセル，ドキソルビシン，シスプラチン）療法［子宮体がん］など

ドキシル®：

- ◆ 催吐性リスク分類：軽度催吐性リスク（催吐頻度：10〜30％）
- ◆ 血管外漏出時の組織障害性：イリタント（炎症性）
- ◆ 主な副作用：インフュージョンリアクション，心毒性，骨髄抑制，手足症候群，口内炎など
- ◆ よく使用されるレジメン例：ドキシル®単剤療法［卵巣がん］，PLD-C（ドキシル®，カルボプラチン）療法［卵巣がん］など

適応	〈アドリアシン®注用〉子宮体がん（術後化学療法，転移・再発時化学療法）に対する他の抗悪性腫瘍剤との併用療法ほか；〈ドキシル®注〉がん化学療法後に増悪した卵巣がんほか

| 用法・用量 | アドリアシン®注用：〈子宮体がん（術後化学療法，転移・再発時化学療法）に対する他の抗悪性腫瘍剤との併用療法（ドキソルビシン塩酸塩通常療法）〉シスプラチンとの併用において，標準的なドキソルビシン塩酸塩の投与量および投与方法は，1日量，ドキソルビシン塩酸塩として60 mg（力価）/m²（体表面積）を日局注射用水または日局生理食塩液に溶解し，1日1回静脈内投与し，その後休薬し3週毎繰り返す．なお，年齢，症状により適宜減量する．またドキソルビシン塩酸塩の総投与量は500 mg（力価）/m²（体表面積）以下とする．
ドキシル®注：〈がん化学療法後に増悪した卵巣がん〉通常，成人にはドキソルビシン塩酸塩として1日1回50 mg/m²を1 mg/分の速度で静脈内投与し，その後4週間休薬する．これを1コースとして投与を繰り返す．なお，患者の状態により適宜減量する． |

トポイソメラーゼ阻害薬

劇薬 ノギテカン

先発品名：ハイカムチン®注射用　　後発品：なし

剤形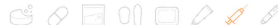

現場で使える！エキスパートの覚え書き

禁忌	重篤な骨髄抑制；重篤な感染症の合併；妊婦；妊娠の可能性；本剤の成分に対する過敏症の既往歴
警告	骨髄抑制性が強いため，投与に際しては緊急時に十分な措置のできる設備の整った医療施設およびがん化学療法に十分な経験をもつ医師のもとで，本剤の投与が適切と判断される症例についてのみ投与する．治療開始に先立ち，患者またはその家族に有効性および危険性を十分説明し，同意を得てから投与する
代謝・排泄	代謝酵素の記載なし．CYP分子種に対する阻害作用はない／主に尿中排泄

- ◆ 腎障害（クレアチニンクリアランスが20～39 mL/分）のある患者の初回量投与は通常用量の半量とする
- ◆ クレアチニンクリアランスが20 mL/分未満の腎障害患者では十分な成績は得られていない
- ◆ 催吐性リスク分類：軽度催吐性リスク（催吐頻度：10～30％）
- ◆ 血管外漏出時の組織障害性：イリタント（炎症性）
- ◆ 主な副作用：骨髄抑制，嘔気，脱毛，口内炎，下痢など
- ◆ よく使用されるレジメン例：ノギテカン+パクリタキセル+ベバシズマブ療法［子宮頸がん（適応外）］；ノギテカン+シスプラチン療法［子宮頸がん］など

適応	がん化学療法後に増悪した卵巣がん；進行または再発の子宮頸がんほか
用法・用量	本剤投与時，100 mLの生理食塩液に混和し，30分かけて点滴静注する． 〈がん化学療法後に増悪した卵巣がん〉ノギテカンとして，通常，成人に1日1回，1.5 mg/m²（体表面積）を5日間連日点滴静注し，少なくとも16日間休薬する．これを1コースとして，投与を繰り返す．なお，患者の状態により適宜減量する． 〈進行または再発の子宮頸がん〉シスプラチンとの併用で，ノギテカンとして，通常，成人に1日1回，0.75 mg/m²（体表面積）を3日間連日点滴静注し，少なくとも18日間休薬する．これを1コースとして，投与を繰り返す．なお，患者の状態により適宜減量する．

トポイソメラーゼ阻害薬

劇薬 アクラルビシン

先発品名：アクラシノン®注射用　後発品：なし

剤形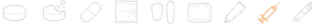

現場で使える！エキスパートの覚え書き

禁忌	心機能異常またはその既往歴；本剤の成分に対する重篤な過敏症の既往歴
代謝・排泄	肝臓，肺，心臓などで代謝（P450で代謝されるが分子種は不明）/24時間での尿排泄率は0.2〜5.6%

◆ 心機能異常の既往がある患者に対しては禁忌
◆ 累積投与量上限値：600 mg/m^2（総投与量の増加に伴い，不可逆的な心筋障害を起こすことが多くなるため注意）
◆ 血管痛，静脈炎を起こすことがあるため注意
◆ 主な副作用：骨髄抑制，嘔気，心毒性など

適応	卵巣がんの自覚的ならびに他覚的症状の寛解および改善ほか
用法・用量	〈固形がんへの投与方法〉 ・アクラルビシン塩酸塩として1日量40〜50 mg（力価）〔0.8〜1.0 mg（力価）/kg〕を1週間に2回，1，2連日または1，4日に静脈内へワンショット投与または点滴投与する． ・アクラルビシン塩酸塩として1日量20 mg（力価）〔0.4 mg（力価）/kg〕を7日間連日静脈内へワンショット投与または点滴投与後，7日間休薬し，これを反復する．

memo

トポイソメラーゼ阻害薬

劇薬 エトポシド

先発品名：ベプシド®カプセル，ベプシド®注，ラステット®Sカプセル，ラステット®注　後発品：あり

剤形	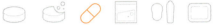

現場で使える！エキスパートの覚え書き

禁忌	重篤な骨髄抑制；本剤に対する重篤な過敏症の既往歴；妊婦；妊娠の可能性
警告	本剤を含むがん化学療法は，緊急時に十分対応できる医療施設において，がん化学療法に十分な知識・経験をもつ医師のもとで，本療法が適切と判断される症例についてのみ実施する．適応患者の選択に十分注意する（各併用薬剤の電子添文を参照）．患者またはその家族に有効性・危険性を十分説明し，同意を得てから投与する
代謝・排泄	CYP3A4により代謝される/尿・胆汁・糞中排泄

注射剤：

- ◆ 溶解時の濃度により結晶が析出することがあるため0.4 mg/mL以下の濃度にする
- ◆ 急速静脈内投与により，一過性血圧低下や不整脈が報告されているため，30〜60分かけてゆっくり点滴静注する
- ◆ 催吐性リスク分類：軽度催吐性リスク（催吐頻度：10〜30％）
- ◆ 血管外漏出時の組織障害性：ベシカント（壊死起因性）またはイリタント（炎症性）
- ◆ 主な副作用：骨髄抑制，アレルギー，嘔気，脱毛など
- ◆ よく使用されるレジメン例：BEP（ブレオマイシン，エトポシド，シスプラチン）療法［胚細胞腫瘍］；VIP（エトポシド，イホスファミド，シスプラチン）療法［胚細胞腫瘍］；EP（エトポシド，シスプラチン）療法［子宮頸がん］など

経口剤：

- ◆ 催吐性リスク分類：軽度催吐性リスク（催吐頻度：10〜30％）

適応	〈ラステット®Sカプセル，ベプシド®カプセル〉子宮頸がん，がん化学療法後に増悪した卵巣がんほか；〈ラステット®注，ベプシド®注〉絨毛性疾患，胚細胞腫瘍（精巣腫瘍，卵巣腫瘍，性腺外腫瘍）ほか
用法・用量	ラステット®Sカプセル，ベプシド®カプセル： 〈子宮頸がん〉エトポシドとして，通常成人1日50 mgを21日間連続経口投与し，1〜2週間休薬する．これを1クールとし，投与を繰り返す．なお，投与量は疾患，症状により適宜減量する． 〈がん化学療法後に増悪した卵巣がん〉エトポシドとして，通常成人1日50 mg/m²を21日間連続経口投与し，1週間休薬する．これを1クールとし，投与を繰り返す．なお，患者の状態により適宜減量する． ラステット®注，ベプシド®注： 〈絨毛性疾患〉エトポシドとして，1日量60〜100 mg/m²（体表面積）を5日間連続点滴静注し，3週間休薬する．これを1クールとし，投与を繰り返す．なお，投与量は疾患，症状により適宜増減する． 〈胚細胞腫瘍〉胚細胞腫瘍に対しては，確立された標準的な他の抗悪性腫瘍剤との併用療法を行い，エトポシドとして，1日量100 mg/m²（体表面積）を5日間連続点滴静注し，16日間休薬する．これを1クールとし，投与を繰り返す．

トポイソメラーゼ阻害薬

劇薬 エピルビシン

先発品名：—　後発品：あり

剤形	GEのみ

現場で使える！エキスパートの覚え書き

禁忌	心機能異常（既往を含む）；本剤に対し重篤な過敏症の既往歴；他のアントラサイクリン系薬剤など心毒性を有する薬剤による前治療が限界量（ドキソルビシン塩酸塩では総投与量が体表面積当たり500 mg/m²，ダウノルビシン塩酸塩では総投与量が体重当たり25 mg/kgなど）に到達
警告	本剤を含むがん化学療法は，緊急時に十分対応できる医療施設において，がん化学療法に十分な知識・経験をもつ医師のもとで，本療法が適切と判断される症例についてのみ実施する．適応患者の選択に十分注意する（各併用薬剤の電子添文を参照）．患者またはその家族に有効性・危険性を十分説明し，同意を得てから投与する
代謝・排泄	主に肝臓で代謝（還元，グルクロン酸抱合）/48時間までの尿中排泄率は約11%

- ◆ 心機能異常の既往がある患者に対しては禁忌
- ◆ 累積投与量上限値：900 mg/m²（総投与量の増加に伴い，不可逆的な心筋障害を起こすことが多くなるので注意）
- ◆ 血管痛や静脈炎を起こすことがあるので注意
- ◆ 催吐性リスク分類では，用量≧90 mg/m²：高度催吐性リスク（催吐頻度＞90％）；用量＜90 mg/m²：中等度催吐性リスク（催吐頻度：30〜90％）
- ◆ 血管外漏出時の組織障害性：ベシカント（壊死起因性）
- ◆ 主な副作用：心毒性，骨髄抑制，嘔気，脱毛など

適応	卵巣がんの自覚的ならびに他覚的症状の緩解ほか
用法・用量	〈卵巣がん〉エピルビシン塩酸塩として60 mg（力価）/m²（体表面積）を約20 mLの日局注射用水に溶解し，1日1回静脈内に投与し3〜4週休薬する．これを1クールとし，通常3〜4クール反復する．

memo

トポイソメラーゼ阻害薬

劇薬 ピラルビシン

先発品名：ピノルビン®注射用，テラルビシン®注射用　後発品：なし

剤形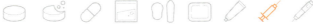

現場で使える！エキスパートの覚え書き

禁忌	心機能異常（既往を含む）；本剤に対する重篤な過敏症の既往歴；他のアントラサイクリン系薬剤など心毒性を有する薬剤による前治療が限界量（ドキソルビシン塩酸塩では総投与量が体表面積当たり500 mg/m^2，ダウノルビシン塩酸塩では総投与量が体重当たり25 mg/kgなど）に到達
代謝・排泄	代謝酵素の記載なし（グルクロン酸抱合または硫酸抱合）/主に糞便中排泄

- ◆ 心機能異常の既往がある患者に対しては禁忌
- ◆ 累積投与量上限値：950 mg/m^2（総投与量の増加に伴い，不可逆的な心筋障害を起こすことが多くなるため注意）
- ◆ 催吐性リスク分類：中等度催吐性リスク（催吐頻度：30〜90％）
- ◆ 主な副作用：心毒性，骨髄抑制，嘔気など

適応	卵巣がん，子宮がんの自覚的・他覚的症状の寛解ならびに改善ほか
用法・用量	〈卵巣がんおよび子宮がん（静脈内注射）〉I法（3〜4週1回法）を標準的用法・用量として選択する．ピラルビシンとして，1日1回，40〜60 mg（力価；25〜40 mg/m^2）を投与し，3〜4週間休薬する．これを1クールとし，投与を繰り返す．なお，年齢，症状により適宜増減する．

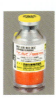

memo

抗腫瘍性抗生物質製剤

劇薬 ブレオマイシン

先発品名：ブレオ®注射用　後発品：なし

剤形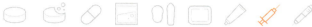

現場で使える！エキスパートの覚え書き

禁忌	重篤な肺機能障害；胸部X線写真上びまん性の線維化病変・著明な病変；本剤の成分および類似化合物（ペプロマイシン）に対する過敏症の既往歴；重篤な腎機能障害；重篤な心疾患；胸部および周辺部への放射線照射
警告	投与により間質性肺炎・肺線維症などの重篤な肺症状を呈し，ときに致命的な経過を辿りうるため，本剤の投与が適切と判断される症例についてのみ投与し，投与中および投与終了後の一定期間（およそ2ヵ月くらい）は患者を医師の監督下におく．とくに60歳以上の高齢者および肺に基礎疾患を有する患者への投与に際しては，使用上の注意に十分留意する；本剤を含む抗がん薬併用療法は，緊急時に十分対応できる医療施設において十分な経験をもつ医師のもとで，本療法が適切と判断される症例についてのみ実施する
併用禁忌	胸部およびその周辺部への放射線照射
代謝・排泄	ほとんど代謝を受けない／尿中排泄は24時間までに静注で38.3％，筋注で19.2％

- ◆ 重篤な肺機能障害，腎機能障害，心疾患のある患者に対しては禁忌
- ◆ 累積投与量上限値：300 mg（総投与量の増加に伴い，間質性肺炎，肺線維症の発現率が増加するため注意）．ただし，胚細胞腫瘍に対し確立された標準的な併用療法の場合は360 mg以下
- ◆ 血管痛や静脈炎を起こすおそれがあるため注意
- ◆ 催吐性リスク分類：最小度催吐性リスク（催吐頻度<10％）
- ◆ 血管外漏出時の組織障害性：イリタント（炎症性）
- ◆ 主な副作用：間質性肺炎，肺線維症，発熱（投与4〜5時間後あるいはそれ以降に発現することがある）など
- ◆ よく使用されるレジメン例：BEP（ブレオマイシン，エトポシド，シスプラチン）療法［卵巣がん］；PVB（シスプラチン，ビンブラスチン，ブレオマイシン）療法［卵巣がん］など

適応	子宮頸がん；胚細胞腫瘍（卵巣腫瘍，性腺外腫瘍）ほか
用法・用量	・**静脈内注射**：通常，成人には，ブレオマイシン塩酸塩として15 mg〜30 mg（力価）を生理食塩液または，ブドウ糖液等の適当な静脈用注射液約5〜20 mLに溶解し，緩徐に静注する．発熱の著しい場合は1回量を5 mg（力価）またはそれ以下とする． ・**筋肉内注射，皮下注射**：通常，成人には，ブレオマイシン塩酸塩として15 mg〜30 mg（力価）を生理食塩液等の適当な溶解液約5 mLに溶解して，筋注または皮下注する．患部の周辺に皮下注射する場合はブレオマイシン塩酸塩として1 mg（力価）/1 mL以下の濃度とする． ・**動脈注射**：通常，成人には，ブレオマイシン塩酸塩として5 mg〜15 mg（力価）を生理食塩液またはブドウ糖液等の適当な注射液に溶解し，シングルショットまたは連続的に注射する． ・**注射の頻度**：1週2回を原則とし，症状に応じて1日1回（連日）ないし1週間1回に適宜増減する． ・**総投与量**：ブレオマイシン塩酸塩の総投与量は腫瘍の消失を目標とし，300 mg（力価）以下とする．ただし，胚細胞腫瘍に対し，確立された標準的な他の抗癌剤との併用療法にあっては360 mg（力価）以下とする．

抗腫瘍性抗生物質製剤

 マイトマイシンC

先発品名：マイトマイシン注用　後発品：なし

剤形　

現場で使える！エキスパートの覚え書き

禁忌	本剤の成分に対する重篤な過敏症の既往歴
代謝・排泄	主に肝臓で代謝/尿・胆汁・糞中排泄

- ◆ 血管痛や静脈炎を起こすことがあるため注意
- ◆ 催吐性リスク分類：軽度催吐性リスク（催吐頻度：10〜30%）
- ◆ 血管外漏出時の組織障害性：ベシカント（壊死起因性）
- ◆ 主な副作用：骨髄抑制，肺障害，腎障害，溶血性尿速症症候群など

適応	子宮頸がん，子宮体がんの自覚的ならびに他覚的症状の緩解ほか
用法・用量	年齢，症状により適宜増減する． ・間歇投与法：マイトマイシンCとして，通常，成人1日4〜6 mg（力価）を週1〜2回静脈内に注射する． ・連日投与法：マイトマイシンCとして，通常，成人1日2 mg（力価）を連日静脈内に注射する． ・大量間歇投与法：マイトマイシンCとして，通常，成人1日10〜30 mg（力価）を1〜3週間以上の間隔で静脈内に注射する． ・他の抗悪性腫瘍剤との併用：マイトマイシンCとして，通常，成人1日2〜4 mg（力価）を週1〜2回他の抗悪性腫瘍剤と併用して静脈内に注射する．

memo

抗がん薬（分子標的薬）

マルチキナーゼ阻害薬

劇薬 レンバチニブ

先発品名：レンビマ®カプセル　後発品：なし

剤形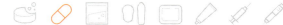

現場で使える！エキスパートの覚え書き

禁忌	本剤の成分に対する過敏症の既往歴；妊婦；妊娠の可能性
警告	緊急時に十分対応できる医療施設において，がん化学療法に十分な知識・経験をもつ医師のもとで，本剤の使用が適切と判断される症例についてのみ投与する．患者またはその家族に本剤の有効性・危険性を十分説明し，同意を得てから投与する
代謝・排泄	代謝・消失にアルデヒドオキシダーゼ，CYP3A，非酵素的過程が関与/尿糞中に排泄

- 腫瘍血管新生，腫瘍増殖に関与する受容体型チロシンキナーゼを複数阻害する（マルチキナーゼ阻害薬）
- 催吐性リスク分類：中等度催吐性リスク（催吐頻度：30～90％）
- 主な副作用：高血圧，下痢，手足症候群，食欲減退，体重減少，悪心，疲労，口内炎，蛋白尿など
- 自宅で定期的な血圧測定を行う（血圧の値によっては降圧薬の内服や休薬の必要あり）
- 手足症候群は手のひらや足裏など体重や力のかかりやすい部分や摩擦が生じやすい部分に発症しやすい．予防のため，保湿剤による手足のスキンケアを行う
- よく使用されるレジメン例：ペムブロリズマブ+レンバチニブ療法［子宮体がん］など

適応	がん化学療法後に増悪した切除不能な進行・再発の子宮体がんほか
用法・用量	〈がん化学療法後に増悪した切除不能な進行・再発の子宮体がん〉ペムブロリズマブ（遺伝子組換え）との併用において，通常，成人にはレンバチニブとして1日1回20mgを経口投与する．なお，患者の状態により適宜減量する．

memo

PARP阻害薬

劇薬 オラパリブ

先発品名：リムパーザ®錠　後発品：なし

剤形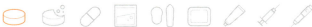

現場で使える！エキスパートの覚え書き

禁忌	本剤の成分に対する過敏症の既往歴
警告	緊急時に十分対応できる医療施設において，がん化学療法に十分な知識・経験をもつ医師のもとで，本剤の使用が適切と判断される症例についてのみ投与する．患者またはその家族に本剤の有効性・危険性を十分説明し，同意を得てから投与する
代謝・排泄	主にCYP3A4/5により代謝/尿糞中に排泄

- BRCA遺伝子変異陽性の遺伝性乳がん卵巣がん（HBOC）に使用すると，DNA修復ができずに細胞死に至る（PARP阻害薬）
- BRCA遺伝子変異は遺伝性である可能性が高いため，プライバシーに配慮する必要がある
- 1日2回服用
- 催吐性リスク分類：軽度催吐性リスク（催吐頻度：10～30％）
- 主な副作用：悪心，貧血，疲労など
- 主にCYP3A4により代謝される
- 100 mg錠と150 mg錠の生物学的同等性は示されていないため，300 mgを投与する際には150 mgを使用する
- よく使用されるレジメン例：オラパリブ維持療法［卵巣がん］；オラパリブ＋ベバシズマブ維持療法［卵巣がん］など

適応	白金系抗悪性腫瘍剤感受性の再発卵巣がんにおける維持療法；BRCA遺伝子変異陽性の卵巣がんにおける初回化学療法後の維持療法；相同組換え修復欠損を有する卵巣がんにおけるベバシズマブ（遺伝子組換え）を含む初回化学療法後の維持療法ほか

用法・用量	〈白金系抗悪性腫瘍剤感受性の再発卵巣がんにおける維持療法，BRCA遺伝子変異陽性の卵巣がんにおける初回化学療法後の維持療法〉通常，成人にはオラパリブとして1回300 mgを1日2回，経口投与する．なお，患者の状態により適宜減量する． 〈相同組換え修復欠損を有する卵巣がんにおけるベバシズマブを含む初回化学療法後の維持療法〉ベバシズマブ（遺伝子組換え）との併用において，通常，成人にはオラパリブとして1回300 mgを1日2回，経口投与する．なお，患者の状態により適宜減量する． 〈ミスマッチ修復機能正常（pMMR）の進行・再発の子宮体がんにおけるデュルバルマブを含む化学療法後の維持療法〉デュルバルマブ（遺伝子組換え）との併用において，通常，成人にはオラパリブとして1回300 mgを1日2回，経口投与する．なお，患者の状態により適宜減量する．

PARP阻害薬
劇薬 ニラパリブ

先発品名：ゼジューラ®錠　後発品：なし

剤形

現場で使える！エキスパートの覚え書き

禁忌	本剤の成分に対する過敏症の既往歴
警告	緊急時に十分対応できる医療施設において，がん化学療法に十分な知識・経験をもつ医師のもとで，本剤の使用が適切と判断される症例についてのみ投与する．患者またはその家族に本剤の有効性・危険性を十分説明し，同意を得てから投与する
代謝・排泄	主にカルボキシエステラーゼで代謝．CYP1A2誘導作用あり/尿糞中に排泄

- ◆ 卵巣がんに使用すると，DNA修復ができずに細胞死に至る（PARP阻害薬）
- ◆ *BRCA* 遺伝子変異は遺伝性である可能性が高いため，プライバシーに配慮する必要がある
- ◆ 1日1回服用
- ◆ 催吐性リスク分類：軽度催吐性リスク（催吐頻度：10〜30％）
- ◆ 主な副作用：血小板減少，貧血，好中球減少，悪心など
- ◆ 代謝にCYPは関与しない
- ◆ よく使用されるレジメン例：ニラパリブ維持療法[卵巣がん]など

適応	卵巣がんにおける初回化学療法後の維持療法；白金系抗悪性腫瘍剤感受性の再発卵巣がんにおける維持療法；白金系抗悪性腫瘍剤感受性の相同組換え修復欠損を有する再発卵巣がんほか
用法・用量	通常，成人にはニラパリブとして1日1回200mgを経口投与する．ただし，本剤初回投与前の体重が77kg以上かつ血小板数が150,000/μL以上の成人にはニラパリブとして1日1回300mgを経口投与する．なお，患者の状態により適宜減量する．

memo

血管新生阻害薬（抗VEGF抗体）

劇薬 ベバシズマブ（遺伝子組換え）

先発品名：アバスチン® 点滴静注用　　後発品：あり

剤形
GE有

現場で使える！エキスパートの覚え書き

禁忌	本剤の成分に対する過敏症の既往歴；喀血（2.5mL以上の鮮血の喀出）の既往
警告	本剤を含むがん化学療法は，緊急時に十分対応できる医療施設において，がん化学療法に十分な知識・経験を持つ医師のもとで，本療法が適切と判断される症例についてのみ実施する．治療開始に先立ち患者またはその家族に有効性・危険性を十分説明し，同意を得てから投与する；消化管穿孔が現れ，死亡に至る例が報告されている．消化管穿孔と診断された場合は本剤の投与を中止し，適切な処置を行い，以降は本剤を再投与しない；創傷治癒遅延による合併症（創し開，術後出血など）が現れうる；手術後の患者に本剤を投与する場合は術創の状態を確認し，投与の可否を検討する．大きな手術の術創が治癒していない場合は，治療上の有益性が危険性を上回ると判断される場合を除き，本剤を投与しない；創傷治癒遅延による合併症が現れた場合は，創傷が治癒するまで本剤の投与を中止し，適切な処置を行う
代謝・排泄	資料なし

- ◆ 腫瘍組織での血管新生を抑制し，腫瘍の増殖を阻害する（抗VEGF抗体）
- ◆ 喀血（2.5mL以上の鮮血の喀出）の既往がある患者に対しては禁忌
- ◆ 催吐性リスク分類：最小度催吐性リスク（催吐頻度<10％）
- ◆ 主な副作用：出血，高血圧，蛋白尿など
- ◆ 創傷治癒遅延による合併症（創し開，術後出血など）が現れることがあるため，待機手術前後の投与について，術前は少なくとも6週間，術後は少なくとも6～8週間空けることが推奨されている
- ◆ 力価の減弱が生じるおそれがあるため，ブドウ糖溶液との混合は避ける
- ◆ よく使用されるレジメン例：TC（パクリタキセル，カルボプラチン）＋ベバシズマブ療法［卵巣がん］，TP（パクリタキセル，シスプラチン）＋ベバシズマブ療法［子宮頸がん］；TC（パクリタキセル，カルボプラチン）＋ベバシズマブ療法［子宮頸がん］；パクリタキセル＋ネダプラチン＋ベバシズマブ療法［卵巣がん，子宮頸がん］；ノギテカン＋パクリタキセル＋ベバシズマブ療法［子宮頸がん］など

適応	卵巣がん；進行または再発の子宮頸がんほか
用法・用量	〈進行または再発の子宮頸がん〉他の抗悪性腫瘍剤との併用において，通常，成人にはベバシズマブ（遺伝子組換え）として1回15mg/kg（体重）を点滴静脈内注射する．投与間隔は3週間以上とする． 〈卵巣がん〉他の抗悪性腫瘍剤との併用において，通常，成人にはベバシズマブ（遺伝子組換え）として1回10mg/kg（体重）を2週間間隔または1回15mg/kg（体重）を3週間間隔で点滴静脈内注射する．なお，患者の状態により投与間隔は適宜延長すること．

免疫チェックポイント阻害薬（抗PD-1抗体）

劇薬 セミプリマブ（遺伝子組換え）

先発品名：リブタヨ®点滴静注　**後発品**：なし

剤形	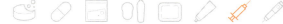

現場で使える！エキスパートの覚え書き

禁忌	本剤の成分に対する過敏症の既往歴
警告	緊急時に十分対応できる医療施設において，がん化学療法に十分な知識・経験をもつ医師のもとで，本剤の使用が適切と判断される症例についてのみ投与する．患者またはその家族に本剤の有効性・危険性を十分説明し，同意を得てから投与する；間質性肺疾患が現れ死亡に至った症例も報告されているため観察を十分に行い，異常が認められた場合には投与を中止し適切な処置を行う
代謝・排泄	一般的なタンパク質分解過程と同様と推測される

- ◆ 腫瘍特異的な細胞障害性T細胞を活性化させ，腫瘍増殖を抑制する（抗PD-1抗体）
- ◆ 催吐性リスク分類：最小度催吐性リスク（催吐頻度<10%）
- ◆ 過度な免疫反応による副作用（免疫関連有害事象：irAE）が現れるおそれがあるため，具体的な自覚症状を説明し，体調不良の際は早めに病院へ連絡するよう指導する
- ◆ よく使用されるレジメン例：セミプリマブ療法［子宮頸がん］など

適応	がん化学療法後に増悪した進行または再発の子宮頸がん
用法・用量	通常，成人には，セミプリマブ（遺伝子組換え）として，1回350mgを3週間間隔で30分間かけて点滴静注する．

memo

免疫チェックポイント阻害薬（抗PD-1抗体）

劇薬 ペムブロリズマブ（遺伝子組換え）

先発品名：キイトルーダ®点滴静注　後発品：なし

剤形

現場で使える！エキスパートの覚え書き

禁忌	本剤の成分に対する過敏症の既往歴
警告	緊急時に十分対応できる医療施設において，がん化学療法に十分な知識・経験を持つ医師のもとで，本剤の使用が適切と判断される症例についてのみ投与する．患者またはその家族に本剤の有効性・危険性を十分説明し，同意を得てから投与する；間質性肺疾患が現れ死亡に至った症例も報告されているため観察を十分に行い，異常が認められた場合には投与を中止し適切な処置を行う
代謝・排泄	一般的なタンパク質分解過程と同様と推測される

- 腫瘍特異的な細胞障害性T細胞を活性化させ，腫瘍増殖を抑制する（抗PD-1抗体）
- 催吐性リスク分類：最小度催吐性リスク（催吐頻度<10％）
- 過度な免疫反応による副作用（免疫関連有害事象：irAE）が現れるおそれがあるため，具体的な自覚症状を説明し，体調不良の際は早めに病院へ連絡するよう指導する
- よく使用されるレジメン例：ペムブロリズマブ＋レンバチニブ療法［子宮体がん］；TC（パクリタキセル，カルボプラチン）＋ベバシズマブ＋ペムブロリズマブ療法［子宮頸がん］；TP（パクリタキセル，シスプラチン）＋ベバシズマブ＋ペムブロリズマブ療法［子宮頸がん］；ペムブロリズマブ単剤療法［子宮頸がん］など

適応	がん化学療法後に増悪した進行・再発の高頻度マイクロサテライト不安定性（MSI-High）を有する固形がん（標準的な治療が困難な場合に限る）；進行・再発の子宮体がん；がん化学療法後に増悪した高い腫瘍遺伝子変異量（TMB-High）を有する進行・再発の固形がん（標準的な治療が困難な場合に限る）；進行または再発の子宮頸がん；局所進行子宮頸がんほか
用法・用量	〈がん化学療法後に増悪した進行・再発のMSI-Highを有する固形がん（標準的な治療が困難な場合に限る），がん化学療法後に増悪したTMB-Highを有する進行・再発の固形がん（標準的な治療が困難な場合に限る）〉通常，成人には，ペムブロリズマブ（遺伝子組換え）として，1回200 mgを3週間間隔または1回400 mgを6週間間隔で30分間かけて点滴静注する． 〈進行・再発の子宮体がん，進行または再発の子宮頸がん〉他の抗悪性腫瘍剤との併用において，通常，成人には，ペムブロリズマブ（遺伝子組換え）として，1回200 mgを3週間間隔または1回400 mgを6週間間隔で30分間かけて点滴静注する． 〈局所進行子宮頸がん〉シスプラチンを用いた同時化学放射線療法との併用において，通常，成人には，ペムブロリズマブ（遺伝子組換え）として，1回200 mgを3週間間隔または1回400 mgを6週間間隔で30分間かけて点滴静注する．投与期間は24ヵ月間までとする．

第2部
婦人科疾患・女性医療と薬物療法

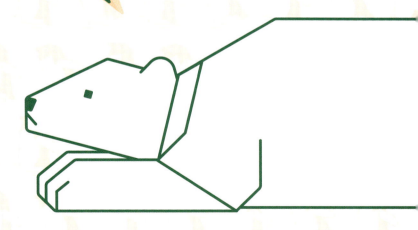

女性ホルモン製剤
（月経異常・避妊に関する治療薬）

　わが国では，避妊や，月経・月経周期にまつわる不調の改善を目的として，卵胞ホルモン製剤・黄体ホルモン製剤（配合剤を含む）が使用されています．ここでは，低用量ピル（OCおよびLEP製剤），中用量ピル，緊急避妊薬（アフターピル），子宮内避妊具に分けて，それぞれの作用・使いどころと使用時の注意点を解説します．

低用量ピル

　近年のわが国では，オンライン診療などの普及もあり，低用量ピルを服用する女性が増えつつあります．経口避妊薬として世界で初めて承認された低用量ピルは，1960年に米国で発売されたEnovid™です[1]．わが国では約40年遅れて1999年に経口避妊薬（oral contraceptives：OC）が初めて承認されました[2]．2015年時点での先進国29ヵ国における低用量ピルの平均服用率は22.4％である一方，わが国の服用率は2018年時点で2.9％ときわめて低い服用率でした[3]．しかし近年，わが国でもOCの推定服用率が，2019年で3.7％，2020年4.5％，2022年6.1％と少しずつ増加しています[4]．

　低用量OCの主たる使用目的は「避妊」ですが，わが国においては2008年に初めて，使用目的を避妊ではなく月経困難症の治療とするLEP（low dose estrogen progestin）製剤が保険収載された医療用医薬品として登場しました．月経困難症とは，月経に伴い起こる病的症状を指します．月経時あるいは月経直前より始まる下腹痛や腰痛，または精神症状を主症状として，腹部膨満感，吐き気，頭痛，疲労感，脱力感，食欲増加あるいは食欲不振，イライラ感，下痢や便秘，憂鬱感などが多くみられます．つまり，OCは避妊を目的として自費診療で用いる薬剤であり，LEPは月経困難症の治療目的として保険診療で用いる薬剤です．

　OCとLEPは概念としては異なるものの，成分などの面では実質的には同一の薬剤で[5]，海外では一括してOCとして使用されています．

◆ 低用量ピルの避妊効果

　低用量ピルの服用により避妊効果が得られるしくみは次のとおりです（図2-1-1）．

①排卵抑制効果

　黄体形成ホルモン（LH）と卵胞刺激ホルモン（FSH）の分泌を抑制することで，卵胞の発育および排卵を抑制します．排卵を抑制するには7日連続してOCを服用する必要があり，OCを継続

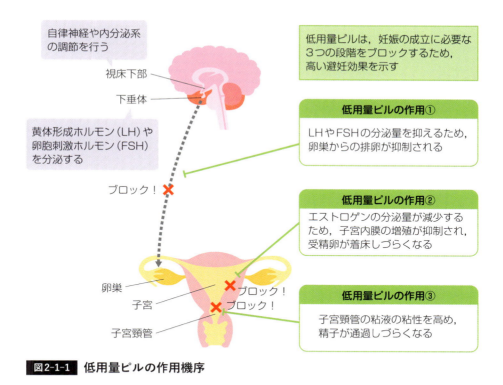

図2-1-1 低用量ピルの作用機序

的に服用することによって卵巣の休止状態を保ち，排卵痛をも抑制できます．

②着床阻害作用

　OCは子宮内膜に作用し，子宮内膜を菲薄化させて受精卵が着床しにくい状態を保ちます．子宮内膜が厚くならないため，過多月経や月経痛を緩和できます．

③精子通過阻害作用

　OCは頸管粘液にも作用し，子宮頸管の頸管粘液の粘度を高くすることで精子が子宮内に侵入しにくい状態を保ちます．

　OCの避妊効果をパール指数で表すと，飲み忘れなく理想的に服用した場合のパール指数は0.3，飲み忘れによるリスクを考慮した場合は9と報告されており，コンドームなど他の避妊法と比べて低い数値です（表2-1-1）[6,7]．さらに，わが国で実施された臨床試験をもとにしたパール指数は0〜0.59で，避妊手術や子宮内避妊具に匹敵する効果が認められました[5]．なお，パール指数とは，その避妊法を用いて避妊を行った100人の女性における避妊失敗率（つまり妊娠率）を表します．数値が低いほど避妊効果が高いことを示します．

表2-1-1　各種避妊法のパール指数（100人当たりの年間妊娠数）

避妊法	理想的な使用[*1]〔妊娠数/年〕	一般的な使用[*2]〔妊娠数/年〕	1年間の継続率〔%〕
ピル（OC）	0.3	9	67
コンドーム（男性用）	2	18	43
殺精子剤	18	28	42
ペッサリー	6	12	57
子宮内器具（IUD）	0.1〜0.6	0.2〜0.8	78〜80
リズム法（排卵予測）	0.4〜5	24	47
女性避妊手術	0.5	0.5	100
男性避妊手術	0.1	0.15	100
避妊せず	85	85	—

> 理論上では，飲み忘れなく低用量ピルを継続した場合の妊娠確率（避妊の失敗率）は年間で100人当たり1回以下と，非常に低い！

*1　理想的な使用とは，選んだ避妊法を正しく続けて使用している場合
*2　一般的な使用とは，飲み忘れを含め一般的に使用している場合

（文献7を参考に作成）

表2-1-2　OCの避妊以外の利点（副効用）

- 月経困難症の改善
- 過多月経の軽減
- 月経不順の軽減
- PMS/PMDDの改善
- 子宮内膜症の改善
- 骨粗鬆症の予防（未成年を除く）
- 尋常性ざ瘡（にきび）の改善
- 卵巣がん発症リスクの低下
- 子宮体がん発症リスクの低下
- 大腸がん発症リスクの低下
- 機能性卵巣囊胞リスクの低下
- 卵巣がん発症リスクの低下

PMS：月経前症候群，PMDD：月経前不快気分障害

（文献8を参考に作成）

◆ **低用量ピルの副効用**

　低用量ピルには，避妊や月経困難症の治療以外にも，さまざまな効果（副効用）が報告されています（表2-1-2）[8]．

◆ **低用量ピルの種類**

　低用量ピルは，エストロゲン（卵胞ホルモン）とプロゲスチン（黄体ホルモン）という2種類の女性ホルモン成分を配合した医薬品です．配合されている黄体ホルモン製剤の種類によって「第一世代」「第二世代」「第三世代」「第四世代」に分類されます（表2-1-3）．低用量ピルを使用しても月経痛を訴える患者には，休薬期間が4日と短いLEP（ドロエチ®配合錠，ヤーズ®配合錠）もしくは連続投与が可能なLEP（ヤーズフレックス®配合錠，ジェミーナ®配合錠），または黄体ホルモン単剤（ジエノゲスト；詳しくはp.118参照）を選択します．

第2部　婦人科疾患・女性医療と薬物療法

表2-1-3　低用量ピルの種類

世代（開発年代）	黄体ホルモンの種類（プロゲスチン）	国内で承認されている販売名	特　徴
第一世代（1950年代）	ノルエチステロン	ルナベル®LD*,ルナベル®ULD*,フリウェル®LD*,フリウェル®ULD*,シンフェーズ®	最も古くから開発され現在まで使用されている．アンドロゲン作用が強く，ニキビや多毛などの男性化症状が起こりやすい（強い）という特徴がある
第二世代（1970年代）	レボノルゲストレル	トリキュラー®,アンジュ®,ラベルフィーユ®,ジェミーナ®*	第一世代と比較してプロゲステロン活性が強化されており，エストロゲン活性を抑制した反面，アンドロゲン活性が高いのが特徴．アンドロゲン作用が最も強い．緊急避妊薬に含まれるのがレボノルゲストレルである
第三世代（1980年代）	デソゲストレル	マーベロン®,ファボワール®	第二世代からのプロゲステロン活性はそのままに，前世代の欠点を改善して開発されたピルで，アンドロゲン作用が起こることはほとんどない
第四世代（2001年以降）	ドロスピレノン	ヤーズ®*,ヤーズフレックス®*,アリッサ®*,ドロエチ®*	17α-スピロノラクトン誘導体であり，利尿効果をもつため浮腫を改善させる．抗アンドロゲン作用があるためニキビや多毛症といった症状が気になる方や多嚢胞性卵巣症候群（PCOS）の症状が強い方に向いている

*印をつけた商品はLEP（low dose estrogen-progestin）であり，月経困難症の治療を目的とした保険診療で用いる低用量ピルに分類される．LEPのなかでもエチニルエストラジオールが20μgの製剤を「超低用量ピル」という．

◆ 見逃してはいけない副作用と対処法

頻度は高いが重篤でない副作用

　低用量ピルの副作用で多いのは，不正性器出血（12%），嘔気（7%），体重増加（5%），気分変調（5%），乳房緊満（4%），頭痛（4%）であり，副作用による自己中断もありえます[9]．低用量ピルを初回に服用する場合，始めの1〜2週間は嘔気や悪心を感じる場合があり，このときは制吐薬で対応をします．2週間以上持続する嘔気，不快感，浮腫，胸の張りなどの症状が著明な場合は，OCの種類を変更するなどの考慮も必要です．また，2週間以上の不正性器出血の持続や，経血量の増加など月経トラブルを認める場合は婦人科を受診するよう伝えておきます．

頻度は低いが重篤な副作用

　頻度はとても低いですが，重篤な副作用として血栓症があげられます．なお，血栓症の年間の発症頻度は，低用量ピル使用者で1万人当たり3〜9人，服用なしでは1万人当たり1〜5人，妊娠中では1万人当たり5〜20人，分娩後12週まででは1万人当たり40〜65人とされています[5]．

　血栓症のリスク因子は，40歳以上，肥満，高血圧症既往，喫煙者であり，好発時期は低用量ピルの服用を開始した最初の1〜3ヵ月だと知られています．さらに，低用量ピルの服用を4週

間以上中断したのちに再開した場合は，血栓症のリスクが上昇します．

◆ 禁　忌

とくに次に該当する場合は，低用量ピルは処方不可となります．その他の禁忌については添付文書を参照してください．

- 過去に肺梗塞・脳梗塞・心筋梗塞など血栓症の既往がある
- 乳がんの既往がある
- 重篤な肝機能障害がある
- 35歳以上で1日に15本以上の喫煙者
- 前兆を伴う片頭痛がある
- コントロールできていない高血圧・糖尿病・脂質異常症がある
- 収縮期血圧が160mmHg以上や，拡張期血圧が100mmHg以上の値を持続的に示す

◆ 飲み始めや飲み忘れた場合の注意点

OCは月経開始5日目以内に服用を開始するよう指導します．月経周期5日目を過ぎてOCを開始した場合は，追加の避妊法を用いるか，7日間は性交を避けるよう指導します[10]．また，低用量ピルの服用中は，定期的な超音波検査や採血検査で副作用がないことを確認し，性交経験がある場合は子宮頸がん検査（頸部細胞診）も施行することが勧められます．

飲み忘れた場合は，翌日までに気づいた際はただちに飲み忘れた錠剤を服用し，その日の錠剤も通常どおり服用します．2日以上連続して飲み忘れた場合は，次のような対処法をとります．

OCの場合

服用をいったん中止し，次の月経を待って服用を再開します．飲み忘れにより避妊できず妊娠する可能性が高くなるため，その周期は他の避妊方法を使用するなどの対応を指導します．

LEPの場合

飲み忘れに気づいた時点で前日分の1錠を服用し，当日の錠剤も通常の服薬時刻に服用し，その後は当初の服薬スケジュールどおり服用を継続します．

◆ 低用量ピルのQ & A

Q．分娩後はいつから服用開始したらよい？

わが国の添付文書では，産後4週間以内および授乳婦は禁忌となっています．『OC・LEPガイドライン2020年度版』では，授乳婦は分娩後6ヵ月以降に服用を開始し，非授乳婦は静脈血栓塞栓症（venous thromboembolism：VTE）のリスク因子がない場合は産後21日以降に服用を開

始めるとしています[10].

Q. 人工妊娠中絶手術後はいつから服用したらよい?

妊娠初期の中絶手術の場合は術直後から服用を開始できます.

Q. 非ステロイド性抗炎症薬(NSAIDs)との併用はよいか?

NSAIDs(non-steroidal anti-inflammatory drugs:非ステロイド性抗炎症薬)とのあいだに有害な相互作用はなく,併用可能です[10].

Q. 手術をする際のOC休薬期間の説明はどうする?

手術前4週間,術後2週間は原則として服用禁忌です.予定手術のために月経を移動する場合は,日程に余裕をもって1周期前の月経を調節することを推奨します(月経移動については以降で解説します).

Q. 何歳から服用開始できるか?

初経発来後から開始できますが,骨成長や骨密度への影響を考慮する必要があります.身長が伸び盛りの若年層の月経困難症に対しては黄体ホルモン単剤(ジエノゲスト0.5mg)の処方を考慮します.

Q. 何歳まで服用できるのか?

健常女性に対しては閉経まで投与できますが,50歳以上は禁忌です.つまり40歳以上の未閉経者には投与可能ですが,血栓症リスクについて検討し,危険性が有益性を上回る場合は低用量ピルの投与を避け,黄体ホルモン単剤あるいは子宮内避妊器具などを考慮します.

Q. 長期間の服用後における妊孕性への影響は?

長期に服用しても中止後の妊孕性に影響しないと説明します[10].

中用量ピル

中用量ピルとは,1錠当たりのエチニルエストラジオール(EE)の配合量が50μg以上のものを指します(低用量ピルのEE配合量は20~35μgです).EE配合量が多いと,人によっては嘔気や胸の張りといった症状が出現する可能性があります.

婦人科診療においては,月経周期調節や卵巣機能不全の治療目的でプラノバール®配合錠が使用されます.

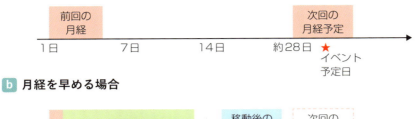
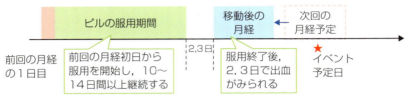
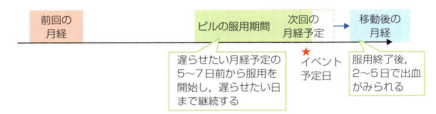

図2-1-2 月経移動の方法

◆ 月経移動

　大事な試験や面接，水泳の授業，スポーツ大会などの日程に応じて月経日を移動したい，結婚式や旅行など大切な行事に月経がかぶらないようにしたいなど，女性のライフスタイルに寄り添うべく，中用量ピルや低用量ピルによる月経周期の調節が可能です（図2-1-2）．なお，月経日の移動は原則として自費診療で対応します．

予定の月経を早める

　移動したい1つ前の月経開始から5日目以内（排卵前）に，エストロゲン・プロゲスチン（EP）配合剤の服用を開始します．中用量ピルなら少なくとも10日間以上，低用量ピルなら14日間以上服用して終了します．服用終了後2〜5日目に消退出血が起こり，月経周期を短縮させることができます．

予定の月経を遅らせる

　移動したい月経開始5〜7日前（黄体期）にEP剤もしくは黄体ホルモン単剤（ノアルテン®錠など）

第2部　婦人科疾患・女性医療と薬物療法

の服用を開始します．月経を止めたい日まで服用を継続し，終了すると2〜5日後に消退出血が起こり，月経周期を遅らせることができます．

◆ 女性アスリートの月経周期調節

トップアスリートのうち91%が「月経周期に伴う主観的コンディションの変化」を自覚していることが報告されています[11]．また，低用量ピル，中用量ピル，緊急避妊ピル，黄体ホルモン製剤はドーピング禁止物質に該当しないと明記されています[12]．よって，月経随伴症状に対する治療のみならず，長期的な月経周期調節を目的として低用量ピルを服用するケースは多くみられます．

この場合の多くは，できるだけ安定したホルモン環境を目指すため，試合や練習日程に合わせて服用期間を延長または短縮が容易にできる一相性の低用量ピルを選択します[13]．

緊急避妊ピル（アフターピル）

緊急避妊ピルとは，避妊をせずに性行為をした場合や，避妊に失敗した際に，意図しない妊娠を避けるために服用する薬品です．つまり，性行為後に避妊するための手段です．最後の避妊手段ともよばれています．

わが国で使用される緊急避妊ピルの避妊法は，主にレボノルゲストレル法とヤッペ法に分けられます（表2-1-4）[14]．レボノルゲストレルはわが国では2011年に承認されましたが，日本以外の約90ヵ国では，医師の処方箋がなくとも薬局などで安価もしくは無料で入手でき，日本よりもアクセスが容易です[15]．日本国内でも2023年11月末より約150店舗の薬局で試験的に販売を開始され，今後の展開が待たれます．

緊急避妊ピルの作用機序は，排卵の抑制ならびに遅延で，精子機能や胚生存率，子宮内膜受容力には影響はなく，仮に妊娠している女性に投与されても妊娠に害を及ぼすことはありません[16]．

表2-1-4　緊急避妊ピルによる避妊法

分類	レボノルゲストレル法（LNG法）	ヤッペ法
方法	レボノルゲストレル（先発医薬品：ノルレボ®錠）を性行為後72時間以内に服用する．24時間以内に服用した場合に避妊が成功する割合は95%程度	プラノバール®配合錠（中用量ピル）を性行為後72時間以内に2錠服用し，その12時間後にさらにもう2錠服用する．24時間以内に服用した場合に避妊が成功する割合は77%程度

（文献14を参考に作成）

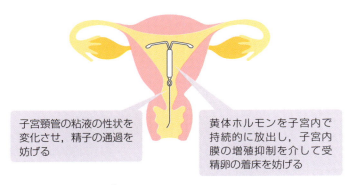

図2-1-3 ミレーナ®装着後の子宮の状態

子宮内避妊具

◆ ミレーナ®

　子宮内黄体ホルモン放出システム（ミレーナ®）は全長3cmほどの柔らかいプラスチックでできたT字型の子宮内システム（intrauterine system）で、子宮内に挿入します。挿入に要する時間は婦人科外来での超音波検査を含めて5分ほどです。この子宮内器具が黄体ホルモンを子宮内でゆっくり持続放出し、子宮内膜の増殖を抑えるはたらきを発揮します（図2-1-3）。

　わが国では、過多月経および月経困難症の治療を目的とするミレーナ®の使用は保険適用です。一方、避妊目的での装着の場合は自費診療です。

◆ 銅付加子宮内避妊器具

　銅付加子宮内避妊器具（Cu-IUD）も避妊および緊急避妊に使用されます（ただし、Cu-ICDであるノバT®380は2025年6月出荷をもって販売中止の予定です）。主要な作用機序は、精子の生存能力や機能を抑制し、受精を妨げるはたらきによります。すでに排卵や受精が起こっていたとしても、銅イオンは女性の生殖経路に影響を及ぼすとともに、子宮内膜の受容性に障害を及ぼすことで避妊効果を高めます。なお、Cu-IUDは排卵を抑制することはありません。

リプロダクティブ・ヘルス＆ライツと避妊法

　海外の先進国での避妊法の普及状況をみると、低用量ピルが広く使用されていることに加えて、皮下インプラント（皮下埋没法）や経皮パッチや注射法なども普及しつつあります。わが国では低用量ピルが承認されているものの、皮下インプラントなどの避妊法はまだ承認されていません。今後これらが承認されることになれば国内でも避妊の選択肢が増えるでしょう。

第2部 婦人科疾患・女性医療と薬物療法

◆ 避妊指導はどうするべきか?

　さまざまな避妊法のなかから，その使用者にとって適切な避妊法の選択を提示することが重要です．「確実に」「簡便で」「副作用なく」そして「女性の意思だけで実施可能であるか」を総合的に判断することが求められます．かつ，安全で満ち足りた性生活を営むことができ，子どもをもつか，もたないか，いつもつのかを決める自由を行使し，そのための情報と手段を得られるというリプロダクティブ・ヘルス&ライツをもっていると女性自身も実感することが重要です．

　これには，女性が安全に妊娠・出産を享受でき，またカップルが健康な子どもをもてる最善の機会を得られるような適切なヘルスケア・サービスを利用できる権利も含まれます[17, 18]．

（藤田由布）

文献
1) Watkins ES：Am J Public Health, 102（8）：1462-1472, 2012.
2) 厚生労働省医薬安全局審査管理課：低用量経口避妊薬（ピル）の承認を「可」とする中央薬事審議会答申について，1999．Available at：https://www.mhlw.go.jp/www1/houdou/1106/h0602-3_15.html（閲覧日：2024年12月）
3) United Nations：Methodology Report – World Contraceptive Use 2022 / Estimates and Projections of Family Planning Indicators 2022, 2022．Available at：https://www.un.org/development/desa/pd/sites/www.un.org.development.desa.pd/files/undesa_pd_2022_wcu_fp-indicators_documentation.pdf（閲覧日：2024年12月）
4) 株式会社ネクイノ：PILL FACTBOOK 2024, 2024．Available at：https://smaluna.com/assets/pdf/PILL-FACTBOOK_V2.pdf（閲覧日：2024年12月）
5) 日本産婦人科学会ほか 編・監：OC・LEPガイドライン2020年度版，日本産科婦人科学会/日本女性医学会，2021.
6) Trussell J：Contraception, 83（5）：397-404, 2011.
7) 日本産科婦人科学会 編・監：産婦人科専門医のための必修知識2022年度版，日本産科婦人科学会，2022.
8) World Health Organization：Medical Eligibility Criteria for Contraceptive Use. Fifth edition, World Health Organization, 2015．Available at：https://www.who.int/publications/i/item/9789241549158（閲覧日：2024年12月）
9) Rosenberg MJ, et al.：Am J Obstet. Gynecol, 179（3 Pt 1）：577-582, 1998.
10) 日本産科婦人科学会ほか 編・監：OC・LEPガイドライン2020年度版，p.32-33，日本産科婦人科学会/日本女性医学会，2021.
11) 能瀬さやかほか：日本臨床スポーツ医学会誌，22（1）：122-127，2014.
12) 日本産科婦人科学会ほか 編・監：女性アスリートヘルスケアに関する管理指針，p37，日本産科婦人科学会，2017.
13) 日本産科婦人科学会ほか 編・監：女性アスリートのヘルスケアに関する管理指針，日本産科婦人科学会，2017.
14) 日本産科婦人科学会 編：緊急避妊法の適正使用に関する指針（平成28年度改訂版），2016．Available at：https://www.jsog.or.jp/activity/pdf/kinkyuhinin_shishin_H28.pdf（閲覧日：2024年12月）
15) 若子直也ほか：調剤と情報，24（15）：2337-2340，2018.
16) Gemzell-Danielsson K, et al.：Contraception, 87（3）：300-308, 2013.
17) Rinehart W, et al.：Popul Rep J, 48：1-31, 1998.
18) Baerwald AR, et al.：Fertil Steril, 86（1）：27-35, 2006.

子宮内膜症治療薬

　子宮内膜症は子宮内膜で生じる疾患ではありません．子宮内膜あるいは類似組織が卵巣や骨盤内などの異所性に存在し，出血と炎症をくり返す病態を指します．くり返す炎症により卵巣やその周囲，骨盤内に癒着をもたらし，月経痛や排便痛，慢性骨盤痛の原因となる場合があります．

　子宮内膜症の発生部位のうち最も頻度が高いのは卵巣で，卵巣子宮内膜症性嚢胞とよばれるほか，内容液の色や状態からチョコレート嚢胞といいます．良性腫瘍に分類されていますが，卵巣がんとの鑑別を要する場合や，経過中にがん化する可能性があります．がん化のリスク因子である，年齢（高齢），サイズや，MRI検査などの結果を考慮して手術を行うかを判断します．

作用・作用機序の違いを比較する

　子宮内膜はエストロゲン依存性組織のため，体内のエストロゲンレベルを低下させる，もしくは子宮内膜を抑制するプロゲスチン製剤（黄体ホルモン製剤）を用いることなどが薬物治療の目的・方針になります．以前は，子宮内膜症治療薬としてGnRH受容体アゴニスト製剤〔リュープロレリン（リュープリン®注射用）など〕，エチステロン誘導体〔ダナゾール（ボンゾール®錠）〕が多く用いられてきましたが，それぞれの副作用や長期投与できない点が問題となっていました．ダナゾールはアンドロゲン作用が強く，ざ瘡や多毛などの男性化徴候が出現することがあり，近年では処方頻度は低くなっています（表2-2-1）．

GnRH受容体アゴニスト製剤

　内因性の性腺刺激ホルモン放出ホルモン（GnRH）の分泌はパルス状で，下垂体からのゴナドト

表2-2-1　主な子宮内膜症の治療薬（GnRH受容体アナログ，プロゲスチン製剤）

分　類	剤　形	一般名	投与方法	開始時期
GnRH受容体アゴニスト製剤	皮下注射剤	リュープロレリン	4週間に1回	月経1〜5日目
		ゴセレリン		月経中
	点鼻剤	ブセレリン	1日3回	月経1〜2日目
		ナファレリン	1日2回	
GnRH受容体アンタゴニスト製剤	経口剤	レルゴリクス	1日1回	月経1〜5日目
プロゲスチン製剤	経口剤	ジエノゲスト	1日2回	月経2〜5日目

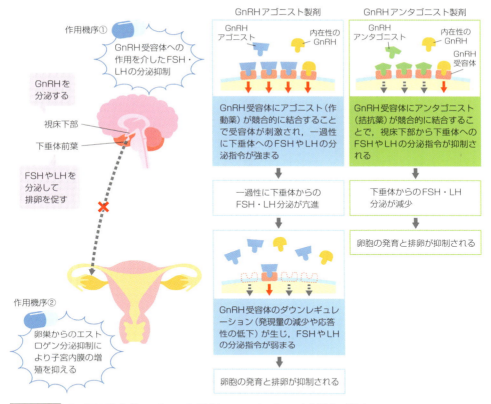

図2-2-1 GnRH受容体アゴニスト製剤・アンタゴニスト製剤の機序

ロピン〔黄体形成ホルモン（LH），卵胞刺激ホルモン（FSH）〕の分泌を増加させます（図2-2-1）．しかし，GnRH受容体アゴニストを持続的に作用させると，GnRH受容体数が減少し（ダウンレギュレーションが生じ），ゴナドトロピンの分泌が低下，卵巣のエストロゲン分泌を抑制することで，エストロゲン依存性組織の増殖を抑制します．

投与開始時は一時的にゴナドトロピン分泌が上昇する（フレアアップがみられる）ため，子宮内膜症の増悪や大量の性器出血が生じる場合があります．その後，2～3週間かけて偽閉経状態となり，低エストロゲン血症となります．更年期症候群と同様のホットフラッシュ，また長期投与で骨塩量低下や骨粗鬆症のリスクがあります．副作用の観点から6ヵ月を超える連続投与は原則できません．

GnRH受容体アンタゴニスト製剤

GnRH受容体アンタゴニスト製剤はアゴニスト製剤と比較し，フレアアップが起こらず，すみやかにエストロゲンの分泌を抑制できます（図2-2-1）．GnRH受容体アンタゴニストには注射製剤もありますが，経口剤のレルゴリクスのみ子宮内膜症に適応があります．食事の影響を受けるため，食前の投与が重要です．GnRH受容体アゴニスト製剤と同様に6ヵ月を超える連続投与は原

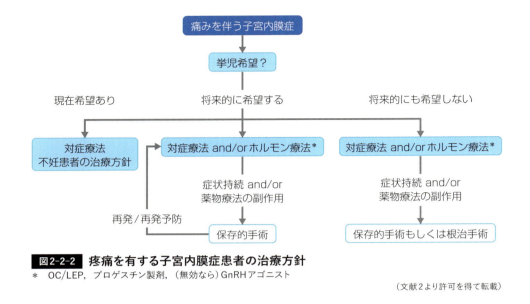

図2-2-2 疼痛を有する子宮内膜症患者の治療方針
* OC/LEP，プロゲスチン製剤，（無効なら）GnRHアゴニスト

（文献2より許可を得て転載）

則できません．

プロゲスチン（黄体ホルモン）

　ノルテストステロン誘導体のジエノゲスト（ディナゲスト錠）はプロゲストーゲン様作用（黄体ホルモンとしての作用）をもつ薬で，子宮内膜の抑制に働きます．ジエノゲストは，他のプロゲストーゲン様作用薬と比較して強いプロゲスチン作用（黄体ホルモンであるプロゲステロンの類似物質としてのはたらき）をもち，アンドロゲン作用をもたないことが特徴的です．エストロゲンの分泌は抑制されますが，GnRH受容体アナログほどではないため，長期投与が可能です．そのほか，プロゲステロン誘導体のジドロゲステロン（デュファストン®錠）は排卵抑制作用が弱いことから，現在の挙児希望患者に対して排卵周期を維持したまま子宮内膜症の治療をすることも期待できます．

病態にあわせて選ぶ・使う

　子宮内膜症の主な症状には，月経痛，性交痛，不妊などがあります．ほとんどの子宮内膜症患者に月経困難症があり，NSAIDs（非ステロイド性抗炎症薬）などの鎮痛薬による対症療法のみでは日常生活に支障をきたし，ホルモン治療を要する例が多くみられます[1]．子宮内膜症はさまざまな年齢で発症し，現在・将来の挙児希望や，手術加療するかなどで治療方針が変わります（図2-2-2）[2]．

　子宮筋腫や子宮腺筋症の合併例では，それぞれGnRH受容体アナログ製剤が子宮内膜症とともに病巣の縮小を期待できますが，6ヵ月を超える投与ができません．ここでは，長期投与ができるジエノゲストの使用上の注意点について解説します．

第2部　婦人科疾患・女性医療と薬物療法

◆ 子宮筋腫合併例でのジエノゲストの使用

エストロゲンとプロゲステロンは協調して子宮筋腫の増大を促進します[3]．実際，プロゲスチン製剤投与中に急速に子宮筋腫が増大する例があります．ジエノゲスト使用時には適宜，超音波検査やMRI検査で子宮筋腫の増大がないか経過観察が必要です．

◆ 子宮腺筋症合併例でのジエノゲストの使用

子宮腺筋症は子宮内膜症と同様にジエノゲストで病巣の縮小を期待できますが，病巣の大きな子宮腺筋症では大量の性器出血をきたすことがあります．子宮体部の最大径10cm以上，または子宮筋層の最大厚4cm以上の子宮腺筋症合併例にはGnRH受容体アナログ製剤を先行投与し，縮小後にジエノゲストなど長期投与できる薬剤に移行するとよいでしょう．

リスク因子を考慮して選ぶ・使う

◆ 血栓症リスク

子宮内膜症患者のほとんどに月経困難症があり，QOL低下の主な原因となっています．月経困難症に対してしばしばLEP（low dose estrogen progestin）製剤が使用されますが，血栓症リスクを有する場合は使用できません（詳しくは他稿を参照してください）．一方，血栓症リスクを有する場合でも，ジエノゲストにはエストロゲンが含まれていないため，安全に使用できます．ジエノゲストには0.5mg製剤と1mg製剤があり，0.5mg製剤は月経困難症に，1mg製剤は子宮内膜症および子宮腺筋症に伴う疼痛の改善に適応を有しています．

◆ 骨塩量低下や骨粗鬆症

GnRH受容体アナログの使用時には低エストロゲン血症による骨塩量低下が起こります．長期投与で骨粗鬆症に至る場合があります．原則として6ヵ月を超える長期投与はできませんが，長期に用いる場合や期間を空けて再投与する場合は，DEXA法などで骨塩量の評価を行っておくことが望ましいです．なお，ジエノゲストでも骨塩量が低下する場合があります．

◆ 精神症状

GnRH受容体アナログ，ジエノゲストともに，投与後のホルモン変化により精神疾患が増悪する場合，または発症する場合があります．うつ病などの既往歴がないか確認するとよいでしょう．

用量を調節する・切り替える

子宮内膜症に対しては，リュープロレリン以外は用量調節がありません．子宮内膜症患者には一般的にリュープロレリン3.75mgを用いますが，体重50kg未満の患者では1.88mgでもよいで

しょう．4週間に1回の皮下注射で用います．

◆ 更年期症候群様の症状がつらい場合

　GnRH受容体アナログ製剤を用いた場合，ホットフラッシュなどの更年期症候群と同様の症状が出現することが多いです．軽微であれば経過観察で問題ありませんが，更年期症候群の際と同様に漢方薬などを処方することがあります（詳しくは他稿を参照してください）．GnRH受容体アナログ製剤により低エストロゲン血症を起こしている患者に，エストロゲン製剤を少量投与すると，ホットフラッシュなどの症状が改善することがあります．これをアドバック療法[4]といい，低エストロゲン血症の状態に少しだけエストロゲンを補うようなイメージの対処法です．副作用を抑えつつ，子宮内膜症病変の縮小を期待する考え方です．

◆ 不正性器出血がつらい場合

　ジエノゲストは子宮内膜を脱落膜化させる（受精卵の着床に備えた形態に変化させる）作用があり，子宮内膜の増殖を抑えます．子宮内膜を薄く保つことで性器出血を減少させる効果も期待できます．しかし，その子宮内膜は剥離しやすく，多くの患者が不正性器出血を経験します．ジエノゲストの服用を継続すれば止血や無月経となりえますが，出血が持続する場合は，貧血やQOL低下につながります．そこで，不正性器出血を防ぐ目的でGnRH受容体アナログ製剤を投与し，無月経を得てからジエノゲストに移行する方法があります．これをシークエンシャル療法といいます．

アドヒアランスを阻害する要因を取り除く

　子宮内膜症の治療方針には，手術を先に行う場合，手術までの期間にホルモン療法を行う場合，手術を行わず薬物療法のみを行う場合などがあります（図2-2-3）．子宮内膜症では長期的なホルモン療法が必要ですが，GnRH受容体アナログ製剤は長期投与ができないという問題点があります．しかし，GnRH受容体アナログ製剤の投与を終了すると病巣は増悪の一途をたどるため，長期投与が可能な薬剤であるLEPやジエノゲストに移行し，手術療法が必要になります．ただし，手術療法で病巣を除去したとしても再発率は非常に高く，34～69％に再発します[5,6]．LEPやジエノゲストは子宮内膜症の術後の再発予防に有用と報告されており[5,6]，患者に挙児希望があるまでは継続が望ましいかもしれません．

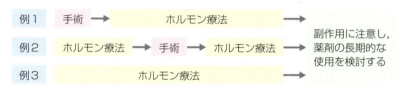

図2-2-3 子宮内膜症患者の治療例

第2部　婦人科疾患・女性医療と薬物療法

◆ GnRH受容体アゴニスト製剤

　GnRH受容体アゴニスト製剤には点鼻剤と皮下注射製剤がありますが，点鼻剤は連日使用するもので，皮下注射製剤は4週間に1回使用するものです．投与経路や使用方法の違いを説明する必要があります．点鼻剤の方が，エストロゲンの抑制は比較的軽度ですが，皮下注射製剤と同様に更年期症候群様の症状は起こります．また，使用開始時のフレアアップについても事前に説明しておく必要があります．子宮筋腫や子宮腺筋症の合併例では大量の性器出血をきたす場合があります．

◆ GnRH受容体アンタゴニスト製剤

　GnRH受容体アンタゴニスト製剤では，GnRH受容体アゴニスト製剤で問題となるフレアアップがなく，すみやかにエストロゲンを抑制できます．レルゴリクスは経口剤であり服薬管理が簡便ですが，連日服用する必要があるうえ，吸収率の観点から食前服用を徹底しなければなりません．治療効果が乏しい場合，食後服用となっていないか確認しましょう．また，2025年現在では後発医薬品が発売されていないため，患者の費用負担が他のホルモン製剤に比較して高くなります．

◆ ジエノゲスト

　ジエノゲスト服用開始後の持続する不正性器出血が原因で，患者がジエノゲストを自己中断する事例があります．不正性器出血は多くの患者でみられますが，服用の継続で改善しうると事前に説明することが重要です．不正性器出血が改善しない場合は，前述のシークエンシャル療法を行う，休薬するなどして対応しましょう．

見逃してはいけない副作用とその対処法

　GnRH受容体アナログ製剤やジエノゲストで不正性器出血や子宮の急速増大をきたした場合，子宮体がんなどの悪性腫瘍を見逃さないようにしましょう．子宮内膜細胞診や組織診，MRI検査が鑑別に有用です．また，卵巣子宮内膜症性嚢胞はまれにがん化することがあるため，嚢胞内部に悪性腫瘍を疑う充実部が出現していないか画像検査で経過観察が必要です．

　うつ病が増悪，出現することがあるため，精神状態の変化にも注意しましょう．

（福井陽介）

文献　1）日本産科婦人科学会ほか 編・監：産婦人科診療ガイドライン婦人科外来編2023，日本産科婦人科学会，2023．
　　　2）日本産科婦人科学会 編：子宮内膜症取扱い規約 第2部診療編 第3版，金原出版，2021．
　　　3）前川 亮：臨床婦人科産科，78（5）：430-436，2024．
　　　4）Barbieri RL：Am J Obstet Gynecol，162（2）：593-595，1990．
　　　5）Vercellini P, et al.：Acta Obstet Gynecol Scand，92（1）：8-16，2013．
　　　6）Ota Y, et al.：J Endometr Pelvic Pain Disord，7（2）：63-67，2015．

排卵誘発薬（不妊症に関する治療薬）

　定義上の「不妊症」は，健康な男女が避妊せずに性交渉を行っているにもかかわらず一定期間妊娠成立しない状態を指します．わが国で何らかの不妊検査や治療を受けたことのあるカップルは4.4組に1組と報告され[1]，治療の需要は年々高まっています．また，不妊症の要因には，排卵因子，卵管因子，男性因子などが考えられますが，とくに排卵因子によるものに対しては薬剤による医療介入が有効です．

　排卵誘発薬は卵胞発育を促進し排卵を誘発することで妊娠の可能性を高めるための薬剤です．これには，主にクロミフェンやレトロゾールといった経口剤，ゴナドトロピンの注射剤，GnRH（性腺刺激ホルモン放出ホルモン）アナログ製剤が含まれます．これらの薬剤は，病態に応じて選択し，リスクを考慮しながら使用されることが重要です．

　ここでは，排卵誘発薬の作用や使用に関する要点を，作用機序，リスク管理，副作用の対処法などに焦点をあてて解説します．

作用・作用機序の違いを比較する

　卵胞は，原始卵胞，一次卵胞，前胞状卵胞，胞状卵胞，グラーフ卵胞の順に発育し，十分に成熟したのちに排卵が生じます．月経周期における卵胞発育や排卵は，視床下部からのGnRH，下垂体からのゴナドトロピン〔卵胞刺激ホルモン（FSH）と黄体形成ホルモン（LH）〕の分泌調節により制御されています（図2-3-1）．

　原始卵胞から前胞状卵胞に至るまでの期間はゴナドトロピンに依存せずに発育し，前胞状卵胞から胞状卵胞までの期間も月経周期におけるゴナドトロピンの濃度変化にはあまり影響を受けずにゆっくり発育します．一方，胞状卵胞は月経直前から排卵までのおよそ20日間の月経周期に伴うゴナドトロピンの増加により発育します．その際，卵巣においてはLHとFSHがそれぞれ莢膜細胞と顆粒膜細胞に作用し，コレステロールからアンドロステンジオン，そしてエストラジオールへと合成が進みます．十分に卵胞が発育してくると血中エストラジオール濃度が上昇し，ポジティブフィードバックが起こり，急激なLH濃度の上昇（LHサージ）が惹起されます．LHサージにより卵子は休止していた減数分裂を再開して成熟し，さらに卵胞の破裂を誘導し排卵に至ります[2]．

　排卵誘発薬は，このような卵胞発育と排卵のプロセスにあわせて，作用機序を理解しながら使用します．

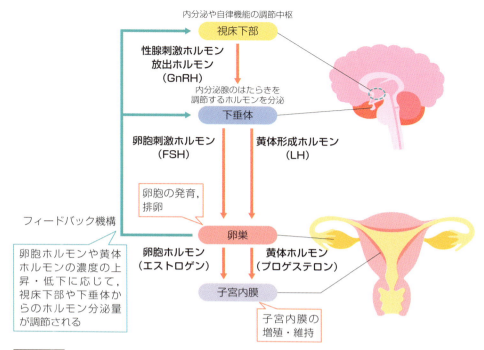

図2-3-1 視床下部-下垂体-卵巣のホルモン制御

◆ クロミフェン

　クロミフェン（クロミッド®錠）は選択的エストロゲン受容体モジュレーター（selective estrogen receptor modulator：SERM）のひとつで，抗エストロゲン作用をもちます．視床下部のエストロゲン受容体に結合し，エストラジオールによるネガティブフィードバックを阻害することで，視床下部からのGnRH分泌，下垂体からのFSH分泌を促進して卵胞発育を促します[3]．クロミフェンの血中半減期は5～7日程度で，服用終了後もしばらく作用します．

◆ レトロゾール

　レトロゾール（フェマーラ®錠，レトロゾール錠）は乳がんの治療薬として開発されたアロマターゼ阻害薬で，2022年4月より排卵誘発薬として保険診療で使用できるようになりました．

　レトロゾールにより卵巣顆粒膜細胞でのエストロゲン合成が抑制されるため，血中エストロゲン濃度は低下します．すると，視床下部へのネガティブフィードバックが解除され，GnRH分泌の促進を介して卵胞発育が促されます．また，卵巣莢膜細胞で合成されたアンドロゲンがアロマターゼによりエストロゲンに変換されるのを阻害するはたらきをもつため，アンドロゲン濃度が上昇し，顆粒膜細胞のFSH受容体発現の増加を促すなど，初期の卵胞発育の一助となっていると考えられています[2]．半減期はクロミフェンよりも短く，45時間程度です．

表2-3-1 代表的な hMG/FSH 製剤

製剤の種類	一般名	販売名	単位（IU）または含量	FSH：LH 含有比
hMG製剤（ヒト下垂体性性腺刺激ホルモン剤）	ヒト下垂体性性腺刺激ホルモン	HMG筋注用「あすか」［あすか製薬］	75単位，150単位	1：0.33
		HMG注「フェリング」［フェリング・ファーマ］	75単位，150単位	1：1
		HMG筋注用「F」［冨士製薬工業］	75単位，150単位	1：0.33
卵胞刺激ホルモン（FSH）製剤	精製下垂体性性腺刺激ホルモン	uFSH注用「あすか」［あすか製薬］	75単位，150単位	1：0.0053
		フォリルモン®P注［冨士製薬工業］	75単位，150単位	1：0.0053
遺伝子組換え型FSH製剤	ホリトロピン アルファ（遺伝子組換え）	ゴナールエフ®皮下注ペン［メルクバイオファーマ］	150IU，300IU，450IU，900IU	1：0
	フォリトロピン ベータ（遺伝子組換え）	フォリスチム®注カートリッジ［オルガノン］	300IU，600IU，900IU	1：0
	ホリトロピン デルタ（遺伝子組換え）	レコベル®皮下注ペン［フェリング・ファーマ］	12μg，36μg，72μg	1：0

hMG：human menopausal gonadotropin，FSH：卵胞刺激ホルモン

（文献4を参考に作成）

◆ ゴナドトロピン

卵胞発育を促すためのゴナドトロピン製剤は，hMG（human menopausal gonadotropin）製剤，uFSH（urinary FSH）製剤，rFSH（recombinant FSH）製剤に分類されます（表2-3-1）[4]．いずれも卵巣に直接作用して卵胞の発育を促進します．

遺伝子組換え型ヒトFSHであるrFSH製剤はゴナドトロピンのなかでもFSH活性のみを有しますが，尿由来であるuFSH製剤の活性はFSH：LH＝1：0.0053で，それを超えるLH活性を有するものがhMG製剤とされています．

また，ヒト絨毛性ゴナドトロピンであるhCG（human chorionic gonadotropin）製剤は排卵前に生体内で生じるLHサージの代わりとして使用（トリガーと称されます）され，投与からおよそ40時間程度で排卵するとされています．従来の尿由来の製剤に加え，遺伝子組換え型hCG製剤（オビドレル®皮下注）も使用されています（表2-3-2）．

◆ GnRHアナログ製剤

GnRHアナログ製剤は，視床下部から分泌されるGnRHに類似した製剤で，GnRHアゴニスト製剤とGnRHアンタゴニスト製剤の2種類が含まれます．

第2部　婦人科疾患・女性医療と薬物療法

表2-3-2 代表的なhCG製剤

製剤の種類	一般名	販売名	単位（IU）または含量
ヒト絨毛性性腺刺激ホルモン製剤	ヒト絨毛性性腺刺激ホルモン	注射用HCG「F」 ［富士製薬工業］	3,000単位，5,000単位，10,000単位
		ゴナトロピン®注用 ［あすか製薬］	5,000単位
		ゴナトロピン®筋注用 ［あすか製薬］	1,000単位，3,000単位
遺伝子組換えヒト絨毛性性腺刺激ホルモン製剤	コリオゴナドトロピン アルファ（遺伝子組換え）	オビドレル®皮下注シリンジ ［メルクバイオファーマ］	250μg

　アゴニスト製剤を投与すると一過性にゴナドトロピンの分泌が促進されてLHサージ様のホルモン動態を引き起こし，トリガーとなって排卵を促します．通常は，点鼻剤（ブセレリン点鼻液）を使用します．なお，持続的に使用すると下垂体の感受性が低下し（ダウンレギュレーションが起こり），ゴナドトロピンの分泌が抑制されます．

　一方，アンタゴニスト製剤〔セトロタイド®注射用，ガニレスト®皮下注，レルミナ®錠（不妊治療では保険適用外）〕はGnRHに拮抗するため，投与後は迅速に下垂体からのゴナドトロピン分泌を抑制します．

病態にあわせて選ぶ・使う

◆ 治療内容による薬剤の選択

　不妊治療は大きく，一般不妊治療と生殖補助医療の2つに分かれます．

一般不妊治療

　一般不妊治療は性交渉のタイミング指導や人工授精を指し，排卵させて体内で受精を成立させる自然妊娠に近い治療法です．排卵誘発薬を使用する場合に複数の卵胞が発育すると多胎妊娠となるリスクが上昇するため，原則として，卵胞発育は単一となるよう薬剤を選択し投与量を調節します．主にクロミフェンなどの経口剤を使用しますが，病態によってはゴナドトロピン製剤を選択することもあります．

生殖補助医療

　生殖補助医療は広義の体外受精とも称され，体外に卵子と精子を採取して受精卵を作成し，子宮内に移植するのが一般的です．多胎妊娠予防は胚移植数の制限で行えるため，採卵周期ではゴナドトロピン製剤などを用いて複数の卵胞を意図的に発育させる治療が広く行われています．

ただし，症例ごとの卵巣予備能や治療方針によっては経口剤と併用，あるいは経口剤を単独で使用することもあります．

◆ 疾患による薬剤の選択

多嚢胞性卵巣症候群（PCOS）

日本産科婦人科学会の生殖・内分泌学会では，①月経周期異常，②多嚢胞卵巣またはAMH（anti-Müllerian hormone；抗ミュラー管ホルモン）高値，③アンドロゲン過剰症またはLH高値の3項目すべてを満たすものを多嚢胞性卵巣症候群（polycystic ovary syndrome：PCOS）[5]としています．排卵因子が不妊症の原因となる症候群であり，わが国ではクロミフェンが第一選択薬とされ，クロミフェンが無効な場合には低用量のゴナドトロピンが選択されてきました[6]が，現在ではレトロゾールが排卵誘発薬として保険収載され広く用いられています．なお，米国生殖医学会（ASRM）や欧州生殖医学会（ESHRE）による国際ガイドラインではレトロゾールが第一選択薬として支持されています[7]．また，PCOS患者で，肥満，耐糖能異常，あるいはインスリン抵抗性を呈する場合にはメトホルミンの併用が排卵誘発に有効な場合があります．

視床下部・下垂体性無月経

下垂体からのゴナドトロピン分泌が難しい症例では，フィードバックによるホルモンの分泌調節を利用する排卵誘発薬であるクロミフェンなどの経口剤の効果は期待できないため，卵巣に直接作用するゴナドトロピン製剤が選択されます．同様に，下垂体を刺激するGnRHアナログによるトリガーの効果も期待できないため，排卵を促す際にはhCG製剤を使用します．

リスク因子を考慮して選ぶ・使う

◆ 多胎妊娠

一般不妊治療では，排卵誘発薬により複数の卵胞が発育した場合，多胎妊娠のリスクが高まります．クロミフェンにより複数卵胞が発育した場合には，比較的リスクの低いレトロゾールに変更します．ゴナドトロピン製剤を使用する場合には低用量漸増法が推奨されます．また，径16 mm以上の卵胞が4個以上発育した場合には治療周期をキャンセルします[6]．

◆ 卵巣過剰刺激症候群（OHSS）

卵巣過剰刺激症候群（ovarian hyperstimulation syndrome：OHSS）は排卵誘発薬により卵巣が腫大し，胸腹水の貯留，血液濃縮をきたし，重篤な場合には血栓症や腎不全などを生じる症候群です．とくに生殖補助医療においてゴナドトロピンを使用する際に発生しやすいため，ハイリスクな症例（表2-3-3）[6]では，ゴナドトロピン投与量を減量する，hMG製剤ではなくFSH製剤を使用する，トリガーにはhCG製剤ではなくGnRHアゴニスト製剤を使用するなどの選択をします．

第2部　婦人科疾患・女性医療と薬物療法

表2-3-3　卵巣過剰刺激症候群（OHSS）のリスク因子

	排卵誘発法決定時	hCG投与時
リスク因子	・若年 ・やせ型 ・多嚢胞性卵巣症候群（PCOS） ・高い卵巣予備能〔AMH（抗ミュラー管ホルモン）>3.4 ng/mL，胞状卵胞数>24 個など〕 ・卵巣過剰刺激症候群（OHSS）の既往	・血中エストラジオール高値（≧3,500 pg/mLなど） ・GnRHアゴニスト製剤を使用した調節卵巣刺激法 ・高用量のゴナドトロピン製剤使用

➡OHSSは排卵誘発薬により引き起こされるため，リスクを評価し，必要に応じて薬剤の用量や種類を変更する

hCG：ヒト絨毛性ゴナドトロピン，GnRH：性腺刺激ホルモン放出ホルモン

（文献6を参考に作成）

リスクが高い症例ではOHSSの重症化を予防する目的で，採卵後にカベルゴリン（カバサール®錠，カベルゴリン錠）やGnRHアンタゴニスト製剤を使用する場合があります[8,9]．

　また，妊娠が成立した場合には絨毛からのhCG分泌により重症化するため，採卵周期での胚移植（新鮮胚移植）は行わず，得られた胚はすべて凍結保存を行います（全胚凍結）．

用量を調節する・切り替える

◆ 卵胞発育を促進する薬剤の用量調整

クロミフェン

　月経3〜5日目から服用します．通常は50 mgを5日間投与から開始しますが，卵胞発育がみられない場合には翌周期から100 mgに増量できます．

レトロゾール

　月経3〜5日目から服用します．通常は2.5 mgを5日間投与から開始しますが，卵胞発育がみられない場合には翌周期から5 mgに増量できます．

ゴナドトロピン

　一般不妊治療におけるゴナドトロピンの使用には低用量漸増法が推奨されます．ここでは使用例を示します．

　まず，連日50〜75単位から投与開始し，1週間程度が経過した時点で卵胞発育を確認します．卵胞径が10 mm未満で反応性が低いと判断した場合は25単位程度を増量し，再度1週間ほど経過したのちに確認します．卵胞径が10 mmに達したら投与量を固定し，1日2 mm程度の速度で発育するものとして18 mm程度まで発育させ，hCG製剤などのトリガーを投与して排卵させま

表2-3-4 ゴナドトロピンを用いた調節卵巣刺激法

分 類	方 法
ロング法	採卵の前周期からGnRHアゴニスト製剤を継続使用することでLHサージを抑制する
ショート法	採卵周期の刺激開始時からGnRHアゴニスト製剤を開始して継続使用し，初期はゴナドトロピンを分泌し，後半は抑制効果となる
アンタゴニスト法	卵胞径が14〜16mm程度に到達した時点，あるいは刺激の6日目からGnRHアンタゴニスト製剤を開始してLHサージを抑制する
PPOS法	刺激開始時から，あるいはアンタゴニスト法と同様のタイミングから黄体ホルモン製剤を服用することでLHサージを抑制する

GnRH：性腺刺激ホルモン放出ホルモン，LH：黄体形成ホルモン，PPOS：progestin-primed ovarian stimulation

す．ゴナドトロピンの投与量は症例ごとに適宜調節します．卵胞発育状況によっては多胎妊娠予防のために治療周期をキャンセルすることもあります．

◆ 生殖補助医療における調節卵巣刺激法の選択

　生殖補助医療においてゴナドトロピン製剤を使用し複数卵胞を意図的に発育させる場合には，早期のLHサージを抑制するための薬剤を使用します．ゴナドトロピンを用いた調節卵巣刺激法にはいくつか方法がありますが（表2-3-4），OHSSのリスクが高い症例ではアンタゴニスト法やPPOS（progestin-primed ovarian stimulation）法が推奨されます[8]．PPOS法では黄体ホルモン製剤として，経口剤であるメドロキシプロゲステロン（ヒスロン®錠）やジドロゲステロン（デュファストン®錠）が用いられます．

　また，生殖補助医療におけるゴナドトロピン製剤の投与量は一般不妊治療に用いる際よりも高用量（150〜300単位など）となり，適宜調節しながら投与するのが一般的です．ただし，rFSH製剤であるホリトロピン デルタ（レコベル®皮下注）はAMH値と患者の体重による専用のスケールに従って投与量を決定します[10]．

◆ 生殖補助医療におけるトリガー薬剤の選択

　生殖補助医療では，調節卵巣刺激によって十分に卵胞を発育させたのち，卵子を成熟させるためのトリガーとして薬剤を使用します．トリガーは採卵の34〜38時間程度前に使用するとする報告が多いですが，実際は治療方針によります．薬剤はhCG製剤5,000〜10,000単位や遺伝子組換え型hCG製剤，あるいはGnRHアゴニスト点鼻剤を使用することが一般的ですが，hCG製剤と点鼻剤を併用しデュアルトリガーとすることもあります．

アドヒアランスを阻害する要因を取り除く

◆ 薬剤の投与経路

　ゴナドトロピンの注射は連日行うことが多いため，自己注射の方法を指導することが重要です．ペン型のrFSH製剤（ゴナールエフ®皮下注ペン，レコベル®皮下注ペン，フォリスチム®注カートリッジ）は針が細く短いため痛みが少なく，投与量の調節も容易なため安全性の高い方法として広く使用されています．

　そのほか，プレフィルドシリンジ製剤として，遺伝子組換え型hCG製剤（オビドレル®皮下注シリンジ）やGnRHアンタゴニスト製剤（ガニレスト®皮下注シリンジ）も自己注射製剤となっており，患者の通院回数減少に有効です．なお，より慎重な自己注射指導が必要とはなりますが，hMG製剤やGnRHアンタゴニスト製剤（セトロタイド®注射用）といったバイアル製剤も使用可能です．

　一方で，自己注射に強い抵抗感をもつ患者もいるため，負担の少ない経口剤や点鼻剤と組み合わせて症例ごとに治療計画を立てる必要があります．

◆ 患者の社会的・心理的サポート

　不妊症の患者の多くは，仕事で多忙な30～40代の女性が占めます．不妊治療は他の疾患に比べて通院回数が多く，また，時間の指定された薬剤を職場などで使用することに抵抗感をもつ患者も少なくないため，治療における不安やストレスは大きいと考えられます．治療の目的や副作用について十分な説明を行い，患者の疑問や不安に応じて医療チームがサポートを提供することが，治療継続において重要です．

見逃してはいけない副作用とその対処法

◆ 薬剤の副作用やアレルギー

　頻度の高い副作用として頭痛があげられます．また，クロミフェンも同様ですが，頻度は低いものの注意すべき副作用は霧視などの視覚障害で，ただちに服用を中止しなくてはなりません．

　加えて，不妊治療では複数の薬剤を組み合わせて用いるため，アレルギー反応が出た場合には症状や投与タイミングなどの詳細な状況の聴取が重要です．

◆ 薬剤の乳汁中への移行

　第2子以降を希望し来院した場合，授乳中である場合があります．一般的には授乳を終了してから不妊治療を実施することが推奨されます．

◆ 多胎妊娠

多胎妊娠の場合，妊娠経過中には切迫早産，妊娠高血圧症候群，妊娠糖尿病のリスクが，分娩時には大量出血などのリスクがあります．高次施設での周産期管理が必要となります．

◆ 卵巣過剰刺激症候群（OHSS）

前述のとおり薬剤による予防を行いつつ，患者本人には採卵後はよく水分摂取をしてもらうほか，卵巣茎捻転を起こさないように激しい運動を避けてもらいます．重症例では入院加療が必要なため，自覚症状の強い場合には高次施設と連携した対応を急ぎます．

頻度はまれですが，クロミフェンなどの経口剤でもOHSSをきたすことはあるため，注意が必要です．

（小川達之）

文献
1) 厚生労働省：不妊治療と仕事との両立サポートハンドブック（令和5年度不妊治療を受けやすい休暇制度等環境整備事業），2023．Available at：https://www.mhlw.go.jp/content/11909000/001073887.pdf（閲覧日2024年12月）
2) 日本生殖医学会 編・監：生殖医療の必修知識2023，日本生殖医学会，2023．
3) Kousta E, et al.：Hum Reprod Update, 3(4)：359-365, 1997．
4) 日本生殖医学会：Q9．排卵誘発薬にはどんな種類がありますか?，n.d. Webpage URL：http://www.jsrm.or.jp/public/funinsho_qa09.html（閲覧日：2024年12月）
5) 日本産科婦人科学会生殖・内分泌委員会 本邦における多嚢胞性卵巣症候群の診断基準の検証に関する小委員会：多嚢胞性卵巣症候群に関する全国症例調査の結果と本法における新しい診断基準（2024）について，日本産科婦人科学会，2023．Available at：https://www.jsog.or.jp/news/pdf/PCOS1_20231204.pdf（閲覧日2024年12月）
6) 日本産科婦人科学会ほか 編・監：産婦人科診療ガイドライン婦人科外来編2023，日本産科婦人科学会，2023．
7) Teede HJ, et al.：Fertil Steril, 120(4)：767-793, 2023．
8) 日本生殖医学会 編・監：生殖医療ガイドライン，日本生殖医学会，2021．
9) Practice Committee of American Society for Reproductive Medicine：Fertil Steril, 121(2)：230-245, 2024．
10) フェリング・ファーマ株式会社：レコベル®皮下注12μg, 36μg, 72μgペン医薬品インタビューフォーム，2023年11月改訂（第5版）．

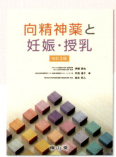

精神疾患を有する女性患者の妊娠・授乳を強力サポート！

向精神薬と妊娠・授乳 改訂3版

編集
伊藤 真也　トロント小児病院小児科 臨床薬理／トロント大学医学部小児科 教授
村島 温子　国立成育医療研究センター妊娠と薬情報センター センター長
鈴木 利人　順天堂大学医学部附属順天堂越谷病院 院長

■ B5判　254頁　　■ 定価 3,960円（本体3,600円＋税10%）
■ ISBN 978-4-525-38233-9　　■ 2023年4月発行

詳しくはWebで

9784525382339

南山堂　〒113-0034 東京都文京区湯島4-1-11
TEL 03-5689-7855　FAX 03-5689-7857（営業）
URL　https://www.nanzando.com
E-mail　eigyo_bu@nanzando.com

女性ホルモン製剤
（更年期障害に関する治療薬）

　更年期障害の治療法には，薬物療法と非薬物療法があります．このうち，薬物療法としてエビデンスレベルが最も高いものは，ホルモン補充療法（hormone replacement therapy：HRT）です．更年期障害でみられる血管運動症状や心理的症状，性的症状，身体症状には，HRTの有効性が示されています．ここでは，このHRTについて解説していきます．

　ポイントは次のとおりです．

- 更年期の症状に対しての治療であること（予防目的には処方できない）
- 更年期治療に最も重要なホルモン製剤はエストロゲン製剤
- 子宮体がんの予防としてプロゲスチン製剤の併用が必要
- 子宮の有無（子宮摘出手術の有無）で治療内容が変わる

　そもそも，更年期とはいつのことを指すのでしょうか．日本人女性の閉経の平均年齢は50.5歳といわれています．実は，それぞれの閉経年齢の前後5年ずつ，トータル10年が更年期とされており，平均的には45～55歳ごろに閉経を迎えることとなります．

　皆さんが思い浮かべる更年期障害の症状はどのようなものがありますか？代表的な症状にはホットフラッシュ（hot flush）や寝汗があります．しかし，実は更年期障害の症状は200種類以上ともいわれています（表2-4-1）．日本人女性に多いのは，頭痛，肩こり，倦怠感といった身体症状で，多くの場合は複数の症状が入れ替わり立ち替わり，あるいは同時に現れます[1]．大多数の女性がこういった症状を経験しますが，症状が重篤化して日常生活に支障が出るようになったら治療的な介入が必要です．そのため，薬剤師の皆さんが処方箋を持参した患者さんとお話しする際には，日常生活に支障を生じているような更年期症状がある方がいらしているということとなります．更年期の症状の確認には，日本産科婦人科学会の生殖・内分泌委員会が全国アンケート調査を経て

表2-4-1　更年期障害の主な症状

血管運動症状	心理的症状	身体症状	性的症状
・寝汗 ・ホットフラッシュ ・発汗 ・冷や汗 ・暑さ/寒さの感覚異常 ・睡眠困難　など	・抑うつ ・不安 ・イライラ ・興奮しやすい ・集中困難 ・気分の揺れ　など	・肩こり ・疲労感 ・頭痛 ・めまい ・腰痛 ・胃腸の不快感　など	・性への興味消失 ・性交疼痛 ・腟の渇き　など

表2-4-2	日本人女性の更年期症状評価表で取り上げられた症状

- 顔や上半身がほてる（熱くなる）
- 汗をかきやすい
- 夜なかなか寝つけない
- 夜眠っても目をさましやすい
- 興奮しやすく，イライラすることが多い
- いつも不安感がある
- ささいなことが気になる
- くよくよし，ゆううつなことが多い
- 無気力で，疲れやすい
- 目が疲れる
- ものごとが覚えにくかったり，物忘れが多い
- めまいがある
- 胸がどきどきする
- 胸がしめつけられる
- 頭が重かったり，よく頭痛がする
- 肩や首がこる
- 背中や腰が痛む
- 手足の節々（関節）の痛みがある
- 腰や手足が冷える
- 手足（指）がしびれる
- 最近，音に敏感である

（文献1を参考に作成）

作成した評価表の項目が有用です（表2-4-2）[1]．

　また，更年期障害の治療には，前述のHRTのほかに，漢方療法，向精神薬，カウンセリング心理療法が用いられます（表2-4-3）[2]．近年，更年期障害に対しての認知行動療法の有効性も示されてきており，今後は非薬物療法として，カウンセリング療法や認知行動療法などが広く導入されていくことが期待されています．

作用・作用機序の違いを比較する

　HRTの最も大切なポイントは，ここで言う「ホルモン」とは「女性ホルモンであるエストロゲン」を意味している点です．つまり，HRTは「エストロゲン」を補充する方法といえます．

　そもそも女性ホルモンには，エストロゲン（卵胞ホルモン）とプロゲステロン（黄体ホルモン）の2種類が存在します．2つの女性ホルモンは1周期の間に分泌量が上下します（詳しくはp.194を参照してください）．この2つのホルモンのうち，エストロゲンが年齢とともに分泌されなくなるために，さまざまな症状が出現するのが更年期症状の機序です．

　とはいえ，ある日突然，急激に低下するわけではなく，月ごとに増えたり減ったりしながらベースは徐々に低下します．この変化への心身の適応がうまくいかないと更年期の症状が出現することとなります．

　ホルモン補充療法で覚えておくべき原則は「子宮のある女性にはエストロゲン＋プロゲステロン

第2部　婦人科疾患・女性医療と薬物療法

表2-4-3　代表的な更年期障害の治療方法

治療法の分類	長　所	短　所
ホルモン補充療法（HRT）	・一般的に有効性が高い ・血管運動症状にとくに効果がある ・他の代謝性疾患（骨粗鬆症，脂質異常症など）にも効果がある	・副作用の問題 　1）乳がん，子宮体がん，卵巣がんのリスクと一部で関連が示唆される 　2）血栓症，脳卒中 　3）出血 　4）肝機能障害，凝固能異常 　5）マイナートラブル（乳房痛，嘔気など）
漢方療法	・よく知られているため抵抗感が少ない ・副作用が少ない ・種類が豊富である ・複数の生薬を含むため，1剤で幅広い対応が可能	・証の問題：どの漢方方剤を選択するのか？ ・薬の効果の切れ味が悪い：8〜12週間の服用が必要 ・飲みにくい
向精神薬（SSRI）	・心理的背景をもつもののみならず，一般的に有効性が高い ・軽度の精神症状にとくに効果がある ・比較的安全	・副作用の問題：消化器症状 ・効果発現までに時間がかかる ・薬物相互作用に注意が必要 ・服薬への心理的抵抗感
カウンセリング心理療法	・心理的背景をもつものに効果が高い ・精神症状，身体症状に効果がある ・安全	・治療へのモチベーション維持が難しい ・治療への心理的な抵抗がある ・専門的知識と経験が必要 ・治療時間とスペース，スタッフの確保が必要

（文献2を参考に作成）

表2-4-4　ホルモン補充療法（HRT）の原則

子宮の有無	補充薬剤
有	エストロゲン＋プロゲスチン
無	エストロゲンのみ

製剤を使用」「子宮摘出後の女性にはエストロゲン製剤のみを使用」の2つです（表2-4-4）．したがって，処方に関する確認事項としては，適切な剤形・用法のエストロゲン（後ほど説明します）と必要時にはプロゲステロンが処方されているかとともに，既往歴の確認と副作用の簡潔な説明が求められます．

子宮のある女性の場合

　子宮のある女性には，エストロゲン＋プロゲステロン製剤（プロゲスチン）を使用します．エストロゲンのみを長期間投与していると子宮体がんのリスクが上がるため，プロゲステロン製剤（プロゲスチン）の併用が必要になります．

　なお，治療的診断のために，治療開始時1〜3ヵ月のみエストロゲン製剤だけが処方される場

合もあります．また，周期的に月経がある人の場合，エストロゲン製剤のみ処方することもあります（3ヵ月以上の無月経がある場合はプロゲステロン製剤の併用が必要です）．

子宮摘出後の女性の場合

子宮摘出後の女性では，子宮体がんのリスクはないためエストロゲン製剤のみを投与します．

病態にあわせて選ぶ・使う

HRTを実施する際の選択肢は剤形に特徴がありますので，基本的には剤形で選択していきます（表2-4-5）．エストロゲン製剤では，「塗る：塗布型の製剤」「貼る：貼付型の製剤」「飲む：錠剤」という3つのタイプから選択が可能です．一方，プロゲステロン製剤では，天然型黄体ホルモン製剤（プロゲステロン）と合成黄体ホルモン製剤（プロゲスチン）という主成分にまつわる分類と，「貼る：貼付型の製剤」「飲む：錠剤」「子宮内留置」という3つのタイプから選択できます．

子宮のある女性の場合

子宮がある女性では，エストロゲン製剤（表2-4-5の上段①）と，プロゲスチン製剤（表2-4-5の中段②）を1つずつ選択し併用する方法がとれます．または，EP製剤（エストロゲンとプロゲスチンの合剤；表2-4-5の下段③）であるメノエイドコンビ®パッチの使用も可能です．ただ，EP製剤では使用開始後に不正性器出血が持続するおそれがあるため，事前に不正性器出血の可能性を伝えておくとよいでしょう．

子宮摘出後の女性の場合

子宮摘出後であれば子宮体がんのリスクを考慮した黄体ホルモン補充を行う必要がないため，エストロゲン製剤（表2-4-5の上段①）のなかから1製剤を選択するかたちになります．

表2-4-5 **ホルモン補充療法（HRT）の剤形の違い**

	塗る	貼る	飲む	子宮内留置
①エストロゲン	ル・エストロジェル®，ディビゲル®	エストラーナ®テープ	ジュリナ®錠	―
②プロゲスチン	―	―	エフメノ®カプセル，デュファストン®錠	ミレーナ®*1
③エストロゲン＋プロゲスチン	―	メノエイドコンビ®パッチ	ウェールナラ®配合錠*2	―

*1 ミレーナ®には更年期障害に対する添付文書上の適応および保険適用はない
*2 ウェールナラ®は更年期障害ではなく閉経後骨粗鬆症に保険適用

第2部　婦人科疾患・女性医療と薬物療法

リスク因子を考慮して選ぶ

　HRTは更年期障害に対してとても有用な方法ですが，残念ながらすべての方に処方できるわけではありません．エストロゲンにより悪化するがんや血栓症などのリスクがある場合には，HRTの処方ができません（**表2-4-6**）[3]．そのため，HRTの開始前には必ず問診票での確認を行うことが見逃しを防ぐためにも有用です．

　本項目ではHRTを中心に解説していますが，更年期障害の治療方法は他にも漢方療法やSSRI（選択的セロトニン再取り込み阻害薬），運動療法，サプリメント（エクエルなど）といった選択肢があります．HRTが使えなければ治療ができないというわけではなく，他にも方法があることを知っておきましょう．

◆ HRTによる不利益を避けるための検査

　HRT投与前に必ず行っておいた方がよい検査には，①血液検査：血算，生化学検査（肝機能，脂質，血糖），②血圧検査，③婦人科検査：内診，経腟超音波検査，子宮頸部細胞診，子宮内膜細胞診，④乳がん検診（マンモグラフィーまたは超音波診断法）があります．また，必要に応じて，⑤骨量検査，⑥甲状腺機能検査（TSH，fT_3，fT_4），⑦心電図検査も行わなければな

表2-4-6　**ホルモン補充療法（HRT）の禁忌**

分　類	禁　忌
喫　煙	—
高血症	—
妊　娠	・妊娠が疑われる場合
手　術	—
片頭痛	— （ただし片頭痛の再発の可能性があるため注意を要する）
腫　瘍	・乳がん（現在および既往） ・現在の子宮内膜がん，低悪性度子宮内膜間質肉腫
血栓症	・急性血栓性静脈炎，静脈血栓症（現在および既往）
心疾患	・心筋梗塞，冠動脈に動脈性硬化性病変の既往
頭部疾患	・脳卒中の既往
肝疾患	・重度の活動性肝疾患
出　血	・原因不明の不正性器出血

（文献3を参考に作成）

りません．

　意外かもしれませんが，血中E$_2$（エストロゲン）値やFSH（卵胞刺激ホルモン）値は必ずしも検査しなければいけない項目には入っていません．これらはあくまでも子宮摘出後の卵巣機能や状態を調べる目的で行われます．一般的には，FSH値40 mIU/mL以上かつ血中E$_2$値20 pg/mL以下で閉経と判断します．

用量を調節する・切り替える

　HRTはよくオーダーメイド医療とよばれます．そのゆえんは，この用量調節，投与方法の自由度にあります．一般的にHRTではエストロゲン製剤を少量で開始しますが，その投与経路（経皮的投与法なのか，経口投与なのか）の選択や，女性ホルモンを少量で開始したのちの増減は，患者ごとの反応性や症状にあわせて変更が可能です．

　よって，薬剤の選択にあたっては，投与形態（周期的投与か連続投与か），エストロゲン（EE）の投与経路，プロゲスチンの種類の3点のポイントを押さえることが重要です．

◆ 投与形態

　HRTの投与方法は大きく分けると，①周期的投与法，②持続的投与法の2つです．この2つの大きな違いは，黄体ホルモンの使い方の差に基づきます（図2-4-1）．

　子宮がある女性の場合には，周期的投与法から開始し，周期的な出血が減ってきたら持続的投与法に変更するとうまく切り替わります．ただ，周期的投与法を持続するのが悪いわけではありません．このあたりは患者の希望を聞き，寄り添ったかたちで治療を行いましょう．

　子宮摘出術後の方には，エストロゲン製剤のみを処方し，プロゲスチンの補充は不要です．

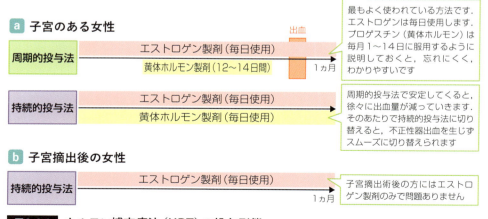

図2-4-1 ホルモン補充療法（HRT）の投与形態

第2部　婦人科疾患・女性医療と薬物療法

◆ エストロゲンとプロゲスチン製剤の選択

　わかりやすくするために使用する製剤を簡略化した（製剤数を最小にした）用例をあげると次のようなパターンに分けられます．

- 更年期症状＋塗布で治療：ル・エストロジェル®（E）＋エフメノ®カプセル（P）
- 更年期症状＋服用で治療：ジュリナ®錠（E）＋エフメノ®カプセル（P）
- 更年期症状＋貼付で治療：メノエイドコンビ®パッチ
- 更年期症状＋骨粗鬆症治療：ウェールナラ®配合錠

更年期症状＋塗布で治療：ル・エストロジェル®＋エフメノ®カプセル

　HRTのなかで最も広く使われているのがこちらの方法です．HRTの目的はエストロゲンを補充することです．

1) まずは目的を達成するために，エストロゲン製剤であるル・エストロジェル®を上腕に1日1プッシュから開始します
2) 症状が強い，あるいは1プッシュで症状は改善したものの，もう少し症状を抑えたい方は2プッシュに増量します
3) 1～2ヵ月経過をみて更年期症状が抑えられているようであれば（診断的治療），プロゲスチンであるエフメノ®カプセル（天然型プロゲステロン製剤）を併用します

　残念ながらHRTで使用するプロゲスチン製剤は経口剤が主体のため，毎月14日間服用を継続してもらうこととなります．このとき，処方箋コメントに服用日程の指示がない場合には，患者に医師からの指示があったかどうか確認しましょう．そのうえで，もし指示がないようであれば，少しでも飲み忘れを防ぐために「毎月1日から14日まで」と服用日を処方コメントに書いておくとわかりやすいです．また，エフメノ®カプセル服用終了日ないしは終了後数日で月経様の出血が起こることもあらかじめ伝えておくとよいですね．

　また，HRTのなかでは経皮的吸収する薬剤に，脂質異常症を改善する効果が認められています．健康診断で脂質異常症を指摘されている患者で更年期障害が疑われた場合には，経皮的吸収の薬剤がおすすめなことは知っておくとよいでしょう．

更年期症状＋服用で治療：ジュリナ®錠＋エフメノ®カプセル

　もともと長年にわたり低用量ピルを服用していた方など，定期的な服用でのコントロールをしたい方にはエストロゲンとしてジュリナ®錠を処方します．方法は塗布と同様で，最初にジュリナ®のみを1ヵ月程度服用してもらいます．併用するプロゲスチンとして，エフメノ®カプセルを服用する必要があるわけですが，処方箋にとくに記載がない場合には「毎月1～14日に服用でよいか」と処方医に確認しましょう．

更年期症状＋貼付で治療：メノエイドコンビ®パッチ

薬剤名にあるとおり「コンビ」であり，エストロゲンとプロゲスチンが1枚のシールに配合されています．週に2回（月曜と木曜，火曜と金曜など）の貼り替え日を設定し，下腹部に貼ってもらいます．子宮のある女性では子宮体がん予防もできて，週に2回のシールを交換するだけなので，取り扱いは楽です．ただ，最初からエストロゲンとプロゲスチンの持続的併用投与を行うと，高い確率で不正性器出血につながります．また，同じ部分に貼り続けていると，基剤に対してアレルギー反応を起こし，貼付部にかゆみや皮膚炎を起こすこともあります．貼付部位は下腹部のなかでも毎回変えるように指導し，かゆみが出るなどの場合には早めに教えてもらうよう患者に伝えておきましょう．

更年期症状＋骨粗鬆症治療：ウェールナラ®配合錠

骨粗鬆症とは骨量が減って骨が弱くなる病気です．65歳以上の女性に多く生じますが，近年では若いころにダイエットし過ぎた結果，無月経となり，若くして骨粗鬆症となる女性も増えています．基本的にはどのエストロゲンの補充でも骨密度が上がることが証明されています．

更年期症状が認められ，なおかつ骨粗鬆症の場合には，骨粗鬆症治療薬でありエストロゲンとプロゲスチンの合剤であるウェールナラ®配合錠が選択されることもあります．

アドヒアランスを阻害する要因を取り除く

通常ならば，薬剤の使用において，アドヒアランスを保つことは非常に重要ですが，更年期障害に対する薬剤は他の薬剤とは少々異なります．抗菌薬や降圧薬といった薬剤は，状態を改善させるために必要な期間にわたって，あるいは状態をコントロールできるまで服薬を継続していく必要があります．一方，更年期障害に関する薬剤の多くは，症状緩和が目的の薬剤です．つまり「本人にとって症状が気にならないのであれば，中断しても問題ない」薬剤となります．そのため，患者本人が治療により症状が改善していると実感している場合には，本人主導で使用が継続される場合がほとんどです．

むしろ，HRTの場合には，低用量ピルと同様，導入の際に患者から忌避されることがあります．その際には，HRTの適応があっても「無理に導入を推し進めない」ことが非常に有用です．本人が希望しない場合には，漢方療法やサプリメントなどを紹介し，それでも効果が不十分であれば，関係性が築けた段階で改めてHRTを提案するようにするとスムーズです．

また，HRTの正式名称が「ホルモン補充療法」のため，「大量のホルモンを投与するのではないか」という不安感が背景にある方もいらっしゃいます．その際には，実際の身体のホルモンレベルよりもやや低いレベルになるような「ごく少量を投与する」という情報や，「経皮的な投与方法でエストロゲンを補充することで，コレステロール値の低下が見込まれる」といったメリットを伝えるのも有用です．

第2部　婦人科疾患・女性医療と薬物療法

　なお，更年期症状は更年期に出現する症状であり，一生にわたって続くわけではもちろんあり
ません．しかし，HRTに対して若返り効果を期待している方のなかには，適応がなくなっても漫然
と治療継続を希望する方もいらっしゃいます．開始時には，更年期には終わりが来ること，60歳
以降でHRTを行うと乳がんリスクが上昇するデータもあることから，終了時期をやんわりと示して
おくとよいでしょう．

◆ 治療継続に影響する副作用に対しての対応

　その他の副作用については後述しますが，薬物療法の継続に影響する副作用に関しては，大
きく分けると2種類あります．よくみられるが徐々に落ち着いてくるものと，まれではあるが命に関わ
るものです．

よくみられるが徐々に落ち着いてくるもの

　不正性器出血などがこれにあたります．開始後，徐々に落ち着いてくる方が多いですが，あま
りに症状がキツく日常生活にも支障が出るようであれば服用をいったん中止し，別の種類に変更す
るようにしましょう．

　不正性器出血や頭痛に関しては，服用開始時には，視床下部から分泌される卵胞刺激ホルモ
ン（FSH）量が減っていないことが原因となっています．内因性のエストロゲンとプロゲステロン，
薬剤からのエストロゲンとプロゲスチンが両方とも作用するため，破綻出血が起こり不正性器出血
となったり，ホルモンの変化に伴う前兆を伴わない頭痛につながったりします．症状が持続する場
合には別の投与法や薬剤への変更を検討してください．

　副作用に関しては剤形・投与法の変更などでの対応も可能であるため，「1種類目の薬剤で体
質に合わなくても驚かないでくださいね．他にも種類はありますからね」と一声かけておくと安心に
つながります．

まれではあるが命に関わるもの

　重篤な副作用といえば，低用量ピルと同様に血栓塞栓症です[4]．血栓塞栓症のなかで有名な
ものに下肢深部静脈血栓症（DVT）があります．そのほか，肺血栓塞栓症や脳静脈洞塞栓症な
ど，血栓症は起こる部位によって症状が異なるため，基本的には処方時に説明されている場合が
ほとんどです（表2-4-7）．

見逃してはいけない副作用とその対処法

◆ 乳がん・婦人科がん

　HRTを開始するときに患者から相談される質問のひとつに，乳がん，卵巣がん，ならびに子宮
体がんのリスクがあげられます．そもそも悪性腫瘍の好発年齢でもあり，開始前，継続中，終了

表2-4-7 血栓症を疑う「ACHES」

徴候	疑われる血栓症
A：abdominal pain（激しい腹痛）	下大静脈・腸間膜静脈の血栓
C：chest pain（胸痛）	肺塞栓
H：headache（激しい頭痛）	脳静脈洞血栓
E：eye/speech problem（視野異常，舌がもつれる）	網膜中心動脈閉塞，脳梗塞
S：severe leg pain（下肢の痛み）	下肢深部静脈血栓

後，どのタイミングでも最も気をつけておきたいことのため，乳がん検診，婦人科検診を定期的に受けることは重要です．

　HRTによる治療中は，症状の問診を引き続き行い，効果が確認できていることを確認します．また，投与前に行っていた検査を少なくとも1年に1回は行うようにしましょう．加えて，開始時の時点で，投与終了後5年までは，1年に1回の婦人科がん検診と乳がん検診を受けるように説明しておくと齟齬が起こりにくくなります．

乳がんのリスク

　閉経後5年以上経過してからのHRTの開始，あるいは60歳以上でのHRTは，乳がんのリスク因子とされています．ただし，HRTガイドライン[3]にもあるとおり，HRTが必ずしも乳がんのリスクを上げているわけではないことは理解しておく必要があります．

卵巣がんのリスク

　卵巣がんについては，HRTの期間が長いほどリスクが上昇することと，5年以上のHRTでリスクが上昇することが知られています．

子宮体がんのリスク

　プロゲステロンを正しく併用していれば，HRTを行っていない人と同等かそれ以下に子宮体がんリスクは下がります．

◆ 静脈血栓塞栓症（VTE）

　経口HRTは静脈血栓塞栓症（VTE）のリスクを2〜3倍上昇させ，とくに投与初年度のリスクが高いことが知られています．また，VTE既往者に対してHRTを行うと，VTEの再発リスクが高められます．なお，経皮吸収エストロゲン製剤ではVTEリスクが上昇しない可能性が示唆されています．

◆ その他の副作用

意外と知られていないのが，貼付剤の使用に伴う肌荒れです．エストラーナ®テープにしても，メノエイドコンビ®パッチにしても，腹部に貼付する製剤です．一応，腹部のほか，背部や臀部に貼付しても問題ないことになっていますが，腹部に対する皮膚刺激が最も低いというデータが出ています．ただ，人によっては赤くなって瘙痒が生じる場合もあるため，毎回同じ場所に貼付するのは避けて，部位を変えながら貼付するように指導しましょう．

おわりに

更年期障害は，症状が多様でしかも複合することも多く，多くの女性のQOLを下げる要因のひとつです．ただ，近年は「更年期障害」という言葉が社会に認知されてきた結果，ゴミ箱診断のように何でも「更年期だから…」と片づけられてしまうこともあります．

更年期障害は多くの女性に起こりうるとともに，個人個人で出現する症状が多岐にわたるだけでなく，複合的です．また，症状が出現する背景には，引っ越しや離別，育児に介護など，心理社会的な要因からのストレスによる影響がある可能性も高いと指摘されています．処方時に対応するときには，患者さんに対し，少しでも不安を和らげられるお声がけをしていただけると助かります．

（小野陽子）

文献　1）生殖・内分泌委員会：日本産科婦人科学会雑誌，53（5）：883-888，2001.
　　　2）日本女性医学学会 編：女性医学ガイドブック更年期医療編 2019 年度版，第 2 版，金原出版，2019.
　　　3）日本産科婦人科学会/日本女性医学学会 編・監：ホルモン補充療法ガイドライン2017 年度版，日本産科婦人科学会，2017.
　　　4）日本産科婦人科学会/日本女性医学学会 編・監：OC・LEPガイドライン2020 年度版，日本産科婦人科学会/日本女性医学学会，2021.

腟炎・性器感染症に用いられる
抗真菌薬・抗菌薬など

　クラミジアや淋菌による感染症，および梅毒は，病原菌をゼロにするまでの治療が必要です．「治ったように感じた」ところで治療をやめると，残った病原体が大きなトラブルを引き起こします．また，何度でも感染するため，1回感染したらその後は感染対策を行わなくても大丈夫なわけではないことも重要です．一方，性器ヘルペス，カンジダ腟炎，細菌性腟症は病原体を完全に排除はできないため，自覚症状がなくなれば治療完了となります．よって，体調などの影響によって再発の可能性があります．

　感染経路は，簡単にはわからない場合が多いです．パートナーとの関係に破局的な影響を及ぼすことがあるため，感染経路の判断は慎重にしましょう．

それぞれの疾患を比較する

　まずは症状を中心に，各疾患を比較していきましょう（表2-5-1）．

◆ クラミジア感染症

　クラミジア感染症は，性感染症のなかで最も多い病気です．不妊の原因になるため早期の治療が必要ですが，女性だと8割，男性だと5割に自覚症状がないとされています．よって，多くの人が感染していることを知らず，感染を拡大させているのが現状です．

表2-5-1　各疾患の比較

	クラミジア感染症，淋菌感染症	カンジダ腟炎	細菌性腟症	梅　毒	性器ヘルペス
症　状	無症状，または，かゆみ・腹痛	ヒリヒリ感，かゆみ，発赤，排尿痛	帯下増加，異臭，かゆみ	無症状，または，無痛性潰瘍，皮疹，リンパ節腫大	有痛性潰瘍，外陰部痛，排尿時痛，発熱
帯下（おりもの）の性状	量の増加	酒粕様	水様性，悪臭	―	―
リスク因子	性行為	抗菌薬の使用，糖尿病	性行為，腟洗浄	性行為	性行為
診断方法	抗原検査	臨床症状，帯下培養検査，顕微鏡検査	臨床症状，帯下培養検査	血液検査	臨床症状，抗原検査

粘膜の接触で感染するため，感染確率を減らすためにはコンドームの使用が大切ですが，口（咽頭）の粘膜などからの感染もあるため，コンドームのみでは完全に感染を防ぐことはできません．したがって，パートナーが変わるときなどには，無症状でも自費で検査してもよいかもしれません．

　治療において大事なことは，性的パートナーも同時に治療する必要があることです．相手が男性なら泌尿器科の受診を勧めましょう．しかし，無症状であるために受診を先延ばしにされることがよくあります．このような場合には，再感染を防ぐため，本人への処方と同時にパートナーへの治療薬を自費で処方することもあります．

　また，どちらが先に感染したのかについてよく聞かれますが，クラミジアは無症候性の感染も多いため，どちらが先に感染したのかを調べる方法はありません．お互いの過去のパートナーを含めた誰かからもらった，というのが現実です．大事なことは，現在感染していて治療が必要なことです．それを強調しましょう．なお，保険診療では，咽頭と子宮頸部の検査を同時に行うことはできません．

◆ 淋菌感染症（淋病）

　淋菌感染症も無症状である場合が多い性感染症で，治療薬以外の対応はクラミジア感染症と同様です．クラミジア感染症よりは症状が出やすいとはいえ，女性は無症状であることが多く，男性でも症状が出るのは一部です．直腸や咽頭での感染の場合はほぼ無症状です．しかし，治療せずにいると不妊や腹痛の原因になります．

　クラミジア感染症と同じく淋菌も何度も感染するため，パートナーも同時に治療しないと完治しません．

◆ カンジダ腟炎

　カンジダ腟炎は，カンジダという真菌（カビ）によって腟や外陰部のかゆみ，痛み，ヒリヒリ感などが起こる病気です．ひどくなると，外陰部の発赤，腫脹，表皮剥離などが起こります．一方で，カンジダ自体は腟に常在していることも多く，無症状の女性でも1〜2割程度にはカンジダが検出されます．よって，無症状であれば感染症として扱う必要はありませんし，パートナーの治療も不要です．

　典型的なカンジダ腟炎は，膀胱炎などの治療で抗菌薬を使用した結果として，腟内の常在菌（つまり，いわゆる良いばい菌）がいなくなり，カビであるカンジダだけが残って増殖したために発症するものです．糖尿病や免疫抑制薬を使用している場合，また，妊娠中や体調不良がある場合などにも発症しやすくなります．おりものは，酒粕様，カッテージチーズ状と表現される白っぽいパサパサした感じのものになります．

◆ 細菌性腟症

　細菌性腟症は，腟内の正常細菌叢のバランスが崩れて乳酸桿菌（いわゆる良いばい菌）の割合

が減ったときに起こる病気です．よって，特定の微生物により引き起こされる病気とは異なります．多くは，おりものが多い，臭いがひどい，かゆみがあるなどの訴えで受診します．おりものは，さらさらしていて，いつもより量が多く，生臭い場合が多いです．

　腟内の状況を乱すことが発症のリスクになり，セックス，異物の挿入，頻回の腟洗浄などが要因にあげられています．なお，細菌のバランスの問題であるため，腟培養検査で何らかの細菌が検出されても，必ずしも「治療」する必要はありません．

◆ 梅　毒

　梅毒[1,2]は，梅毒トレポネーマによる感染症です．The great imitator（偉大なる模倣者）とよばれるほど多彩な症状があり，かつ，病原体が体内で増殖していても自覚症状が自然に消えていくことから，症状や診察所見のみで梅毒を除外することは不可能です．よって，少しでも梅毒を疑った場合は積極的な血液検査が必要です．見逃されたままで治療しないでいると，数年かけて全身に感染が拡大し，やがてさまざまな症状が出て，死に至ることもあるため，初期で治療に結びつけるのはとても重要です．セックスやキスなどによる粘膜の接触以外にも，皮膚の小さな傷からも感染するため，コンドームで予防するのは困難です．

　感染して2～6週間すると，感染した部分に潰瘍や腫瘤ができることが多いのですが，痛みがなく自然に消失するため，外陰部をしっかり観察していないと感染に気づくことはできません．なお，梅毒感染が確定した場合には，保険診療でHIV検査を行えます．

　わが国では患者数が10年ほど前から増加してきて，2025年現在では珍しくない病気になってしまいました．性風俗関係の人にリスクが高いのは当然のことなのですが，それ以外の人にも感染は拡がっていて，その結果として先天梅毒の赤ちゃんも増えています．また，感染症法により，全例を7日以内に管轄の保健所へ届け出る必要がある点も重要です．

◆ 性器ヘルペス

　性器ヘルペス[3]は，皮膚や粘膜に小水疱やびらんなどの病変を生じる病気です．初発の場合には外陰部の強い痛みや高熱などをきっかけとする来院が多く，外来の椅子に座れないほどの人もいます．一方で，再発の場合は軽症で済むことが多いです．また，必ずしも初感染のときに発症するわけではないため，初発であっても安易に今回のパートナーからの感染と判断してはいけません．

　外陰部に有痛性の潰瘍が多発している場合の診断は容易ですが，潰瘍が少なくて診断に迷う場合もあるため，外来で使える検査キット（プライムチェック®HSVやデルマクイック®HSVなど）が有用です．クラミジアや淋菌，梅毒トレポネーマとの重複感染もあります．疑った場合は検査が大切です．

　診断（鑑別）に迷うものとして，帯状疱疹と梅毒があります．ただし，帯状疱疹の場合は片側性であり，神経支配に対応して範囲が限局的です．一方，梅毒は痛みのない潰瘍だったり，皮疹だったり，腫瘤を形成したりと皮膚の症状もさまざまな形態をとります．ヘルペスとして治療しても，

効果がみられない場合には梅毒を疑いましょう.

検査・診断する

　ここで紹介するのは，腟のかゆみ，痛み，おりものの異常，および，性感染症の疑いで来院した場合の考え方です．個人的な感覚がたくさん含まれています．

◆ 症状から判断する

おりものや陰部の異常

　おりものや陰部の異常で来院した女性には，つねにクラミジア感染症や淋菌感染症の可能性を考えます.

　診断には，おりものの検査を行います．クラミジア感染症も淋菌感染症も非常にまん延しています．臨床現場では，全く疑っていなかったにもかかわらず，クラミジアや淋菌が陽性となることはよくあります．気づかないまま不妊症になる女性および男性もいるため，早めの治療が必要です.

酒粕のようなおりもの

　酒粕のようなおりものはカンジダを疑いましょう．カンジダ腟炎は，腟培養検査や顕微鏡検査で診断します．症状として，酒粕様，カッテージチーズ状と表現されるようなおりものがみられる場合はまずカンジダ腟炎を疑います．ただし，カンジダは常在菌のひとつで，カンジダが検出されたからといって，必ずしも治療しなくてよい場合もあります.

　また，自覚症状の原因がカンジダではない場合もあります．症状が強く，外陰部がただれているような場合は，ヘルペスや梅毒も鑑別診断に入れましょう.

梅毒の診断は難しい

　手足や外陰部，頭皮の原因不明の皮疹や腫瘤，痛みのない潰瘍などをみた場合は積極的に梅毒の検査を行いましょう．前述のとおり，梅毒はThe great imitator（偉大なる模倣者）とよばれるほど多彩な臨床像を呈することから，症状や診察で梅毒を除外診断することは不可能です．腫瘤を形成してがんと間違われて手術される症例もあります.

　さらに，クラミジアや淋菌が陽性の患者には，ハイリスク例と考えて梅毒を追加検査してもよいです．また，梅毒の可能性が高いと判断した患者は，たとえ検査結果が陰性であっても，3ヵ月後に再検査を提案するくらいの危機感をもっておきましょう．治療に反応しないヘルペスも梅毒検査を行うことを勧めます.

　血液検査では，梅毒トレポネーマ（*Treponema pallidum*：TP）を抗原とするトレポネーマ抗原検査〔TP抗体法：TPHA（TP hemagglutination test）や，トレポネーマ抗体キットであるメディエース®TPLA®など〕と，カルジオリピンを抗原とする非トレポネーマ抗原検査〔RPR法（rapid

表2-5-2 梅毒における定性検査の種類と解釈

梅毒定性検査結果		患者状態の判断
RPR法	TP抗体法	
−	−	①梅毒ではない ②ウインドウピリオド（感染後ごく初期であり検査値上昇前）
＋	−	①RPR偽陽性（加齢，妊娠，全身性エリテマトーデスなど） ②梅毒感染の初期である
−	＋	①梅毒の既往がある（梅毒治療後） ②梅毒感染の初期である
＋	＋	①現在，感染している ②梅毒治療中である

RPR：rapid plasma reagin，TP：*Treponema pallidum*

plasma reagin test）〕およびFTA-ABS（梅毒トレポネーマ蛍光抗体吸収試験）などとの組み合わせで判断します（表2-5-2）．検査法には，定性検査と定量検査があります．スクリーニング検査としては定性検査が行われていますが，梅毒の可能性が高いと判断した症例には最初から定量検査を行いましょう．梅毒の治療効果は，定量検査（RPR法）の検査値の低下で診断するため，治療前の数値が必須になるためです．

◆ 疑わしい疾患をもとに判断する

細菌性腟症

細菌性腟症が疑われる場合には，腟培養検査を行います．臭いが気になる，おりものが多いなどが主訴の場合には，腟培養結果を待たずに臨床診断のみで，腟錠を投与してもよいと考えています．抗菌薬の局所投与であれば，大きな副作用はありません．自覚症状を改善させることが治療の目標となります．

性器ヘルペス

ヘルペスが疑われる場合には，抗原検査キットで診断します．痛みを伴う潰瘍が多発していれば診断は容易です．潰瘍が少なく，赤く腫れあがったり，表皮が少し裂けているだけだったり，さまざまな状態があります．症状・所見のみで診断できなければ，その場で結果が出る検査キットが有用です．治療に反応しない場合には，梅毒などの他の疾患も考えましょう．

診断結果に応じて治療する

◆ クラミジア感染症

耐性菌の問題から，第一選択はドキシサイクリンの1週間投与に変更されました[4]．アジスロマ

第2部　婦人科疾患・女性医療と薬物療法

表2-5-3 クラミジア感染症の治療に使用される主な薬剤と使用方法

分類（剤形）	一般名	販売名	主な使用方法
経口剤	ドキシサイクリン	ビブラマイシン®錠50mg/100mg	1回100mg・1日2回，7日間* （妊婦には投与しない）
	アジスロマイシン	ジスロマック®錠250mg，アジスロマイシン錠250mg（後発医薬品）	・**子宮頸管炎**：1回4錠(1,000mg)・単回投与 ・**骨盤内炎症性疾患**：アジスロマイシン注射剤による治療後，1回1錠・1日1回，総投与期間は合計7日間
	クラリスロマイシン	クラリス®錠200，クラリシッド®錠200mg，クラリスロマイシン錠200mg（後発医薬品）	・**子宮頸管炎**：1回200mg・1日2回，7日間
	レボフロキサシン	クラビット®錠250mg/500mg，レボフロキサシン錠250mg/500mg（後発医薬品）	1回500mg・1日1回，7日間
注射剤	アジスロマイシン	ジスロマック®点滴用500mg	・**骨盤内炎症性疾患**：1回500mg・1日1回，1～2日間　その後は経口剤に切り替え

＊　子宮頸管炎については添付文書上の適応症に含まれない（保険適用外）．尿毒炎，子宮内感染などへの適応あり

（文献5を参考に作成）

イシン1,000mgの単回投与は第二選択となっています．ただし，妊婦はテトラサイクリン系の薬を避ける必要があるため，アジスロマイシンが第一選択のままです．また，必ずパートナーも同時に治療しましょう．

投薬の3～4週間後に再検査をして治癒確認をします．治療が失敗した場合には，パートナーからの再感染を考えて，再度同じ薬剤を使います．このときには，未治療の人とのセックスを継続していないか，他にパートナーがいないかなど，性行動について詳しく確認します．再投与でも治癒しない場合は，耐性菌を考えてレボフロキサシンまたはアジスロマイシンを投与します．骨盤内炎症性疾患（pelvic inflammatory disease：PID）を発症したような重症例には，点滴治療も考慮されます（**表2-5-3**）[5]．

◆ 淋菌感染症（淋病）

淋菌感染症の治療では，セフトリアキソン1g点滴静注の単回投与が第一選択です．3～4週間後に治癒確認を行います．もちろん，パートナーの治療も必要です．

◆ カンジダ腟炎

カンジダ腟炎の治療には抗真菌薬を使います．わが国では腟錠を使用することが多いですが，経口剤もあります．腟錠の場合には，初回投与は外来で腟洗浄を行ったうえで投与する場合が多

表2-5-4 カンジダ腟炎の治療に使用される主な薬剤と使用方法

分類（剤形）	一般名	販売名	主な使用方法
腟　錠	オキシコナゾール	オキナゾール®腟錠600mg，オキシコナゾール腟錠600mg（後発医薬品）	1回1錠（600mg）・1週1回（腟洗浄も併用考慮）
		オキナゾール®腟錠100mg，オキシコナゾール腟錠100mg（後発医薬品）	1回1錠（100mg）・1日1回，6日間（初回は腟洗浄も併用考慮）
	イソコナゾール	アデスタン®腟錠300mg，イソコナゾール硝酸塩腟錠300mg（後発医薬品）	1回2錠（600mg）・1週1回（腟洗浄も併用考慮）
		イソコナゾール硝酸塩腟錠100mg（後発医薬品）	1回1錠（100mg）・1日1回，6日間（初回は腟洗浄も併用考慮）
経口剤	フルコナゾール	ジフルカン®カプセル50mg，フルコナゾールカプセル50mg（後発医薬品）	1回3錠（150mg）・単回投与（妊婦には投与しない）

成人におけるカンジダ属に起因する腟炎および外陰腟炎に対する用法・用量を示す．

（文献5を参考に作成）

表2-5-5 細菌性腟症の治療に使用される薬剤と使用方法

分類（剤形）	一般名	販売名	主な使用方法
腟　錠	メトロニダゾール	フラジール®腟錠250mg	1回1錠（250mg）・1日1回，7〜10日間（初日は腟洗浄も併用考慮）
	クロラムフェニコール	クロマイ®腟錠100mg，クロラムフェニコール腟錠100mg（後発医薬品）	1回1錠（100mg）・1日1回，7日間（初日は腟洗浄も併用考慮）
経口剤	メトロニダゾール	フラジール®内服錠250mg	1回1錠（250mg）・1日3回，または1回2錠（500mg）・1日2回，7日間

（文献5を参考に作成）

いです（表2-5-4）[5]．これは，腟洗浄によりカンジダの量を減らしておくことが，より効果的だからと考えています．カンジダによる症状が消失すれば治癒確認は不要です．パートナーの感染確認も不要です．

◆ 細菌性腟症

細菌性腟症の治療にはメトロニダゾールまたはクロラムフェニコールを使います．わが国では腟錠による治療が一般的ですが，経口剤もあります．腟錠の場合は，処方時に腟洗浄と同時に1錠目を投与します（表2-5-5）[5]．一般的に，症状が消失すれば治癒確認は不要です．

第2部　婦人科疾患・女性医療と薬物療法

◆ 梅　毒

　梅毒の治療には，主にペニシリン系抗菌薬を使用します．2022年にようやくわが国でも梅毒の治療に適応をもつ注射剤〔ステルイズ®水性懸濁筋注（ベンジルペニシリンベンザチン）〕が発売されました（表2-5-6）[5]．注射剤を使えば，早期梅毒は1回の治療，後期梅毒でも3回の治療で終了するため，治療失敗が起こりにくいです．治療失敗の確率を減らすために，経口剤より注射剤での治療を優先しましょう．経口剤による治療では，4週間の服用継続が必要ですが，自覚症状が消失すると服用を中断する患者が多かったため，病原体が体内に残ったままになる事例も少なくありませんでした．

　なお，ステルイズ®は臀部の筋肉内に注射しますが，薬剤の粘稠度が高いため，筋注用の針は太めの18G（外径が約1.2mm）を使います．とても痛そうに感じますが，実際にはそんなに痛がることはなく，局所麻酔を使わなくても大丈夫な場合が多いです．

ペニシリンにアレルギーがある妊婦の場合は?

　ペニシリンアレルギーの妊婦に対しての治療が難しいところですが，奏効率などの問題から米国疾病予防局（CDC）では，脱感作後のペニシリンの使用を推奨しています[6]．一方，セフトリアキソンに同等の効果があるという報告[7]があり，妊婦の場合にはセフトリアキソンによる治療を検討

表2-5-6　梅毒の治療に使用される薬剤と使用方法

分類（剤形）	一般名	販売名	主な使用方法
[a] 第一選択薬（ペニシリン系抗菌薬）			
注射剤	ベンジルペニシリンベンザチン	ステルイズ®水性懸濁筋注シリンジ	・**早期梅毒**：240万単位・1回臀部筋注 ・**後期梅毒**：240万単位・週1回，合計3回臀部筋注
経口剤	アモキシシリン	サワシリン®錠250，サワシリン®カプセル250，アモキシシリンカプセル250mg（後発医薬品）	1回2錠（500mg）・1日3回，28日間
	アンピシリン	ビクシリン®カプセル250mg	1回2カプセル（500mg）・1日4回，28日間
[b] ペニシリンにアレルギーがある場合（次の薬剤は妊婦には基本的に投与しない）			
経口剤	ミノサイクリン	ミノマイシン®錠100mg，ミノサイクリン塩酸塩錠100mg（後発医薬品）	1回1錠（100mg）・1日2回，28日間
	スピラマイシン	アセチルスピラマイシン錠200mg	1回1錠（200mg）・1日6回，28日間

ペニシリン系の注射剤については，非神経梅毒の成人での用法・用量を示す．奏効率などの問題から米国疾病予防局（CDC）では，ペニシリンアレルギーのある妊婦に対しては脱感作後のペニシリンの使用を推奨している．

（文献5を参考に作成）

薬局　2025 Vol.76, No.04　639 / **151**

してもよいかもしれません.

梅毒治療の流れ

治療前に必ず伝えておくべきことがあります. 経口剤でも注射剤でも, 治療早期にはヤーリッシュ・ヘルクスハイマー反応(39℃近い発熱や頭痛, 皮疹など)が起こる可能性があります. よって, 抗菌薬と同時にアセトアミノフェンなどの解熱鎮痛薬の処方が勧められます.

さらに, 治療薬投与後には, 非トレポネーマ抗原検査(RPR法)と梅毒トレポネーマ抗体検査を4週間ごとに行い, 治癒を確認する必要があります. 治癒確認には1～2年程度が必要になる場合があることを伝えておきましょう. また, はっきりと治癒が確認できない場合には, 専門医に相談しましょう.

治癒判定は, 治療開始前と比較して梅毒定量検査(RPR法)の検査値が4倍以上低下したら治療成功と判断します. 治癒までに数ヵ月から2年近くかかる人もいます. なお, RPR法の検査値が低下しなかった場合には, すぐに治療不成功と考えずに, 再感染の可能性も調べます. 性的パートナーが治療していなければ, 何度でも感染します.

◆ 性器ヘルペス

性器ヘルペスの治療では, 抗ヘルペス薬の全身投与が基本です. 外用剤もありますが, 外用剤単独の治療は勧められません. 軽症～中等症の場合は経口剤を使用し, 重症例や免疫不全者では点滴静注を行います.

ただし, 抗ヘルペス薬の効果はウイルス増殖を抑えるだけで, 神経の中に入り込んだウイルスを取り除くことはできないため, 一定数の患者が再発をくり返すことになります. 年6回以上再発をくり返す患者に対しては, 抗ヘルペス薬を毎日服用し続ける再発抑制療法があります. また, 発症後はすみやかな治療開始が重要になるため, 再発の初期症状を正確に自覚できる場合には, あらかじめ処方された薬剤を初期症状が出たときに患者判断で服用開始する治療方法(patient initiated therapy：PIT)も使用できます(表2-5-7)[5].

アドヒアランスを阻害する要因を取り除く

◆ クラミジア感染症・淋菌感染症

クラミジア・淋菌による感染症では, 性的パートナーと同時に治療が必要なことを伝えます. そうしないと, ピンポン感染(未治療のパートナーとの性交渉による再感染のサイクル)をくり返すことになり, いつまででも治癒しません. また, 90%以上の人は1回の治療で治りますが, 治らない人もいます. 治癒確認まで通院しないと不妊症や腹痛の原因になると, 最初の治療時に念をおしておきましょう.

第2部　婦人科疾患・女性医療と薬物療法

表2-5-7 性器ヘルペスの治療に使用される薬剤と使用方法

分類（剤形）	一般名	販売名	使用方法
経口剤	バラシクロビル	バルトレックス錠500mg，バラシクロビル錠500mg（後発医薬品）	・**発症（初発）時／再発時**：1回1錠・1日2回，5日間（初発の場合は最大10日間） ・**再発抑制療法**：1回1錠・1日1回（途中で再発した場合は，1日2回・5日間服用）
	アシクロビル	ゾビラックス錠200，アシクロビル錠200mg（後発医薬品）	・**発症（初発）時／再発時**：1回1錠・1日5回，5日間（初発の場合は最大10日間）
	ファムシクロビル	ファムビル®錠250mg，ファムシクロビル錠250mg（後発医薬品）	・**発症（初発）時**：1回1錠・1日3回，5日間 ・**再発時**：1回1錠・1日3回，5日間 ・**PIT療法**：1回4錠・2回（12時間あけて服用）
注射剤	アシクロビル	ゾビラックス点滴静注用250，アシクロビル点滴静注用250mg（後発医薬品）	・**初発の重症例**：1回5mg/kg・1日3回・8時間ごと，7日間 ・**脳炎・髄膜炎の合併**：1回10mg/kg・1日3回・8時間ごと，7日間
	ビダラビン	アラセナ-A点滴静注用300mg	1日10〜15mg/kg，10日間

PIT：patient initiated therapy

（文献5を参考に作成）

◆ **梅　毒**

　完全に治ったことが確認されるまで，梅毒の治療には少なくとも数ヵ月から1，2年程度が必要だと最初に話しておくことが大切です．見かけ上はすぐに治ったように感じますが，身体の中には病原体が残っていることが多いため，最後まで治療経過を確認することが必要です．治癒に失敗したままにしておくと，数年後に命に関わる病状になりうることを必ず伝えておきましょう．

（**太田　寛**）

文献　1）日本性感染症学会：梅毒診療ガイド（第2版），2023．Available at：http://jssti.umin.jp/pdf/syphilis-medical_guide_v2.pdf（閲覧日：2024年12月）
　　　2）厚生労働省行政推進調査事業補助金（振興・再興感染症及び予防接種政策推進事業）梅毒患者の実態把握及び対策に資する研究（山岸由佳班）：梅毒診療の考え方，2024．Available at：https://www.kansensho.or.jp/uploads/files/topics/syphilis_240404.pdf（閲覧日：2024年12月）
　　　3）日本皮膚科学会：皮膚科Q&A - ヘルペスと帯状疱疹，n.d. Webpage URL：https://www.dermatol.or.jp/qa/qa5/q01.html（閲覧日：2024年12月）
　　　4）Centers for Disease Control and Prevention：Chlamydial Infection Among Adolescents and Adults, Sexually Transmitted Infections Treatment Guidelines 2021, 2021. Available at：https://www.cdc.gov/std/treatment-guidelines/chlamydia.htm（閲覧日：2024年12月）
　　　5）日本性感染症学会：性感染症診断・治療ガイドライン，診断と治療社，2020．
　　　6）Centers for Disease Control and Prevention：Syphilis During Pregnancy, Sexually Transmitted Infections Treatment Guidelines 2021, 2021. Available at：https://www.cdc.gov/std/treatment-guidelines/syphilis-pregnancy.htm（閲覧日：2024年12月）
　　　7）Bettuzzi T, et al.：Lancet Infect Dis, 21（10）：1441-1447, 2021．

切迫早産に関連する薬剤

　妊娠37〜41週での分娩が正期産であり，妊娠22〜36週で産まれることを「早産」とよびます（図2-6-1）．妊娠22週は児の成育限界であり，それ以前に生まれて生存した児の報告は存在しません．妊娠22週未満の児の娩出，すなわち妊娠の中断を「流産」といいます．

　切迫早産は，明白な母体あるいは胎児の疾患がないにもかかわらず，早発陣痛が起こり，その結果として前期破水や早産に進行するおそれがあるものです．切迫早産の原因とされるものも，多胎，羊水過多，前期破水や早産の既往，頸管無力症，子宮奇形，感染など多様ですが，これらは原因というよりはリスク因子といえるでしょう．早産を起こすほんとうの意味での原因というのは，はっきりしません．

作用・作用機序の違いを比較する

　妊婦に使用できる安全で有効な切迫早産治療薬はそもそも種類が多くありません（表2-6-1）．とくに国内で認可されている薬剤は限られています．そのためか，国内での切迫早産治療は，世界ではあまり使われないβ刺激薬（β受容体作動薬）の長期持続点滴が主となっています．しかし実際には，さまざまな作用機序により子宮収縮抑制効果をもつ各種薬剤が存在します（図2-6-2）．ここでは切迫早産治療薬全般を解説し，あわせて国内で主に行われているβ刺激薬の治療の問題に焦点をおいて解説します．

◆ β刺激薬（β受容体作動薬）

　β受容体作動薬が体内に投与されると，子宮平滑筋細胞表面のβ受容体と結合します．アドレナリン作動性受容体であるβ受容体が活性化されると，細胞内でアデニル酸シクラーゼという酵素

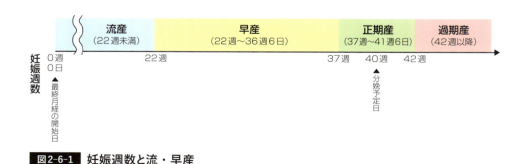

図2-6-1　妊娠週数と流・早産

表2-6-1 切迫(流)早産に用いる主な薬剤

作用機序による分類	一般名	販売名	使用上の注意事項
β受容体作動薬	イソクスプリン	ズファジラン®	心臓疾患,甲状腺機能亢進症
	リトドリン	ウテメリン®	妊娠糖尿病,妊娠高血圧症候群
Ca拮抗薬	ニフェジピン	アダラート®	血圧低下,重度の心不全,不整脈,妊娠糖尿病
硫酸マグネシウム	硫酸マグネシウム	マグセント®	重症筋無力症や筋ジストロフィー
NSAIDs	インドメタシン	インテバン®	・妊娠中は慎重投与,妊娠後期は禁忌 ・胎児の羊水過少,動脈管閉鎖に注意
黄体ホルモン製剤	ジドロゲステロン	デュファストン®	・最長妊娠12週まで投与 ・1日5〜15mg,1〜3回分服

NSAIDs:非ステロイド性抗炎症薬

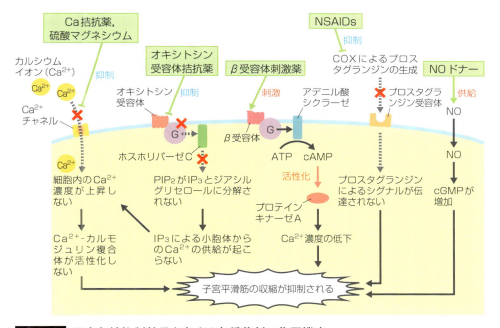

図2-6-2 子宮収縮抑制効果を有する各種薬剤の作用機序

NSAIDs:非ステロイド性抗炎症薬,COX:シクロオキシゲナーゼ,NO:一酸化窒素,ATP:アデノシン三リン酸,cAMP:サイクリックAMP,IP₃:イノシトール三リン酸,PIP₂:ホスファチジルイノシトール4,5二リン酸,cGMP:サイクリックGMP

が増加しcAMP(サイクリックAMP)の生成が促進されます.cAMPは細胞内のセカンドメッセンジャーとして働き,さまざまな細胞内反応を引き起こします.

この場合,増加したcAMPはプロテインキナーゼAを活性化し,子宮平滑筋の細胞内にあるカルシウムイオン(Ca²⁺)の濃度を低下させます.カルシウムイオンは平滑筋の収縮に必要な物質で

すが，その濃度が低下することで子宮収縮筋の収縮が抑制されます．これにより早産につながる子宮の過度な収縮を抑え，妊娠の継続をサポートします．

◆ Ca拮抗薬

子宮筋の表面にはL型電位依存性カルシウムチャネル（L型Caチャネル）が存在し，細胞外から細胞内にカルシウムイオンを選択的に透過させることで，細胞の電気的興奮をカルシウム依存的な生理応答に変換する役割を担っています．すなわち子宮平滑筋が収縮するには，細胞外からカルシウムイオンが細胞内に流入し，脱分極を起こす必要があります．

Ca拮抗薬は，このカルシウムイオンの流入経路であるL型Caチャネルを阻害します．カルシウムチャネルが阻害されると，細胞内へのカルシウムイオンの流入が減少し，平滑筋細胞内のカルシウム濃度が低下します．カルシウムイオンは平滑筋収縮の引き金となる主要な因子であるため，これが減少すると筋収縮が抑制されます．

細胞内カルシウム濃度が低下すると，カルシウムと結合するカルモジュリンというタンパク質の活性が減少し，結果としてミオシン軽鎖キナーゼ（myosin light-chain kinase）の活性も抑制されます．この酵素は筋収縮を引き起こすためのタンパク質であるミオシンとアクチンの相互作用を促進しますが，その活性が低下することで収縮が抑制され子宮筋が弛緩します．

◆ 硫酸マグネシウム

カルシウムチャネルの抑制

マグネシウムイオンは，細胞膜上にある「電位依存性カルシウムチャネル」を阻害するはたらきがあります．これにより，子宮平滑筋細胞内へのカルシウムイオンの流入が減少します．カルシウムは平滑筋の収縮に必須のイオンであるため，これにより収縮が抑制されます．

カルシウムの拮抗作用

マグネシウムは，カルシウムと競合して作用する「カルシウム拮抗作用」をもちます．カルシウムが細胞内で働く際，ミオシンとアクチンという収縮タンパク質を活性化させて収縮を引き起こしますが，マグネシウムはこのプロセスを阻害し，平滑筋の弛緩を促します．

神経筋伝達の抑制

マグネシウムは神経筋接合部においても作用し，アセチルコリンの放出を抑制することで神経伝達を減弱させます．これにより，平滑筋細胞の興奮性が低下し，結果として子宮筋の収縮が抑えられます．

◆ NSAIDs

非ステロイド性抗炎症薬（NSAIDs）は，切迫早産の治療において子宮筋の収縮を抑制するた

めに用いられることがあります．その主な作用機序はプロスタグランジンの生成抑制によるものです．NSAIDsは，シクロオキシゲナーゼ（COX）という酵素を阻害する作用をもちます．COXには主にCOX-1とCOX-2の2種類がありますが，NSAIDsはこのどちらも阻害してプロスタグランジンの生成を抑制します．

プロスタグランジンは子宮平滑筋の収縮を促進する強力なメディエーター（細胞へ情報を伝達する化学物質）であり，NSAIDsによってプロスタグランジンの生成が抑制されると，子宮平滑筋細胞の収縮が抑制されます．通常ならば，プロスタグランジンは妊娠末期や分娩の際に生成が増加し，子宮収縮を促進して分娩を助けます．切迫早産の状態では，このプロスタグランジンの作用の抑制により子宮筋の収縮を抑え，早産となるリスクを軽減します．

◆ 黄体ホルモン

早産予防のための黄体ホルモン補充療法は1970年代にはすでに行われていましたが，その後，一連のトコライシス（tocolysis；子宮収縮抑制．詳細は後述します）の臨床導入によりしばらく廃れていました．しかし近年いくつかのランダム化比較試験（RCT）により，ハイリスク症例に限定した早産予防効果が大きく注目されるようになっています．

黄体ホルモン（プロゲステロン）には天然型プロゲステロン（P_4）と，それから変換されたヒドロキシプロゲステロンカプロン酸エステル（17-OHPC）の2つがあり，前者は腟剤として，後者は筋肉内投与で用いられます．いずれも子宮収縮の抑制作用，子宮頸管熟化の抑制作用，抗炎症作用があり，これらのはたらきは非ゲノム作用によるものとゲノム作用によるものの両方によります．

妊娠中，プロゲステロンは子宮平滑筋の静止膜電位を過分極状態に保ち，脱分極による子宮筋の収縮を抑制します．また，子宮平滑筋の核受容体と結合し，さまざまな遺伝子発現によって子宮収縮抑制作用と抗炎症作用を示すとされています．さらに子宮頸管におけるプロゲステロン受容体遺伝子PR-A/PR-Bの発現を調整し，子宮頸管の熟化を抑えることが知られています．

◆ NOドナー

NO（一酸化窒素）ドナーとよばれるニトログリセリンやニトロプルシドなどは強力な平滑筋弛緩作用をもち，子宮筋の収縮を抑えるはたらきを示します．しかし，全身の末梢血管を拡張させる作用ももつため，血圧が低下し子宮への血流も減少します．また，長期使用により代謝産物であるシアン化物が蓄積し，胎児に有害な作用を及ぼす可能性が指摘されています．そのため，超早産児といった娩出困難時の帝王切開時にレスキューとして使う場合（ラピッドトコライシス；緊急時に短時間子宮収縮を抑える場合）[1]を除けば，切迫早産そのものにはほとんど使われません．

病態にあわせて選ぶ・使う

切迫早産に使われる主な薬剤を表2-6-2にまとめました．

表2-6-2 切迫早産に用いられる主な薬剤

目的・種類	一般名	販売名	国内での発売/適応	エビデンス	使用法
子宮収縮抑制薬					
β_2受容体作動薬	リトドリン	ウテメリン®	発売あり/適応あり	48時間までの妊娠延長効果	1回5mg，1日3回服用，または50〜200μg/分点滴静注
マグネシウムイオン	硫酸マグネシウム	マグセント®	発売あり/適応あり	なし	初回量4gを20分以上かけ静注し，1g/時で持続静注，最大2g/時まで
Ca拮抗薬	ニフェジピン	ニフェジピンL	発売あり/適応外	48時間までの妊娠延長効果	（適応外使用：1回10〜20mg，1日2回服用）
NSAIDs	インドメタシン	インテバン®	発売あり/適応外	48時間までの妊娠延長効果	（適応外使用：1回25〜50mg，1日1〜2回肛門内挿入）
オキシトシン受容体拮抗薬	アトシバン	Tractocile®	未認可	48時間までの妊娠延長効果	―
胎児肺成熟促進薬					
副腎皮質ホルモン製剤	ベタメタゾン	リンデロン®	発売あり/適応あり	エビデンスレベル高	1回12mg，24時間ごと2回筋注

NSAIDs：非ステロイド性抗炎症薬

子宮収縮を抑制する薬

　薬剤投与によって子宮収縮を抑え妊娠延長を図ることを一般にトコライシスといいます．多くの種類の薬剤が存在しますが，これは逆に言えば，早産予防のため確立した第一選択になる薬剤が存在しないということを意味しています．国内で主に切迫早産に使われるリトドリンはもちろん，欧米で一般的に用いられる硫酸マグネシウムやオキシトシン受容体拮抗薬，Ca拮抗薬なども，エビデンス的には48時間までの妊娠延長効果しかないとされています．

　このようにリトドリンも含めた現存する子宮収縮抑制薬のいずれもが，せいぜい48時間ほど早産を遅らせる程度で，それ自体では出生児の予後を改善する効果はないというのが欧米の一般的なコンセンサスです．胎児の肺成熟を促すために母体へステロイド製剤の投与を行い，高次周産期医療施設へ母体搬送するための短期間の時間稼ぎとして子宮収縮抑制薬が使われるに過ぎません．すなわちトコライシス自体にはあまり意味がないと考えます．

　病態に応じて薬剤を選ぶといっても，現実問題として日本国内でトコライシスとして承認されているのは主にリトドリンと硫酸マグネシウムの2剤しか存在しません．だから直接的な陣痛抑制効果があるといわれるリトドリンがファーストチョイスにならざるを得ないのです．しかし，リトドリンは副作用の頻度と種類が多く，実際には非常に使いづらい薬剤です．事故を予防するためにはエビデンスが存在する48時間以内に投与を終了すべきと考えます．

胎児の肺成熟を促進する薬

　胎児の肺成熟促進を目的に投与するステロイド（副腎皮質ホルモン）製剤は，子宮収縮を抑え妊娠期間を延長させるといった切迫早産そのものの治療薬ではありません．しかし胎児の肺をはじめとした臓器成熟を促進させ，出生した児の予後を有意に改善する効果をもつと高いエビデンスレベルで証明されています．早産のリスクがある妊婦への積極的な投与が推奨されます．

リスク因子を考慮して選ぶ・使う

◆ リトドリンの投与に慎重となるべき場合

　わが国における切迫早産への第一選択はリトドリンです．しかし，交感神経β受容体を刺激するため，母体合併症があるときには慎重に使用しなければなりません．例えば母体に心疾患，とくに不整脈や心不全がある場合は，リトドリンは心拍数を上げるために危険です．また，甲状腺機能亢進症のときはβ作用により甲状腺が刺激されリスクが高まります．妊娠高血圧症候群（高血圧や子癇前症など）の場合は，投与により血圧が上昇し急激に悪化する可能性があります．加えて，β刺激は血糖値を上昇させるために妊娠糖尿病においても注意が必要です．

◆ 硫酸マグネシウムの投与に慎重となるべき場合

　硫酸マグネシウムは腎臓から排泄されるため，腎機能が低下している患者には注意が必要です．マグネシウム濃度が上がると，筋力低下，呼吸抑制，意識障害などの合併症が起こります．また，硫酸マグネシウムは房室伝導を抑制し，心筋収縮力を低下させる可能性があるため，心不全や不整脈がある患者には要注意です．とくに房室ブロックなどの伝導異常がある場合にはリスクが高くなります．さらに，硫酸マグネシウムは筋弛緩作用を増強するため，非脱分極性筋弛緩薬〔ロクロニウムや，ベクロニウム（日本では販売終了）など〕を使用している場合には呼吸抑制が生じます．重症筋無力症や筋ジストロフィーの患者には禁忌とされています．

◆ Ca拮抗薬の投与に慎重となるべき場合

　Ca拮抗薬は血管平滑筋を弛緩させ，血圧を低下させる作用があります．血圧が不安定な患者に投与すると，急激な血圧低下が生じて循環不全や臓器灌流の低下が起こるリスクがあります．妊娠高血圧症候群ですでに降圧薬が使用されているような場合，併用による過度の降圧には注意が必要です．また，Ca拮抗薬は心筋に対しても作用し，心収縮力の低下や心拍数の変化を引き起こすおそれがあります．重度の心不全，不整脈（とくに房室ブロックや徐脈），肥大型心筋症などの患者では心機能がさらに低下するリスクがあります．

　あまり知られていないCa拮抗薬の副作用として，インスリンの分泌抑制があり，糖尿病患者では血糖値のコントロールが悪化する可能性があります．とくに妊娠糖尿病の患者では血糖管理が困難になることがあり，慎重な血糖モニタリングが必要となります．これはCa拮抗薬が電位依存

性カルシウムチャネルを遮断し，膵β細胞へのCa^{2+}の流入を抑制し，その結果，膵臓からのインスリン分泌が低下することによって起こるとされています．

用量を調節する・切り替える

リトドリンが登場した1980年代より，米国では投与開始および投与終了のレジメンとしてCaritisプロトコル[2]が用いられていました．最大の有効性と最小の副作用という観点から最も推奨されたこの投与法は，50μg/分で投与開始し，20分ごとに50μg/分ずつ増量して，子宮収縮が抑制されたらその投与速度で1時間維持します．その後は20分おきに減量し，有効最低速度を12時間維持したのち，48時間以内に投与を中止するというプロトコルでした．

この方法は臨床的エビデンスに基づいたものというよりは，リトドリンを長期間投与するとβ受容体のダウンレギュレーション（受容体の発現数や反応性の低下）が起こるという薬物動態理論に基づいており，有効性を最大にしながら，かつ副作用の発生を最小にするという観点から提唱された投与法でした．基本的に循環作動薬であるリトドリンは，開発当初から副作用が強い薬剤ということが知られていたため，最大投与量（極量）を350〜400μg/分としながら，投与は短期間で終了するというコンセプトで使用されていました．

一方，わが国ではなぜかこのCaritisプロトコルというコンセプトが入らず，導入当初より低用量長期持続投与（最大投与量200μg/分）で用いられました．当時わが国ではテルブタリン持続療法が行われていて，おそらくリトドリンがそのテルブタリンの代用のような役割をするようになったのではないかと推測されています．

その後欧米では，β刺激薬の有効性について多くのRCTが行われ，48時間までの早産減少効果はあるもののそれ以上の有効性はなしという結論になりました．北米ではすでにリトドリンの生産は中止され，欧州でも投与を48時間内にと厳しく制限され，近年ではほとんど使用されなくなりました．また経口剤については，有効性なしということで欧米ではいっさい使われておりません．

そもそもエビデンスからみて切迫早産治療の各種薬剤には48時間以上の妊娠延長効果がなく，また48時間の妊娠延長によって出生児の予後が改善することもありません．ですから欧米ではトコライシスそのものについて懐疑的であり，切迫早産妊婦にステロイドを投与し，高次周産期センターに搬送するまでの短期間の時間稼ぎとして使われるに過ぎません．一方，わが国ではリトドリンを，アクティブな切迫早産ではない例に対して念のために投与し，夜間や週末の人手の手薄な医療体制を補完すべく，長期間にわたり漫然と投与されている実情があります．

アドヒアランスを阻害する要因を取り除く

◆ 切迫早産妊婦の認識
周産期の医療におけるアドヒアランスとは，妊婦が治療方針の決定に積極的に参加し，その決

定に従って治療を受けることを意味します．しかし国内の産婦人科医の多くが切迫早産の薬物治療（トコライシス）について誤った認識をもっている現状においては，妊婦に自分の病気を理解し，治療法を納得して受け入れてもらうこと以前に多くの問題があります．妊婦と医師の信頼関係がアドヒアランスには必須ですが，その構築が難しくなるでしょう．

おそらくこれまでは，妊婦は医師の指示に従って治療を受けるという前提で医療をしてきました．指示どおりベッド上で安静臥床をし，リトドリンの長期持続点滴を受けることが望ましいとされてきました．しかし，これでは医療における「コンプライアンス」はよくても，患者の治療に向けての能動性が全くないため，「アドヒアランス」という意味では落第点です．

切迫早産治療においてアドヒアランスを浸透させるには，まず産科医自身が変わる必要があります．それはエビデンスに基づいた医療（EBM）の重要性を真に理解し，医学的なエビデンスをきちんと知ることです．そのうえで産科医および医療スタッフがわかりやすい言葉で切迫早産の特徴や治療の大切さを説明し，患者に理解してもらうことが重要です．

◆ 切迫早産妊婦への指導

切迫流・早産の出血や子宮収縮などの症状の悪化を防ぐために，一般に安静が勧められています．自宅での安静や，場合によっては入院加療が行われるのが一般的な治療法です．しかし，切迫早産に対して安静療法を行ったときに予後が改善するというエビデンスは現在のところ存在しません[3]．

欧米でも過去には妊婦にベッド上安静が指示されることが多かったようですが，近年は安静の必要性について大幅に見直されています．安静には静脈血栓症や筋萎縮，心血管系の機能を引き起こすデメリットがあります．また，妊婦本人やその家族にとって大きなストレスとなり，妊娠に対するアンビバレントな感情や自責の念を引き起こすことも知られています．この点を医療側も治療を受ける妊婦側もよくよく理解したうえで，妊婦さんのQOLを大切にするためには今後どのように指導していけばよいかがアドヒアランスを考えていくうえでも重要になるでしょう．

見逃してはいけない副作用とその対処法

リトドリンの副作用は，主に循環系に対するものとそれ以外のものに分けられます．循環系の副作用の出現は頻度が高く，時に重篤な症状を呈することがあります．最も一般的な副作用は動悸や頻脈であり，心疾患の合併症や既往症をもつ妊婦にとっては要注意です．高用量または長期間の使用により，心筋虚血や不整脈が生じるリスクが高まります．心不全や肺水腫には生命の危険があり，すぐに投与を中止しなければなりません．

循環系以外の副作用としては，代謝や電解質への影響があります．リトドリンはカリウムの細胞内移行を促進するため，低カリウム血症が生じた場合は，筋力低下や心不全，不整脈を起こすおそれがあります．さらに，リトドリンは肝臓からのグルコース放出により血糖値を上昇させ，

耐糖能低下により妊娠糖尿病を引き起こすことがあります．糖尿病患者ではとくに注意が必要です．肝機能障害，横紋筋融解，顆粒球減少などはまれですが，重篤な合併症として注意が必要です．手のふるえ（振戦），頭痛といった神経系への副作用もよく認められます．

　リトドリンの副作用については，欧米では用量依存性で出現する頻脈や，心不全，肺水腫などの報告が多いのですが，国内でよく知られているのは，肝機能障害，横紋筋融解，顆粒球減少であり，いわゆる慢性期副作用といわれるものも少なくありません．これは明らかに欧米と異なり国内ではリトドリンが低用量でありながら長期にわたって持続で使用されている影響による違いと考えられます．

（室月　淳）

文献
1) Mayer DC, et al.：Can J Anaesth, 39（2）：166-169, 1992.
2) Caritis SN：Am J Obstet Gynecol, 158（2）：380-384, 1988.
3) Sosa CG, et al.：Cochrane Database Syst Rev, 2015（3）：CD003581, 2015.

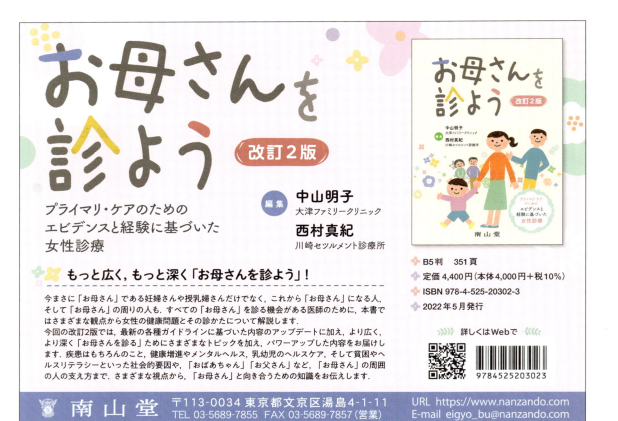

人工妊娠中絶薬

わが国では戦後の引揚者への対応などもあり，1948（昭和23）年の優生保護法施行によって，1907（明治40）年制定の刑法第29章堕胎の罪の違法性が阻却され（違法ではなくなり），世界に先駆けて中絶の実質的合法化が実現されました．

2023年5月に経口中絶薬が承認されて臨床応用が始まるまで，わが国では粛々と人工妊娠中絶手術が行われてきました．そして承認されても，入院管理や高額な費用などの付帯条件により，実質的には経口中絶薬の使用は非常に限定されています．

経口中絶薬RU486（ミフェプリストン）は1980年にフランスで開発され，1987年から人口爆発に悩む中国で使用されました．女性の人権に敏感な欧州連合（EU）の国などで使用されて40年以上経過している安全な薬剤で，主に妊娠9週までの初期中絶に使われています[1-3]．わが国でも1980年代にミフェプリストンは話題にはなりましたが臨床応用には至らず，1984年から，海外ではあまり使用されていない国内開発のONO-802（プレグランディン®腟坐剤）が中期中絶の主流として使われており，海外とは異なる経緯をたどってきました．

作用・作用機序の違いを比較する

本章では，経口妊娠中絶薬とプレグランディン®腟坐剤を中心に解説します．

◆ 妊娠9週までの薬剤による中絶

メフィーゴ®パックは薬価基準未収載の保険診療外の製剤で，ミフェプリストン錠200mg・1錠と，ミソプロストールバッカル錠200μg・2錠×2包（合計4錠）からなり，母体保護法指定医師のみが処方できる薬剤となっています．対象は妊娠9週0日以下に限られています．現在のところ使用は入院可能な有床施設に限られ，2剤目のミソプロストール服用後から胎嚢が排出されるまで院内待機を必須としています．ただ，海外ではこのような運用をしている国はなく，承認から1年以上経過して問題がないことから，入院管理については見直される動きが出ています〔令和6年（2024年）11月に使用にあたっての留意事項の一部改正が行われ，患者の居住地が医療機関から半径16キロメートルの区域内にあり，容易に通院が可能などの条件を満たせば帰宅できるようになりました〕．

1剤目のミフェプリストンは抗プロゲステロン薬で，プロゲステロン受容体を遮断し，子宮内膜と胎嚢を子宮壁から剥離させます．加えて，子宮筋が収縮し子宮頸部が開きます（図2-7-1）．開発当初の用量は600mgでしたが，200mgで効果があることがわかり，現在は200mg錠が使用さ

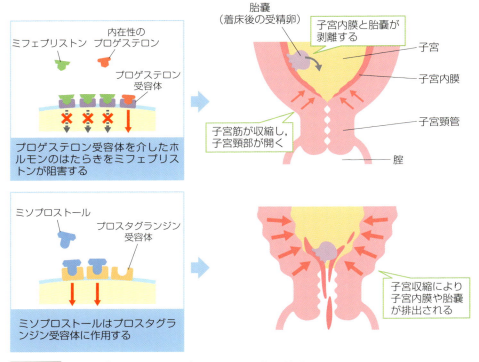

図2-7-1 ミフェプリストンとミソプロストールの作用機序

れています．2剤目のミソプロストールは国内ではサイトテック®錠とよばれる胃潰瘍の治療薬と同じ成分です．プロスタグランジン製剤で，血管や肺に影響することなく子宮収縮を引き起こして子宮内容を排出します．

　ミソプロストール使用後，61.7%が4時間以内に，88.4%が8時間以内に，そして91.7%が24時間以内に処置を完了しています．1剤目のミフェプリストンだけで終了した例もあります．なお，ミソプロストール単独でも中絶可能で，経済的な問題を抱えた国の女性が使用していることが海外の論文で示されています[4]．ただ，ミソプロストール単独より，ミフェプリストン投与後の方がプロスタグランジンへの感受性を高めるため，より子宮の収縮が強くなり，非常に安全に子宮内容の排出を完了します．

◆ 中期中絶

　プレグランディン®腟坐剤1mgは，ゲメプロストとよばれるプロスタグランジンE_1誘導体製剤で，中期中絶に使用されています．プレグランディン®の場合は頸管熟化作用がないため，ラミセル（子宮頸管拡張器）などで物理的に頸管拡張を行ったうえで，3時間ごとに腟内の後腟円蓋に挿入して子宮収縮作用と子宮頸管拡大作用を期待します．子宮破裂のリスク回避のため，1日5個までとなっており，頸管熟化が十分でないと子宮内容の排出までに数日かかることがあります．

第2部　婦人科疾患・女性医療と薬物療法

妊娠中期の治療的流産に用いられますが，子宮収縮作用が強いため，生児を出産するときの分娩誘発には使用できません．効果が認められなければ翌日以降に再投与または他の方法に切り替えます．

病態にあわせて選ぶ・使う

現状では大まかな使い分けは，初期中絶（11週6日まで）のうち，妊娠9週0日までは手術またはメフィーゴ®パックが使用可能で，9週1日から11週6日までは手術のみ，12週0日からはプレグランディン®となっています（表2-7-1）．メフィーゴ®パックは，薬価基準未収載の自費診療となるため，流産の処置として保険で使用できないことは，女性の健康や選択の自由に関して不十分な運用となっています．

メフィーゴ®パックのようにミフェプリストンとミソプロストールを用いる場合，国によって中絶可能な週数は異なっています．2019年に発表されたタイのマヒドン大学の調査では，妊娠13〜15週と16〜24週の中絶の完遂率は92.9%と95.3%で，かかった時間は4.6（1.3〜16）時間，9.4（2〜27）時間と差があるものの，中期でも使用できるという報告でした[5]．この場合は，完遂するまでミソプロストールを追加しますが，わが国では，カナダやオーストラリアで認可になったものと同じコンビパック製剤のため，ミソプロストールの追加を許さず，4錠で完遂しなければ手術をすることになっています．

その他，海外ではtelemedicine（電話診療）で行うという報告もあり，2019年のCOVID-19パンデミック以降，オンライン診療で中絶薬が自宅に届くようになった国もあります．

表2-7-1　日本における薬物による人工妊娠中絶について

商品名	メフィーゴ®パック	プレグランディン®腟坐剤
一般名	ミフェプリストン，ミソプロストール	ゲメプロスト
作用機序	妊娠の中断と子宮収縮増強	子宮収縮増強
日本での適応妊娠週数	妊娠9週0日まで	妊娠12週0日〜妊娠21週6日まで（または22週未満）
禁忌	・プロスタグランジンE$_1$誘導体製剤への過敏症 ・出血性疾患 ・ポルフィリン症 ・使用中の全身性/吸入剤の副腎皮質ステロイドの効果減弱による不利益が予想される ・抗凝固薬・抗血小板薬を使用中 ・重度の肝機能障害 ・中程度以上のCYP3A誘導剤使用中	・プロスタグランジンE$_1$誘導体製剤への過敏症 ・子宮外妊娠 ・前置胎盤 ・骨盤内感染による発熱
注意点	ステロイドの効果が減弱するおそれがある	子宮破裂に注意が必要

リスク因子を考慮して選ぶ・使う

◆ メフィーゴ® パック

　添付文書（2023年4月作成・第1版）上のメフィーゴ®パックの「禁忌」は，経口避妊薬と同様で，過敏症の既往，ポルフィリン症，全身性または吸入剤の副腎皮質ステロイドを使用中でその作用の減弱を避けたい状態，出血性疾患（疑い例も含む），抗凝固薬・抗血小板薬を投与中，強度または中程度のCYP3A誘導作用をもつ薬剤・食品を使用中，重度の肝機能障害の患者には投与できません．また，ミフェプリストンとミソプロストールはヒトで乳汁中への移行が報告されています．IUS（intrauterine system；ミレーナ®）装着中の場合は，本剤投与前に抜去が必要です．

◆ プレグランディン®

　添付文書（2019年12月改訂・第1版）上のプレグランディン®の「禁忌」は，前置胎盤・子宮外妊娠などで操作により出血の危険性のある患者，骨盤内感染による発熱のある患者，および過敏症の既往とされています．加えて，緑内障や頸管炎・腟炎の患者では各症状の増悪を引き起こすおそれがあり，とくに帝王切開・子宮切開の既往や多胎妊娠，経産婦では，子宮破裂に十分注意する必要があります．

アドヒアランスを阻害する要因を取り除く

　予期せぬ妊娠で「困る」のは健康を害している状態であり，それを「治療」するのに遠慮することも恥じることも必要ありません．ただ，国内では，日本国憲法で保障された人権を侵害する可能性がある刑法「堕胎の罪」が存在しているために，人工妊娠中絶に対する罪の意識が世論的にも医療従事者のなかでも払拭できていないかもしれません．

　従来の手術による妊娠中絶法から，より自然で安全な方法である経口中絶薬を，まず医療従事者が受け止めて偏見なく提供することがアドヒアランス向上につながります．

◆ メフィーゴ® パックの場合

　1剤目のミフェプリストン服用後，36〜48時間後にミソプロストールバッカル錠を左右の臼歯の歯茎と頬の間に2錠ずつ30分間静置し，残った破片は飲み込みます．口腔粘膜から薬物を吸収することで，門脈を経ないで循環血に到達するため，肝初回通過効果を回避できます．そのため，口腔粘膜からの吸収が重要であると理解してもらうことが重要です．また，月経より強い下腹部痛や，経験したことのない出血が起こりうることなどを十分に伝えておくことも重要です．

　胎嚢排出の確認には，modified PBACスコア（modified Pictorial Blood loss Assessment

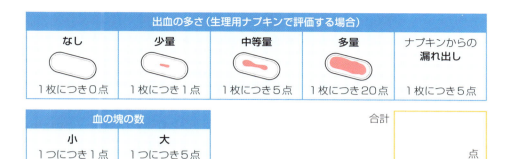

図2-7-2 modified PBACスコア

メフィーゴ®パックの適正使用ガイドによると，胎嚢排出が確認される前の0～4時間の出血量が最も多く，modified PBACスコアの平均値±標準偏差は27.3±27.26であった．

（文献6を参考に作成）

Chart score）が用いられ，ナプキンの出血量で判断します（図2-7-2）[6]．どうしても判断が難しい場合は超音波検査での確認も可能です．

◆ プレグランディン®の場合

プレグランディン®は国内生産薬で，歴史的に中期の自然流産や中絶に使用されてきました．使用の際にはラミセルなどを頸管に挿入して行う物理的な頸管拡張を必要としますが，腟内操作が必要であることや痛みを伴うものであることから，協力が得にくい場合があります．加えて，3時間ごとの腟内への薬剤挿入は，度重なる内診という産科暴力（obstetric violence；妊娠中および出産・中絶中に医療従事者から軽蔑的で虐待的な扱いを受けること）にあたる可能性があり，できる限り回避すべき処置ともいえます[7]．

海外では28週でも経口中絶薬で処置できるという報告[8]もあり，いずれ法改正や添付文書の改訂に伴って腟坐剤ではなく経口中絶薬に収束していくべきであろうと推察します．

見逃してはいけない副作用とその対処法

◆ メフィーゴ®パック

経口中絶薬を使用すると自然に流産するときと同様，下腹部痛と出血があります．月経に伴う痛みと類似した下腹部痛ではありますが，月経よりは子宮内容が多いために，その分余計に痛いのは理解できるでしょう．また，通常の月経でも過多月経が起こるように，流産においても出血過多となるケースがあります．なお，出産経験のある女性では出産ほどではないと受け止めることができるでしょう．

メフィーゴ®パック使用においても同様のことが起こりうると事前に伝えます．第Ⅲ相臨床試験での副作用は，下腹部痛15.0％，下痢14.2％，嘔吐10.8％でした．経口中絶薬のメリットは，手

術が不要であることです．これは医療従事者にとっても術後の子宮内膜の癒着や子宮穿孔などの
リスク回避となりますし，女性にとっては麻酔や手術を避けられ身体的・心理的な安全性を守れ
る素晴らしい方法です．

◆ プレグランディン®

　眼圧を上げる場合があるため緑内障患者には慎重に投与する必要があります．また，帝王切
開などの子宮手術既往がある場合や，それ以外の患者でも，子宮破裂や子宮頸管裂傷の可能性
があるため，経過中は十分な観察が必要です．

　血中濃度は，初回投与後1時間で6ng/mLに達し最高を示し，3時間後には1/3に減少しま
す．その後の投与でも同様な薬物動態を示します．

おわりに

　2016年に引き続いて，2019年にバンコクで開催された「第4回 安全でない中絶と女性の健康
に関する国際会議」に筆者も参加しました．レベッカ・ゴンパーツ医師の「経口中絶薬の力」という
講演で，経口中絶薬は中絶へのアクセスを改善し，制限的な中絶に関する法律をも変えることが
できるというスピーチがありました．レベッカさんは，Women on Webを運営し[9]，世界中のさまざ
まな中絶へのアクセスが制限されている国の女性たちに経口中絶薬を届けています．わが国の女
性も例外ではありません．

　「中絶は女性にとって，月経と同じように日常のシーンのひとつだから」と快活に微笑まれたとき
に，中絶に対する罪悪感は，堕胎罪に縛られているからだと気づきました．世界は女性の身体は
女性のものであることを尊重し，堕胎罪廃止の方向に進んでいます．

　メフィーゴ®パックとプレグランディン®については，現時点では妊娠週数によって使い分けると
認識していただいてよいと思います．ただ，今後は子宮口を開く作用ももつミフェプリストンを中心
に使用する傾向が強まるのではないかと思います．また，流産でも使用できるよう保険適用化の
議論も必要でしょう．イギリス，スウェーデン，フランスなどでは薬物による中絶が導入されても中
絶率は上がらず，むしろ，中絶を行う週数が早まり，より安全になりました[10]．関係する医療従事
者が，過度なスティグマ（偏見，差別）やパターナリズム（患者の希望や意向より医療者の考えを
優先させること）を発揮しないように，そうしなくて済むような法制度の見直しを期待しています．

（早乙女智子）

文献
1) Heard M, et al.：BMJ, 304 (6821)：195-196, 1992.
2) Leichombam R, et al.：Cureus, 15 (10)：e46444, 2023.
3) Faucher Pほか 著，堀本江美 監訳：薬剤による妊娠中絶ハンドブック，第3版，ドコニカ，2024.
4) Jayaweera R, et al.：JAMA Netw Open, 6 (10)：e2340042, 2023.
5) Chinthakanan O, et al.：Ramathibodi Hospital's experiences of second trimester medical abortion. Symposium 5. p59, The 4th International Congress on Women's Health and Unsafe Abortion "Universal

Access to Safe Abortion：We Trust Women" 19-22 February 2019, Bangkok, Thailand.
6) ラインファーマ株式会社：メフィーゴ®パック（薬）とは－薬の投与を受けるとあらわれる症状, n.d. Available at：https://www.linepharma.co.jp/symptoms_u.php（閲覧日：2024年12月）
7) World Health Organization：施設分娩中の軽蔑と虐待の予防と撲滅, 2015. Available at：https://iris.who.int/bitstream/handle/10665/134588/WHO_RHR_14.23_jpn.pdf（閲覧日：2024年12月）
8) The International Federation of Gynecology and Obstetrics（FIGO）：FIGO Mifepristone & Misoprostol and Misoprostol Only Dosing Charts 2023, 2023. Available at：https://www.figo.org/figo-mifepristone-misoprostol-and-misoprostol-only-dosing-charts-2023
9) Women on Web：Home, Webpage URL：https://www.womenonweb.org/en/（閲覧日：2024年11月）
10) Jones RK, et al.：Perspect Sex Reprod Health, 34（3）：154-161, 2002.

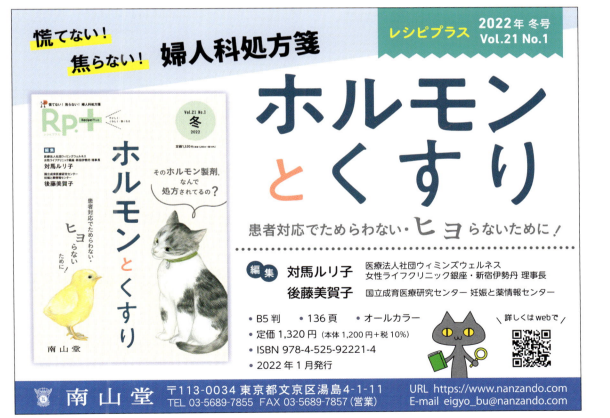

月経および更年期の不調に関する漢方薬

　漢方薬が西洋薬と大きく違う点に，1種類の漢方薬が複数の違う病気を治療できること（異病同治）と，異なる漢方薬が同じ病気を治療できること（同病異治）があります．例えば「葛根湯」という感冒によく使われる漢方薬がありますが，その添付文書の効能・効果には「感冒」の他に「結膜炎，角膜炎，中耳炎，扁桃腺炎，乳腺炎，リンパ腺炎，肩こり，上半身の神経痛，蕁麻疹」との記載があります．また同じ更年期障害と診断されているのにもかかわらず，AさんとBさんでは効能・効果が全く違う漢方薬が効くことがあります．そのため初めて漢方薬を勉強するときには戸惑う人が多いでしょう．そこでまずは産婦人科の臨床現場でたくさん使われている代表的な漢方薬「婦人科3大処方」を解説しながら，漢方薬の使い方を説明していこうと思います．

婦人科3大処方と東洋医学の考え方

　「婦人科3大処方」とは図2-8-1の中央部に示した3つの漢方薬①当帰芍薬散，②加味逍遙散，③桂枝茯苓丸を指します．この3処方はどれも月経困難症，月経不順，更年期障害に効能・効果があるとされている漢方薬で，10代の若年女性から50代の更年期女性まで幅広く処方されています．この3つの漢方薬を上手に使いこなすためには，東洋医学で「証」とよばれる患者

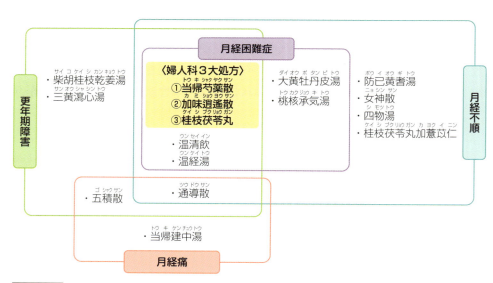

図2-8-1 女性に使われることの多い漢方薬の効能・効果

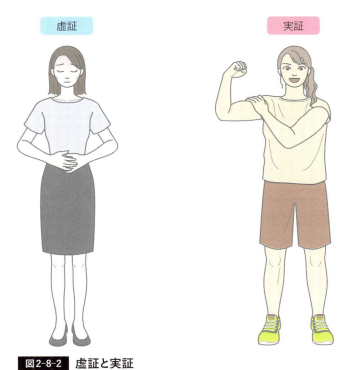

図2-8-2　虚証と実証
東洋医学ではどちらにも偏らない「中庸」を目指す．

の体質や体調を考えることが必要になります．

　東洋医学では細身で食が細く元気がない方を「虚証」，筋肉質で体つきがよく声の大きな方を「実証」といいます（図2-8-2）．この2つのタイプでは，同じ症状を訴えていても効果のある漢方薬が違う場合があります．例えば月経困難症と診断されても，月経前から月経時に浮腫が増悪するような虚証の女性には当帰芍薬散が選択されますし，反対に同じ時期にイライラして食欲が増進するような実証の女性には桂枝茯苓丸が処方されます．また，一般的に東洋医学では偏りのないバランスのよい状態を「中庸」とよび，これを健康な状態と考えて治療目標とします．この考え方は精神状態（気）のバランス，血液（血）のバランス，体内の水分（水）のバランスともつながり，実際の臨床でも患者の「気・血・水」の偏りに対して中庸を目指す治療が行われます．

婦人科3大処方をはじめとした漢方薬

　では実際に「婦人科3大処方」である①当帰芍薬散，②加味逍遙散，③桂枝茯苓丸を中心に，「気・血・水」の偏りに注目しながら漢方薬の効能・効果を理解していきましょう．

表2-8-1 当帰芍薬散の構成生薬と効能

主な効果による分類	生薬	生薬の主な作用
血を補う（補血剤），鎮痛	当帰	補血，鎮痛
	川芎	補血，鎮痛
	芍薬	鎮痛，抗炎症
水を巡らせる，浮腫の改善（利水剤）	茯苓	利尿，健胃
	蒼朮	利尿，健胃
	沢瀉	利尿，止渇

主に「血」と「水」のバランスを整える効果をもつ．

◆ 生薬の作用でみる婦人科3大処方の使い分け

漢方薬というのは2種類以上の生薬の組み合わせによって効能・効果を発揮します．

当帰芍薬散の効果と使いどころ

例えば，①当帰芍薬散の構成生薬は6種類で，そのうち3種類が水の偏りを，3種類が血の偏りを整える生薬となっています（**表2-8-1**）．水のバランスが悪い女性は，むくみやすく体が冷えやすい，雨の日に頭痛やめまいが起こりやすいなどの症状を訴えることが多く，そんな女性が月経痛や更年期障害を訴えている場合には当帰芍薬散が選択されます．当帰芍薬散は体内の余分な水分を尿として排出させることで体内の水のバランスを整え，また同時に血を補うことで月経痛などの症状を軽快させます．

加味逍遙散の効果と使いどころ

同じ月経困難症のある女性でも，浮腫がなく不眠や抑うつなどの精神症状の強い女性には②加味逍遙散が選択されます．加味逍遙散は10種類の生薬で構成されますが，このうちの「柴胡」という精神症状を整える生薬が効能・効果を発揮します（**表2-8-2**）．気のバランスが整うと，よく眠れるようになり，イライラしにくくなったり不安感が少なくなったりして気持ちを落ち着かせることができるようになります．ストレスの多い現代社会を生きている女性には必要な漢方薬かもしれません．

柴胡を含む漢方薬は加味逍遙散の他にもたくさんの方剤があります．そこで精神症状の強い患者さんに加味逍遙散を処方しても十分な効果が得られなかった場合は，柴胡を含む他の漢方薬を一つずつ試しながら，患者さんと一緒に効果のある漢方薬を見つけていきます．例えば更年期障害で不眠のある患者さんに体が冷えるという別の愁訴があった場合，加味逍遙散から柴胡桂枝乾姜湯に変更すると「足が温かくなってよく眠れた」というように，冷えと不眠の両方を同時に治療することができます．これは柴胡桂枝乾姜湯に含まれる桂枝（シナモン）と乾姜（ショウガ）で冷えを改善し安眠効果を引き出しているのです．

第2部　婦人科疾患・女性医療と薬物療法

表2-8-2 加味逍遙散の構成生薬と効能

主な効果による分類		生薬	生薬の主な作用
血への作用	うっ血を正す（駆瘀血剤）	牡丹皮	駆瘀血
	血を補う（補血剤）	当帰	補血，鎮痛
		芍薬	鎮痛，鎮静
五臓の肝への作用	肝の失調を整える（精神や神経・筋の緊張などを安定させる）	柴胡	解熱，疏肝（気の巡りをよくする）
		薄荷	辛涼解表（体を冷やして発汗させる）
神経への作用	神経を安らかにする（安神剤）	山梔子	利胆
		茯苓	利尿，健胃
胃腸への作用	胃や腸を整える	甘草	去痰，鎮咳
		蒼朮	利尿，健胃
		生姜	発汗解表，解毒

主に「血」の流れと「気」のバランスを整える効果をもつ．

冷えの治療と桂枝茯苓丸

　日本人女性は約半数の人が冷えを自覚しているという報告[1]がありますが，日常生活に影響がなければ治療しなくても問題はありません．しかし冷えがあるために不眠や痛み（月経困難症，神経痛，頭痛，腰痛，腹痛など），便通障害（便秘，下痢），食欲低下などの症状があれば，冷えに効く漢方薬を上手に使うことで症状の軽快を期待できます．西洋医学では「冷え」は病気ではありませんが，東洋医学では「冷え」を「未病＝病気未満」として治療します．「冷え」は「水」と「血」の異常によっても増悪するため，冷えを根源とする腹痛や不眠，イライラ，抑うつなどの症状に対して「水」と「血」のバランスを診ながらいろいろな漢方薬を使って治療します．

　「冷え」に効能・効果がある漢方薬と生薬はたくさんありますが，冷える場所や自覚症状によって使い分けると使いやすくなります（図2-8-3）．下半身の冷えには苓姜朮甘湯，手足の末端の冷えには当帰四逆加呉茱萸生姜湯などが効果を期待できます．腹部の冷えが根本にあり，主に消化器症状（下痢や便秘）がある場合には大建中湯が，同じ腹部の冷えでも月経困難症など婦人科的な症状があるときには温経湯，桂枝茯苓丸などが使われます．体の芯から冷える女性に対して浮腫があれば当帰芍薬散を，胃腸の弱い患者さんには真武湯を，不眠のある患者さんには柴胡桂枝乾姜湯を，というように冷えのある場所と患者さんの自覚症状に合わせて漢方薬を選択すると，効果が得られやすくなります．

　「冷え」に効果がある③桂枝茯苓丸という漢方薬ですが，これは血のバランスを整える漢方薬といわれています．構成生薬は5種類で，そのうち「桃仁」と「牡丹皮」という2つの生薬に「血」の流れを整える作用があります（表2-8-3）．「血」というのは体の中をスムーズに滞りなく巡っているのが健康な状態で，その流れが悪い状態（微小循環障害を生じている状態）だと冷えや痛みが出る

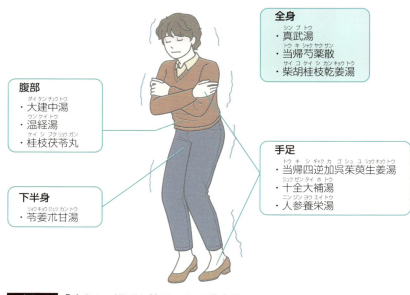

図2-8-3 「冷え」の場所と効果のある漢方薬

表2-8-3 桂枝茯苓丸の構成生薬と効能

主な効果による分類	生薬	生薬の主な作用
うっ血を正し血を巡らせる（駆瘀血剤）	桃仁	駆瘀血
	牡丹皮	駆瘀血
鎮痛	芍薬	鎮痛，鎮静
鎮静，水を巡らせる	茯苓	利尿，健胃
気を巡らせ温める	桂皮	発汗，解熱，鎮痛

主に「血」の流れを整える効果をもつ．

と東洋医学では考えられています．そのため血の流れの悪いところを桂枝茯苓丸で改善すると冷えが改善し，月経痛などの痛みやホットフラッシュなどの更年期症状が軽快するとされています．

東洋医学の診断方法

　では血液の流れや水のバランスが悪いかどうか，どうやって診断するのでしょうか．西洋医学的な血液検査や診察で診断することは難しいため，東洋医学独特の診断方法が用いられます．「気・血・水」の異常は体中にサインが現れるため，それを探していくという手法を使います．
　「血」と「水」の異常では舌に特徴的な所見がみられます．「血」の巡りが悪いと舌色が暗赤色に

変化し，舌裏静脈の怒張が認められます（図2-8-4a）．「水」のバランスが悪い女性では体の中に余分な水があるため，舌の辺縁に歯の痕（くぼみ）がみられるようになります．これは「歯痕」とよばれ，この所見がある女性は当帰芍薬散を服用すると症状の改善が認められる可能性が高くなります（図2-8-4b）．その他にも，「血」の巡りが悪い場合は器質的疾患（子宮内膜症や子宮筋腫）がなくても下腹部を軽く押すだけで痛みを訴えたり，全身の皮膚の皮下静脈の怒張（細絡）が認められたりなど，全身に特徴的な所見が現れます（図2-8-5）．

このように西洋医学的な診断とは全く別の診断方法である「気・血・水」のバランスを診る方法で漢方治療を行うために，同じように「月経困難症」や「更年期障害」と診断された方々であっても，患者の体質や状態を表す「証」によって①当帰芍薬散，②加味逍遙散，③桂枝茯苓丸をはじめ，いろいろな漢方薬が選択されることになるのです．

この東洋医学的に体の状態を示す「証」ですが，同じ女性でも月経前後，天気，季節や生活環

a 血の異常でみられる舌の所見

怒張なし（正常）　　　　　　暗赤色，舌裏静脈の怒張

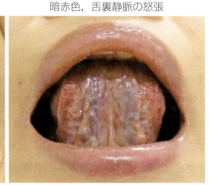

b 水の異常でみられる舌の歯痕

歯痕なし（正常）　　　　　　歯痕あり（浮腫）

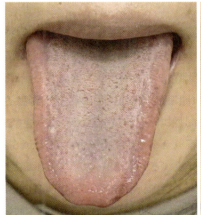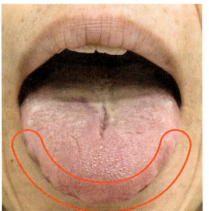

図2-8-4　血，水の異常でみられる舌の臨床所見

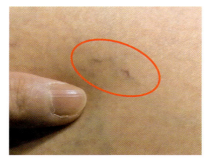

図2-8-5 血の異常でみられる皮膚の臨床所見：細絡（毛細血管の拡張）

境によって大きく変化するものであり，効果のある漢方薬も変わる可能性があります．例えば1ヵ月の月経周期のなかで月経前2週間の時期に浮腫が強くなるような女性では，浮腫のある2週間のみ当帰芍薬散を服用するという周期的投与で十分に効果を得られます．同じように雨天時のみ浮腫や頭痛，抑うつが増悪するのであれば，その症状があるときにだけ頓服することで，症状を改善させることができます．

漢方薬の服用方法

　漢方薬は長期間服用しないと効果が得られないと思い込んでいる患者さんがいますが，それは誤りで，症状があるときのみの短期服用や頓服でも十分に効果を得られる漢方薬も多くあります．その代表格が「葛根湯」で，感冒初期の悪寒を感じている時期（数日間）のみの服用が基本となります．葛根湯は長期（1週間以上）服用すると胃腸障害などの副作用を起こす危険性があるため，もしも感冒症状が長引いて鼻汁や咳など悪寒以外の症状が出てきたら，「小柴胡湯」など，他の感冒薬に変更する方が安心です．

　また，葛根湯には服用方法に2つのコツがあります．①お湯で服用すること，②解熱鎮痛薬と併用しないことです．理由は葛根湯の重要な効能が「体温の上昇」だからです．体温が上がることで初めて免疫活動が活発になり，感冒などのウイルスや細菌の感染に対処できるようになるのですが，冷たい水で服用したり，非ステロイド性抗炎症薬（NSAIDs）であるロキソプロフェン（ロキソニン®）やアスピリン（バファリン）のような解熱鎮痛薬と併用したりすると，体温が低下してしまうためにせっかくの葛根湯の効果が得られにくくなってしまうのです．さらに悪いことに，葛根湯と解熱鎮痛薬の併用で胃腸障害のリスクが高まるとの報告もあります[2]．そのため葛根湯を上手に使用するためには，患者さんへ前述の2つのコツをしっかりと伝えることが重要となります．

第2部　婦人科疾患・女性医療と薬物療法

漢方薬の副作用

　最後に漢方薬の副作用について説明します．漢方薬には副作用がないから安心して飲めると考えている人もいるかもしれませんが，漢方薬にも注意しなくてはいけない副作用があります．西洋薬と同じように多くの漢方薬が肝臓で代謝されるため，薬剤性肝障害のリスクを考慮して半年に1回の肝機能検査が必要です．また，生薬によっては胃腸に負担の大きいものもありますし，蕁麻疹などのアレルギー症状が現れる場合もあります．いずれにしても休薬によって多くの副作用は軽快するため，副作用の疑いがある場合にはただちに服用を中止することが大切です．

◆ 甘草による偽アルドステロン症

　漢方薬ならではの副作用には「甘草による偽アルドステロン症」があります．偽アルドステロン症とは甘草の主成分であるグリチルリチンの過量・長期投与によって起こるもので，低カリウム血症，筋力低下，浮腫，高血圧，不整脈などの症状が現れます[3]．腎機能の低下している患者には十分な注意が必要です．

　医療用漢方エキス顆粒製剤のうち，芍薬甘草湯エキス顆粒（医療用）は甘草を多く含むため注意が必要です．芍薬甘草湯とは「急激に起こる筋肉のけいれんを伴う疼痛，筋肉・関節痛，胃痛，腹痛」に用いられる方剤で，筋肉痛や関節痛の治療を目的として処方されており，こむら返りの治療薬として広く使われています．産婦人科では月経困難症（月経痛）に対する頓服の治療薬として「産婦人科診療ガイドライン　婦人科外来編2023」[4]にも掲載されています．この方剤を漫然と長期間服用していると偽アルドステロン症を発症するリスクを伴います．

　この芍薬甘草湯を効果的かつ安全に服用するためには，1包を症状があるときに頓服すること，痛みが軽減すれば服用をただちにやめることが大切です．そのため処方時には患者さんへ「月経で腹痛がひどいときや，こむら返りの症状があるときにだけ，1包頓服してください」と服用方法の指導を行うことがとても重要です．

　さらに臨床で問題になる偽アルドステロン症発症のリスク因子として，「複数の漢方薬の併用」があげられます．流通している医療用漢方エキス製剤148品目のうちで甘草を含有するものは109品目（約74％）もあるため，複数の漢方薬を同時に服用すると甘草が過量となることがあります．例えば慢性的な胃腸障害に対して人参湯エキス顆粒製剤を1日3包長期服用している高齢者が，花粉症の時期に小青竜湯1日3包を服用した場合，甘草が過量となります．このようなリスクを考慮し，漢方薬を処方する際には他に服用している漢方薬がないかどうかを確認することが重要となります．漢方薬にも副作用があるため基本的には漢方薬は1回1包で，なるべく併用はしないようにという服薬指導が大切です．

おわりに

　西洋医学を中心に調剤業務を行っていると，東洋医学的アプローチは馴染みにくく，いざ漢方薬の処方が来た際に，なぜその漢方薬が処方されているのか，どのような服薬指導をしたらよいのかわからないと悩むことがあるかもしれません．まずはここでご紹介したような使用頻度の高い漢方薬から勉強してみることをお勧めします．漢方薬のもつ多様性が，多くの女性の心身の健康維持に活かされれば望外の喜びです．

（梶本めぐみ）

文献
1) Ushiroyama T, et al.：Bull Osaka Med Coll, 51（2）：76-84, 2005.
2) 趙 重文ほか：漢方の臨床，49（5）：609-616，2002.
3) 日本東洋医学会学術教育委員会 編：専門医のための漢方医学テキスト 漢方専門医研修カリキュラム準拠，南江堂，2010.
4) 日本産科婦人科学会ほか 編・監：産婦人科診療ガイドライン 婦人科外来編2023，日本産科婦人科学会，2023.

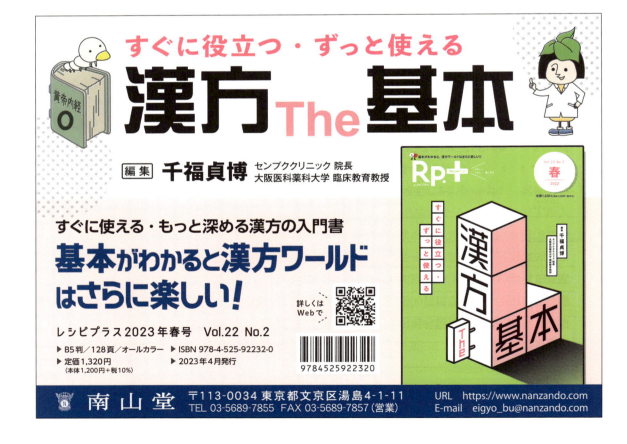

婦人科がんに用いる抗がん薬

作用機序の違いを比較する

　卵巣がんに使用される抗がん薬には，細胞分裂周期に作用する殺細胞薬（細胞障害性抗がん薬），遺伝子やがん細胞の増殖に必要なタンパク質などを標的とする分子標的薬があげられます（表2-9-1）．殺細胞薬のカルボプラチン，パクリタキセルなどは子宮体がん，子宮頸がんでも共通になります．また，子宮体がんや子宮頸がんでは，がん細胞を排除する免疫システムを活性化する免疫チェックポイント阻害薬が使用されます．

◆ 殺細胞薬

白金製剤（卵巣がん，子宮体がん，子宮頸がん）

　シスプラチン，カルボプラチンが白金製剤に分類されます．古くからある抗がん薬でありDNA

表2-9-1 婦人科がんで使用される抗がん薬の作用機序と種類

作用機序による分類	種類	抗がん薬（一般名）	婦人科がんの適応例
殺細胞薬	白金製剤	シスプラチン，カルボプラチン	卵巣がん，子宮体がん，子宮頸がん
	タキサン系製剤	パクリタキセル	卵巣がん，子宮体がん，子宮頸がん
		ドセタキセル	卵巣がん，子宮体がん，子宮頸がん（適応外）
	アントラサイクリン系製剤	ドキソルビシン	子宮体がん
		ドキソルビシンリポソーム製剤	卵巣がん
分子標的薬	血管新生阻害薬	ベバシズマブ	卵巣がん，子宮頸がん
	チロシンキナーゼ阻害薬	レンバチニブ	子宮体がん
	PARP阻害薬	オラパリブ	卵巣がん，子宮体がん
		ニラパリブ	卵巣がん
免疫チェックポイント阻害薬		ペムブロリズマブ	子宮体がん
		セミプリマブ	子宮頸がん

PARP：ポリADPリボースポリメラーゼ

のグアニンとアデニンのN–7部位に配位結合することで細胞分裂を阻害します.

タキサン系製剤（卵巣がん，子宮体がん，子宮頸がん）

イチイから抽出された抗がん薬がタキサン系とされ，パクリタキセル，ドセタキセルが婦人科がんで使用されます.微小管に結合することにより，細胞周期のM期（分裂期）に作用して細胞分裂を阻害します.保険適用外ですが，パクリタキセルをヒト血清アルブミンに結合させたアブラキサン®も使用されます.

アントラサイクリン系製剤（子宮体がん，卵巣がん）

ドキソルビシン（子宮体がん），ドキソルビシンリポソーム製剤（卵巣がん）が含まれます.DNAの合成・複製時にDNAを切断・再結合する酵素であるトポイソメラーゼIIを阻害することにより，2本鎖DNAの再結合を阻害し抗腫瘍効果を発揮します.アントラサイクリン系製剤の特徴として心毒性があり，ドキソルビシンは総投与量が$500\,mg/m^2$以上で心不全などのリスクが上昇します.一定の投与量以上は使用しないように注意が必要です.

◆ 分子標的薬

血管新生阻害薬（卵巣がん，子宮頸がん）

血管新生阻害薬は血管形成を阻害することでがんの増殖を抑制します.腫瘍は増大するにつれて，必要な栄養や酸素を引き込むために，血管新生のための増殖シグナルである血管内皮細胞増殖因子（vascular endothelial growth factor：VEGF）を活性化させます.

VEGFファミリーとしてはA，B，C，D，Eと胎盤増殖因子–1，2が同定されており，ベバシズマブはVEGF-Aに対するヒト化モノクローナル抗体です.VEGF-Aに結合することにより，腫瘍の内皮細胞のVEGF受容体との結合を阻害して新生血管の増生を防ぎます.また，血管透過性を低下させ，腫瘍内の間質圧を下げることによりドラッグデリバリーを強めているとされています.免疫系にも影響を与えることが示唆されており，樹状細胞の機能を向上させ，抗体依存性の細胞傷害や，補体による腫瘍細胞の溶解などを促進するといわれています.

血管新生阻害薬のうち，婦人科がんで使用されるのはベバシズマブですが，ラムシルマブ，アフリベルセプト ベータといった血管新生阻害薬は他がん種の治療で使用されています.

チロシンキナーゼ阻害薬（子宮体がん）

婦人科がんで使用されるチロシンキナーゼ阻害薬（TKI）にはレンバチニブがあります.VEGF受容体1～3，線維芽細胞増殖因子（FGF）受容体1～4のチロシンキナーゼを阻害することによって血管新生を阻止し，腫瘍縮小効果を発揮します.後述する免疫チェックポイント阻害薬のペムブロリズマブと併用して用いられます.

ポリADPリボースポリメラーゼ（PARP）阻害薬（卵巣がん，子宮体がん）

DNA修復に関わる酵素にPARP，遺伝子に*BRCA1*と*BRCA2*があります．PARPはDNA 1本鎖切断が生じた際に，損傷部位を認識してADPリボシル化することにより修復に関連する塩基除去修復タンパクを運んできます．PARPが機能しない状態になるとDNA 1本鎖だけでなく2本鎖の断裂が生じてしまいます．その際には*BRCA1/2*により修復部位の認識と相同組み換えが起こることによってDNA修復が誘導されるようになっています．しかし，PARPも*BRCA1/2*も機能していない状態になると細胞死が起こります．

卵巣がんに使用されるPARP阻害薬にはオラパリブ，ニラパリブがあり，PARP 1，2，3へ結合します．

◆ 免疫チェックポイント阻害薬（子宮体がん，子宮頸がん）

がん細胞はつねにリンパ球，NK（ナチュラルキラー）細胞などの免疫細胞に監視されており，通常であれば細胞に異常が生じた時点で体内から排除されます（腫瘍免疫）．Chenらが提唱した，がん免疫サイクルが有名です．これは①壊れたがん細胞からのがん抗原放出，②抗原提示細胞によるがん抗原の提示，③ナイーブT細胞へのがん抗原提示と活性化，④活性化T細胞の腫瘍細胞への到達，⑤浸潤，⑥がん細胞の認識，⑦がん細胞の破壊の7段階のサイクルとされています[1]．このどこかに支障があると，がん細胞の排除が適切に行われなくなります．

がん細胞にはPD-L1というタンパク質が発現しており，活性化したエフェクターT細胞の表面のPD-1と結合することによりT細胞の活性化を抑制します．婦人科がんで使用される免疫チェックポイント阻害薬のペムブロリズマブ，セミプリマブは抗PD-1抗体であり，PD-1と結合することで前述の腫瘍免疫を活性化させます．

病態に合わせて選ぶ

がん治療において抗がん薬をどのように選択していくかには，がんのステージや患者の全身状態を示すパフォーマンスステータス（PS），合併症，年齢，通院頻度などが関係してきます．

◆ 卵巣がん

国立がん研究センターによる「がん情報サービス」のデータによると，卵巣がんと診断された患者数は1年間で12,738人（2020年），死亡者数は5,182人（2022年）となっています[2]．

治療法は診断時のステージ分類により異なりますが，症状に乏しく，有効ながん検診方法が確立されていない卵巣がんでは，ステージⅠ～Ⅳのうち，Ⅲ～Ⅳの進行期の患者が過半数を超えるといわれています．組織型は，漿液性がん，明細胞がん，類内膜がん，粘液性がんの順番で多く，抗がん薬の奏効率も組織型により変わってきます．

卵巣がんの治療

　卵巣がんと診断されたあとに，初回腫瘍減量術が可能であれば，がんを縮小する目的と病理学的ステージングの決定のために手術を行います．がんの広がり方や患者状態などで初回腫瘍減量術が難しい症例では，術前化学療法が選択肢になります．3〜6サイクルの抗がん薬投与を行い，縮小が認められたときにはインターバル腫瘍減量手術となります．

　卵巣がんに対する初回標準薬物療法はパクリタキセルとカルボプラチン併用のTC療法です．パクリタキセル（175 mg/m²）とカルボプラチン（AUC 5〜6 mg/mL・分相当量）を3週間おきに投与するtri-weekly TC療法が標準とされていますが，状況によっては投与量と投与間隔を変更したdose dense TC療法やweekly TC療法などが選択されることもあります．TC療法にはベバシズマブ併用／維持療法もあります（後述）．維持療法にはほかに，*BRCA1/2*遺伝子変異陽性例に対するPARP阻害薬（オラパリブ）維持療法，相同組み換え修復欠損（HRD）陽性例に対するベバシズマブ＋オラパリブ併用維持療法，初回化学療法後のPARP阻害薬（ニラパリブ）維持療法があります（表2-9-2）[3]．

　ステージIB，Cでは，明細胞がんであれば3週間おきのtri-weekly TC療法を行うのが標準治療ですが，ステージII〜IVではJCOG 3016試験で検討されたdose dense TC療法が選択されることがあります．dose dense TC療法はパクリタキセル1，8，15日目＋カルボプラチン1日目で投与する方法で，tri-weekly TC療法と比較して無増悪生存期間の延長（28ヵ月 vs. 17ヵ月）が認められ，5年生存率も上昇しました．一方，副作用として骨髄抑制（貧血）の割合が高いことがわかりました．また，毎週投与のため通院回数が多くなるというデメリットがあります．欧米で追試験が実施されましたが，無増悪生存期間などの延長はみられませんでした．しかしながら，JCOG 3016試験の結果をもってわが国では一次治療の標準治療のひとつとなっています．

　進行卵巣がんに対してはTC療法＋ベバシズマブの併用／維持療法も選択されます．米国で行われたGOG-0218試験，欧州のICON 7試験の結果から，ベバシズマブ併用／維持療法に

表2-9-2　卵巣がんの抗がん薬治療の流れ

	初回薬物療法	維持療法
明細胞がん以外（低異型度）のIA期，IB期	抗がん薬なし（手術後，経過観察）	
明細胞がんのIA期，IB期 それ以外のIC期，II期	TC療法	なし（経過観察）
III期・IV期	TC療法＋ベバシズマブ	ベバシズマブ
		（*BRCA1/2*変異ありの場合）オラパリブ
		（HRD陽性の場合）ベバシズマブ＋オラパリブ

HRD：相同組み換え修復欠損　　　　　　　　　　　　　　　　　　　　　　　（文献3を参考に作成）

第2部　婦人科疾患・女性医療と薬物療法

よる無増悪生存期間の延長が確認されましたが，生存率の延長は認められていません．ベバシズマブ併用により効果を評価できるバイオマーカーなどがわかっておらず，副作用の観点からもどの患者にこの治療を適応するかの選択が重要とされています．

　TC療法で奏効が得られた際には，PARP阻害薬による維持療法が選択されることがあります．現在承認されている薬剤としては，オラパリブとニラパリブの2剤があります．

　*BRCA*遺伝子変異がある卵巣がんにおいて，白金製剤併用レジメンで奏効が得られた症例に対して維持療法としてオラパリブを投与したSOLO 1試験では，無増悪生存期間の延長が認められています．さらにPAOLA-1試験のレジメンではベバシズマブ併用／維持療法にオラパリブを上乗せすることで，相同組み換え修復欠損を有する卵巣がん患者の無増悪生存期間を延長しました．こうした試験結果から，条件つきですがオラパリブが承認されています．治療が患者に有効か調べるコンパニオン診断には，相同組み換え修復欠損を検出するmyChoice®診断システムが使用されます．

　ニラパリブは残存病変，手術不能のステージⅢ，Ⅳの進行性卵巣がんに対して，初回白金製剤併用レジメンでの奏効例にニラパリブ維持療法を行ったPRIMA試験で無増悪生存期間の延長がみられました．これをもって，卵巣がんにおける初回化学療法後の維持療法への適応が認められています（表2-9-3）．

◆ 子宮体がん

　子宮体がんと診断された患者数は1年間で17,779人（2020年），死亡者数は2,863人（2022年）です[2]．

　子宮体部由来の悪性腫瘍は，発生部位と，組織型によって分類されます．また，子宮体がんはエストロゲン依存性かどうかでType ⅠとType Ⅱに分類されます（表2-9-4）．

　さらに遺伝子解析が進んでからは，The Cancer Genome Atlasにより，ゲノム異常などの特徴から次の4つの分類が提唱されています[4]．①*POLE*超高頻度変異（*POLE* ultramutated）：DNAポリメラーゼに関する遺伝子変異で類内膜がんに多い，②高頻度マイクロサテライト不安定性（MSI-High）：DNAのミスマッチ修復機能の欠損で類内膜がんグレード2，3に多い，③低コピー数異常（copy-number low）：類内膜がんに多い，④高コピー数異常（copy-number high）：

表2-9-3 卵巣がんにおけるPARP阻害薬の適応

オラパリブ	・*BRCA*遺伝子変異陽性の卵巣がんにおける初回化学療法後の維持療法 ・相同組み換え修復欠損（HRD）を有する卵巣がんにおけるベバシズマブを含む初回化学療法後の維持療法 ・白金系抗悪性腫瘍薬感受性の再発卵巣がんにおける維持療法
ニラパリブ	・初回化学療法後の維持療法（*BRCA*遺伝子変異にかかわらず） ・白金系抗悪性腫瘍薬感受性の相同組み換え修復欠損を有する再発卵巣がん ・白金系抗悪性腫瘍薬感受性の再発卵巣がんにおける維持療法

表2-9-4	子宮体がんのタイプ	
	Type I	**Type II**
主な組織	類内膜腺	漿液性，明細胞，がん肉腫
エストロゲン依存性	あり	なし
主な遺伝子異常	*PTEN*欠損，*PIK3CA*変異，dMMR（ミスマッチ修復機能欠損）	*p53*変異，*HER2*過剰発現，*PIK3CA*変異

漿液性がんに多い．

　これらは無増悪生存期間と関連しているといわれており，①の*POLE*超高頻度変異が最も予後良好であり，④のcopy-number highが予後不良とされています．なお，これらをもとに，WHOが類内膜がんの新たな分類を示しています．

　子宮体がんの初期症状には閉経後出血，出血を伴った帯下（おりもの）の増量があります．Type IIの子宮体がんは出血を伴わない場合もあり，腹痛や腹部膨満感などが契機となることがありますが，進行期で見つかることが多いとされています．多くの場合，ステージ分類には国際産婦人科連盟（FIGO）による分類が用いられます．

子宮体がんの治療

　子宮体がんの治療は，明らかに最も進行したIVB期で手術適応がない場合を除き，手術が行われます．手術後は再発のリスクを勘案して術後補助療法が決定されます．

　薬物療法は，化学療法と放射線治療を比較したGOG122試験の結果をもってドキソルビシン＋シスプラチン併用（AP）療法が標準治療とされていましたが，AP療法，ドセタキセル＋シスプラチン併用療法，TC療法を比較したJGOG2043試験の結果では，無増悪生存期間がすべての治療で同等であったため，TC療法が用いられることが多くなりました．転移再発療法では抗がん薬治療のほかに内分泌療法が選択されることもあります．

　免疫チェックポイント阻害薬開発後には，子宮体がんの標準治療も変わってきています．第二選択での適応にはなりますが，②のMSI-highが判明した症例に対しては，ペムブロリズマブが良好な成績を示しました．ペムブロリズマブに血管新生阻害薬であるレンバチニブを上乗せしたKEYNOTE-775試験が行われ，無増悪生存期間，生存期間，奏効率のすべての項目でドキソルビシン，パクリタキセル単剤療法を上回り，抗がん薬治療後に増悪した切除不能な進行・再発の子宮体がんの標準治療となりました．

◆ 子宮頸がん

　子宮頸がんと診断された患者数は年間10,353人（2020年），死亡者数は2,999人（2022年）です[2]．

第2部　婦人科疾患・女性医療と薬物療法

　子宮頸がんの発症にはヒトパピローマウイルス（HPV）16型，18型などが関与しており，9歳以上を対象にワクチン接種を行うことで予防可能な悪性腫瘍とされています（公費による定期接種は12〜16歳の女性が対象）．実際に米国やオーストラリアでは年間の新規患者数が年々減少しており，米国では20〜24歳の子宮頸がん罹患率は2012年から2019年で65％減少しているほか，オーストラリアでは2035年までに子宮頸がんを撲滅できると予想されています．

　早期の子宮頸がんは無症状の場合が多いですが，進行期では不正性器出血や帯下（おりもの）の異常などを呈することが多いとされています．早期発見のために子宮頸がん検診は20歳から2年に1回の定期検診が推奨されています（詳細はp.224）が，ここ10年間の受診率は42〜43％程度で推移しており，受診率の低さが問題となっています．

子宮頸がんの治療

　子宮頸がんの治療選択肢はステージI〜IIAまでは手術と放射線治療が中心となります．断端陽性（手術後に切除した部分の断端にがんが残っている場合），骨盤内・傍大動脈リンパ節転移，子宮傍組織浸潤がみられたときには，放射線治療とシスプラチンを使用した化学療法を併用する同時化学放射線療法（concurrent chemoradiotherapy：CCRT）の追加を考慮しないといけません（表2-9-5）[5]．

　進行期の子宮頸がんにおける標準治療はシスプラチンが中心となります．パクリタキセルを併用したTP療法や，血管新生阻害薬であるベバシズマブ，免疫チェックポイント阻害薬のペムブロリズマブ，セミプリマブなどの併用が標準治療として承認されています．

リスク因子を考慮して選ぶ・使う

　抗がん薬治療を選択する際に重要なリスク因子は，患者要因と薬物要因の2つを考えます．
　患者要因としてあげられるリスクには①年齢，②合併症，③抗がん薬治療歴などがあります．

表2-9-5 子宮頸がんのステージと標準治療

病　期	標準治療
0期（前がん病変）	円錐切除，単純子宮全摘出術
IA期	単純子宮全摘出術，準広汎子宮全摘出術
IB期	広汎子宮全摘出術，根治的放射線療法，同時化学放射線治療（CCRT）
II期	広汎子宮全摘出術，根治的放射線療法，同時化学放射線治療（CCRT）
III期	同時化学放射線治療（CCRT）
IV期	同時化学放射線治療（CCRT），化学療法，緩和的放射線治療

（文献5を参考に作成）

糖尿病，肥満，喫煙などが婦人科がんのリスク因子として知られており，これらに関連する合併症をもった患者が多いです．

薬物要因とは副作用のことです．抗がん薬による副作用は必発のため，患者のリスク因子と天秤にかけたうえで抗がん薬治療を選択して投与します．抗がん薬は，殺細胞薬，分子標的薬，免疫チェックポイント阻害薬といった薬剤の種類ごとに副作用プロファイルも異なるため，簡単にこの項目で記載します．

◆ パクリタキセル＋カルボプラチン併用（TC）療法

婦人科がんで最も頻用される殺細胞薬による治療が，パクリタキセルとカルボプラチンを併用するTC療法です．カルボプラチンの投与量は腎機能（eGFR）から求められます．

なお，くり返し投与を行うことで，カルボプラチンアレルギーを発症することがあります．しかしカルボプラチンは婦人科がん治療のキードラッグであるため，アレルギーを発症してしまった場合には，低濃度から少しずつ濃度を上げていく脱感作療法を行いながら投与することがあります．

そのほかのパクリタキセルの副作用としては，四肢の鈍麻やしびれなどを呈する末梢神経障害，高熱や関節痛などのインフュージョンリアクションがあります．患者要因として，糖尿病やパクリタキセル投与歴がある場合，末梢神経障害は強くなる可能性があります．合併症のコントロールが重要であり，各診療科との連携が必須となってきます．また，薬液内にビール1杯分ほどのアルコール（1週間ごとに治療を行う場合の薬液量での換算）が入っていることから，アルコール不耐症の患者には投与を慎重に検討することが求められます．

さらに，殺細胞性の抗がん薬では，骨髄抑制や吐き気，脱毛などの副作用が共通するとされます．骨髄機能の回復に要する期間は個人差があるほか，抗がん薬治療を重ねることで骨髄抑制が強くなり，回復しなくなってくることもあります（蓄積毒性）．また，抗がん薬治療による骨髄異形成症候群（MDS）を発症する場合もあります．吐き気も患者因子，薬物要因がそれぞれ存在しており，リスクに応じて制吐薬が選択されます．

◆ 分子標的薬

分子標的薬として用いられるのが，ベバシズマブ，レンバチニブ，オラパリブ，ニラパリブです．ベバシズマブ，レンバチニブ（血管新生阻害薬）の副作用としては，高血圧，蛋白尿，創傷治癒遅延，血栓症，出血傾向があります．とくに，骨盤・傍大動脈リンパ節の郭清（切除）を行った場合や，骨盤内腫瘍を形成している場合には，血栓症のリスクが高くなります．粘液性などの組織型のがんの場合でも血栓傾向は高くなるといわれています．

◆ 免疫チェックポイント阻害薬

免疫チェックポイント阻害薬は従来の抗がん薬とは違い，免疫関連副作用（irAE）がリスク因子となります．腫瘍免疫の増強だけでなく，自己免疫も過剰に活性化してしまうため，甲状腺炎，

第2部　婦人科疾患・女性医療と薬物療法

大腸炎，間質性肺炎，心筋炎などの副作用が生じます．

用量を調節する・切り替える

◆ 用　量

　抗がん薬治療の投与量は，身長，体重，体表面積（BSA），腎機能などから規定されます．用量調整は投与時の全身状態，副作用のグレード，肝機能，腎機能などから定められた方法で行います．各レジメンの論文や適正使用ガイドを参考にすることが多いです．

　最近では抗がん薬治療の相対用量強度（relative dose intensity：RDI＝実際に投与された用量強度/計画されていた用量強度）を高く保つことと，無増悪生存期間と全生存率は相関性が認められているという報告もあります．患者それぞれの治療目標などを考慮したうえで投与量の調整をします．乳がん領域では術前・術後療法でRDIを85％以下にしてしまうと予後に悪影響が出る可能性があることが知られています．

◆ 切り替えのタイミング

　抗がん薬の切り替えが行われるタイミングとしては①抗がん薬に不耐，②病状進行（progressive disease：PD）と判定された場合に分けられます．抗がん薬に不耐となる理由としてはアレルギー反応，副作用に耐えられないなどがあげられます．しかし婦人科がんでは白金系抗がん薬はキードラッグであるため，前述のように必要であれば脱感作療法をしながら投与を継続する施設もあります．

アドヒアランスを阻害する要因を取り除く

　抗がん薬治療，とくに完治を狙う術前・術後抗がん薬治療は，スケジュールどおり，減量せずに行うことが必要とされています（intensity dose rate）．とくにオラパリブ，ニラパリブなどの経口抗がん薬に関してはアドヒアランスを上げる必要があります．治療効果を高めるために有効なことを列挙していきます．

◆ 患者とのコミュニケーション，治療目標の共有（educate）

　完治を目指すのか，抗がん薬で抑えながら共存を目指すのかという治療目標を共通認識としてもっておくことが重要です．抗がん薬治療には副作用があり，年単位の術後治療が必要なこともあります．何のための治療をしているのか，終わりはあるのかなどを知っておくだけでも患者の意識が変わってくる可能性があります．投与前に副作用，スケジュール，減量基準を説明しておくことが必要です．また，面談時に筆者がとくに気をつけているのは，抗がん薬治療の説明をする際には，情報量の多さに加えて，患者が精神的に不安定になっていることもあり，一度ではすべて

を理解できない場合がある点です．そのため，同意説明文書に署名していただいたのちに，「理解できなかったこと，覚えられなかったことがあれば何度でも説明しますので，いつでも聞いてください」と声かけをするように心がけています．

◆ 副作用モニタリング

　最近ではアプリなどを用いた副作用モニタリングシステムが導入され，臨床試験で良好な結果が得られています[6]．医療者は採血やX線検査などの結果から，客観的に副作用の評価を行うことが多いですが，外来化学療法が主体となってきている現在では，患者や患者家族から報告される生活状況などの，数値には表れない副作用報告が重要です．スマートフォンのアプリやパソコンなどの通信機器を使い患者自身が体調などを入力・報告することをePRO（electronic patient reported outcome）とよびます．19編の論文からのシステマティックレビューでも8編で副作用の軽減がみられ，5編ではQOLの大幅な改善がみられたという結果が出ています．国内でもアプリを用いた臨床試験が行われています．

◆ 経済的，社会的なリソースの確保

　抗がん薬治療は経済的にも患者や患者家族への負担を増やします．治療のために仕事をセーブし，平日に休みをとらないといけません．また，抗がん薬の進歩と同時に薬剤費も高騰しています．国民皆保険と高額療養費制度があるといっても家計の負担になります．生命保険や利用できる公的な制度などがないかを，ソーシャルワーカーや社会保険労務士と相談できるような場を設けることも検討する必要があります．

見逃してはいけない副作用とその対処法

　抗がん薬治療には副作用が多々あります．骨髄抑制から免疫チェックポイント阻害薬による自己免疫疾患など，数えればきりがありません．副作用を確認したときには，薬剤の適正使用ガイドの確認や，CTCAE（有害事象共通用語規準）に従って副作用の重症度の適切な評価を行い，治療・休薬・投与中止の判断をしなければなりません．

　副作用を拾い上げるためには，患者の問診や身体所見の確認を丁寧に行うことが重要です．分子標的薬や免疫チェックポイント阻害薬の承認により，副作用はより多臓器にわたり，副作用が発現する時期を想定することが困難になっています．心筋炎，間質性肺炎，急性腎障害，肝炎，大腸炎などは救急外来などを受診する機会もあるため，医療機関全体で抗がん薬投与時の副作用への対処法（検査，連絡経路など）を周知しておくことが必要です．婦人科や腫瘍内科のみで対応することは難しく，各臓器別専門医や薬剤師など，多職種連携を行うことで早期発見，早期対処ができるようになります．

　九州大学病院や国立国際医療研究センター病院，新潟県立がんセンターなどには，免疫チェッ

クポイント阻害薬で生じる副作用に対する専門の対策委員会やチームがあり，採血項目，治療中の患者への問診票，投与時のチェックシートなどが院内で統一され，院内連携を進めています．

以降では，盲点になりやすい副作用をいくつかあげます．

◆ タキサン系抗がん薬投与中のニューモシスチス肺炎

骨髄抑制は殺細胞薬の副作用としては有名で，とくに発熱性好中球減少症（FN）はオンコロジックエマージェンシー（がん患者が急速に全身状態の悪化をきたし緊急な治療を必要とする症状）としても知られています．さらに，見落とされがちではありますが，タキサン系の薬剤はリンパ球減少も起こすことが知られています．

白血球のなかのCD4陽性リンパ球数が200/mm^{3}を下回った場合，ニューモシスチス肺炎（*Pneumocystis jirovecii* pneumonia：PJP）の感染リスクが高くなります．タキサン系抗がん薬投与中には，好中球数だけでなくリンパ球数も確認して，必要であればスルファメトキサゾール・トリメトプリム製剤（ST合剤）による予防などを考慮しましょう．ST合剤の投与方法は1錠の連日投与ではなく，0.5錠の連日投与でも十分な予防効果と副作用の軽減，アドヒアランス向上がみられたという報告があります．

◆ 免疫チェックポイント阻害薬中止後の副作用

irAEの発現時期は免疫チェックポイント阻害薬の投与直後から投与中止後まで報告されています．筆者自身も投与を中止して2年経過してから，横紋筋融解症を契機に診断に至った甲状腺炎の症例を経験したことがあります．

T細胞と抗PD-1抗体は投与中止後も長期間にわたって結合していることがわかっています．その影響により，投与中止後も自己免疫性の副作用が起こることがあります．医療者も患者も，投与が終了したあとでもirAEが発症するリスクがあることを知っておく必要があり，適宜，血液検査などでフォローしていくことが求められます[7]．

（瀬尾卓司）

文献
1）Chen DS, et al.：Immunity, 39：1-10, 2013.
2）がん情報サービス：がん種別統計情報．Available at：https://ganjoho.jp/reg_stat/statistics/stat/cancer/index.html（閲覧日：2024年12月）
3）日本婦人科腫瘍学会 編：卵巣がん・卵管癌・腹膜癌治療ガイドライン 2020年版，金原出版，2020.
4）Cancer Genome Atlas Research Network：Nature, 497 (7447)：67-73, 2013.
5）日本婦人科腫瘍学会 編：子宮頸癌治療ガイドライン 2022年版，金原出版，2022.
6）Sarbaz M, et al.：Health Policy Technol, 11 (4)：100680, 2022.
7）Owen CN, et al.：Ann Oncol, 32 (7)：917-925, 2021.

Rp.+ レシピプラス特別編集

2024年（令和6年）度 調剤報酬改定対応

速解！調剤報酬 2024-25

レセプト業務の強い味方！

10月改定内容，2025年1月までの通知や中間改定の答申に対応！

調剤報酬改定と関連する通知をまとめ，分析した「速解！調剤報酬」の最新版（令和6年度改定に対応）．今回は，マイナ保険証をはじめとした医療DX関連の解説も充実させた．保険薬局に必携の一冊．

主な内容

第1章　処方箋の取扱い方法
第2章　調剤報酬
　・調剤技術料
　・薬学管理料
第3章　介護報酬
第4章　薬局の法令遵守

オフィスシリウス
山口路子 著

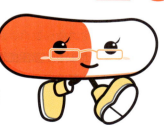

詳しくはWebで

- B5判　219頁　　■ 定価 3,080円（本体 2,800円＋税10％）
- ISBN 978-4-525-78891-9　　■ 2025年3月発行

9784525788919

南山堂　〒113-0034 東京都文京区湯島4-1-11
TEL 03-5689-7855　FAX 03-5689-7857（営業）

URL　https://www.nanzando.com
E-mail　eigyo_bu@nanzando.com

第3部

用語解説

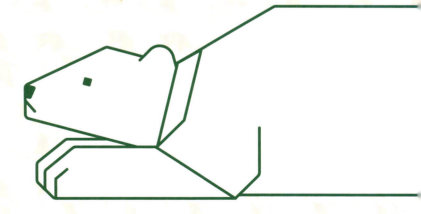

女性のライフステージと性ホルモン

女性の体の仕組みを考えるうえで，絶対に欠かせない要素が「性ホルモン」です．しかし，産婦人科領域に親しんでいない医療者からすると，なかなか理解しづらいのもまた性ホルモンという分野の特徴です．

例えば，アドレナリンというホルモンは心拍数や血圧を上昇させ，運動のパフォーマンスを向上させますし，バソプレシンというホルモンは腎臓に働きかけて水の再吸収を促進し，体内の水分量を保つはたらきがありますね．

このように，多くのホルモンの作用は比較的シンプルに説明できますが，いわゆる「女性ホルモン」に分類される「卵胞ホルモン」と「黄体ホルモン」は体内での作用が多岐にわたり，年齢や月経周期によっても数値が大きく変動するため，初学者にとっては悩みの種となるわけです．

● 卵胞ホルモンと黄体ホルモン

というわけで，今回は産婦人科領域にあまり慣れ親しんでいない方のために極限までシンプルに表現してみましょう．まずはこれだけ覚えてください．

「卵胞ホルモン（エストロゲン）」は「女性にさまざまな作用を起こすホルモン」で，黄体ホルモン（プロゲステロン）」は「妊娠を維持させるためのホルモン」です．これは正確な表現ではありませんが，まずはこのイメージを掴まないことには始まりません．詳しくは次ページ以降で解説していきます．

● 女性のライフステージと性ホルモンのはたらき

では，これらのホルモンが女性のライフステージにどう関わっているのか，簡単に解説していきましょう（図3-1-1）．

◆ **思春期**：女性における思春期は「第二次性徴出現から初経を経て，月経周期がほぼ順調になるまでの期間」と定義されています．年齢的には8〜9歳ごろから17〜18歳ごろを指します[1]．この時期には女性ホルモンの分泌が急激に増加します．とくに卵胞ホルモンの影響が大きく，乳管の発育や子宮内膜の増殖，骨密度の増加といったさまざまな変化をもたらします．

◆ **性成熟期**：思春期を経て性成熟が完了した時期を性成熟期とよび，一般的に20〜40代にかけての期間を指します．この時期には月経周期が安定し，先述した卵胞ホルモン・黄体ホルモンの月経周期による変動がはっきりしてくるのもこのころですね．これらのホルモンの変動は月経・排卵・妊娠に大きく関わってきます．

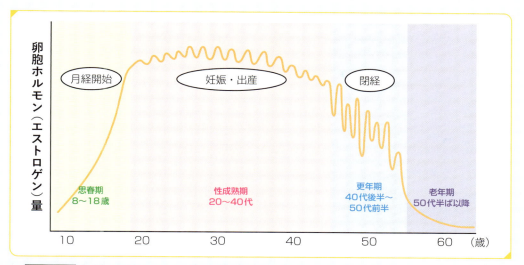

図3-1-1 女性のライフステージと卵胞ホルモン（エストロゲン）の動き

- ◆ **更年期**：月経の停止（閉経）に至る移行期間を更年期とよびます．40代後半～50代前半ごろの，閉経の前後10年間を指すことが一般的です．この時期は卵胞ホルモン・黄体ホルモンともに分泌量が徐々に減少し，ホットフラッシュ（ほてり）や発汗，不眠といった「更年期障害（更年期症候群）」とよばれる症状が出現する可能性があります．
- ◆ **老年期**：老年期は閉経後の期間であり，一般的には50代半ば以降を指すことが多いです．この時期は卵胞ホルモン・黄体ホルモンともにほぼ分泌されなくなりますが，とくに卵胞ホルモンの低下がもたらす骨密度の減少により生じる「骨粗鬆症」が重要な疾患です．

このように，女性のライフステージにおける性ホルモンの変動は，身体的にも心理的にも大きな影響を与えますし，何らかの疾患につながる場合も少なくありません．加えて，性ホルモンを利用した薬も多く存在しますが，それらを適切に使うためには「そもそも卵胞ホルモン・黄体ホルモンが体内でどのようなはたらきをしているのか」を理解しておく必要があります．

　それでは次ページから，個別のホルモンについて解説していきましょう．

文献 　1）日本産科婦人科学会 編：産科婦人科用語集・用語解説集 改訂第4版，日本産科婦人科学会，2018．

卵胞ホルモン（エストロゲン）

　それでは，p.192で説明した「卵胞ホルモン（エストロゲン）」こと「さまざまな作用を起こすホルモン」について具体的に解説していきましょう．なお，卵胞ホルモン全体を総称してエストロゲンとよびますので，ここからは「エストロゲン」と表記して説明していきます．

● エストロゲンのはたらき

　エストロゲンは，女性の身体にとって中心的な役割を果たしています．まずは妊娠への影響が非常に重要で，エストロゲンは子宮の内膜に作用し，受精卵（胚盤胞）が着床しやすい環境を整えることに寄与しています．また，妊娠中は子宮の血流を増加させることで胎児の発育を助けたり，子宮平滑筋を発達させて分娩に備えたりする作用をもちます．さらに，骨吸収を抑制し，骨形成を促進するという作用も欠かせません．他にも，LDLコレステロールの低下やHDLコレステロールの増加，抗動脈硬化作用や皮脂腺の分泌抑制といった作用も存在します．

　このように，エストロゲンは女性の生理的変化にとっても欠かせない存在ではあるのですが，閉経によってエストロゲンがつくられなくなるとホットフラッシュや骨粗鬆症といった「更年期障害（更年期症候群）」という不調を起こしやすくなりますし，逆にエストロゲンが過剰になっている状態だと乳腺や子宮内膜が過剰に刺激されてしまうため，乳がんや子宮体がんのリスクが上昇します．

● エストロゲンの種類

　さて，エストロゲンはさらにエストラジオール（E_2），エストロン（E_1），エストリオール（E_3）の3種類に分類できます．この3種類の違いについて，しっかり押さえておきましょう．エストラジオール（E_2）は性成熟期に卵巣から分泌されるホルモンで，エストロゲンのなかで最も強力な作用をもっています．いわゆる「女性ホルモン」といえばこのエストラジオールを指す，といっても過言ではないほどの存在感ですね．次にエストロン（E_1）です．これは副腎皮質や脂肪でつくられるエストロゲンで，閉経後はもっぱらこのエストロンが女性の身体に作用します．

　3つめのエストリオール（E_3）は少し特別で，エストロゲンとしての作用は比較的弱めです．エストリオールの役割は何かといいますと，主に妊娠中に胎盤で最も多くつくられ，子宮頸管に強く作用することで腟分泌物を増やして胎児への感染を防ぐはたらきなどをもちます．また，前述のようにエストロゲンとしての作用は弱いのですが，骨塩の増加や骨吸収の抑制といった作用を相対的に強く示す点も重要です．

　上記のうち，エストロン（E_1）は乳がんや子宮体がんのリスクを考えるうえで非常に重要ではありますが，薬学を考える場合，エストロンはあまり存在感がありません．基本的にはエストラジオール

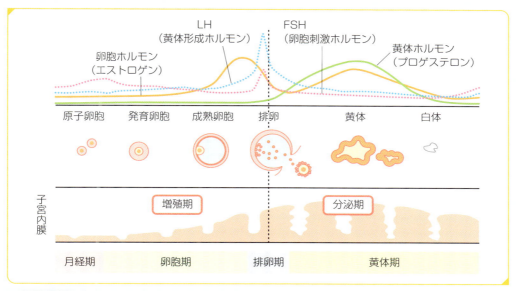

図3-2-1 月経周期と女性ホルモン量の変化

（E_2）とエストリオール（E_3）の2つが重要です．いわゆるエストロゲンの欠乏を補う目的であればエストラジオールの製剤が最も頻繁に使われますし，エストリオールは萎縮性腟炎（腟分泌物が減少し，腟が乾いて痛みが出る症状）や骨粗鬆症の治療薬として強みがあります．

一応，結合型エストロゲン製剤といって，妊娠したウマの尿から採れるエストロゲンの混合物を利用した薬剤もあり，それにはエストロンも含まれています．しかし，結合型エストロゲン製剤は成分の把握がやや困難という欠点があります．

● 月経周期と女性ホルモン量の変動

性成熟期は月経周期に応じてエストロゲンの分泌量が増減するのですが，細かくは以下の4つのフェーズに分かれます（図3-2-1）．

- ◆ 卵胞期：卵胞刺激ホルモン（FSH）の作用により，卵巣内の卵胞が成熟し始め，エストロゲン（とくにエストラジオール）の分泌が増加します．エストロゲンの濃度が高まると，子宮内膜が厚くなり，受精卵が着床しやすい環境が整えられます．
- ◆ 排卵期：エストロゲンの上昇が脳下垂体に作用し，黄体形成ホルモン（LH）の急激な分泌を促します．これにより，成熟した卵胞から排卵が起こります．
- ◆ 黄体期：排卵後，破裂した卵胞は黄体に変わり，黄体ホルモン（プロゲステロン）が分泌されます．この期間中もエストロゲンは多く分泌されますが，黄体ホルモンが優位となります．
- ◆ 月経期：受精が起こらない場合，エストロゲンと黄体ホルモンの濃度が低下し，子宮内膜が剥がれ落ち，月経が始まります．

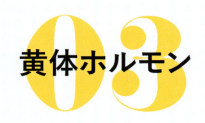
黄体ホルモン

ここでは，p.192で「妊娠を維持させるためのホルモン」としてご紹介した黄体ホルモン（プロゲステロン）について解説していきます．

●「卵胞ホルモンと黄体ホルモン」＝「エストロゲンとプロゲステロン」…ではない

さて，最初に大事なことを説明しておきます．よく卵胞ホルモンと黄体ホルモンを指して「エストロゲンとプロゲステロン」という表現が使われますが，これは実は厳密には正確な表現とは言いがたいのです．というのも，「エストロゲン」は卵巣から分泌される卵胞ホルモンと，それを模してつくった合成ホルモンや誘導体など，「卵胞ホルモンとして作用するすべてのホルモン」を総称した言葉です．これに対し，「プロゲステロン」はあくまでも卵巣の黄体から分泌される「天然型の黄体ホルモン」のみを指す言葉であり，合成の黄体ホルモンは「プロゲスチン」とよばれ，黄体ホルモンとして作用するすべてのホルモンの総称は「プロゲストーゲン」とよばれます（**表3-3-1**）．

つまり「エストロゲン」は卵胞ホルモン全体を指す言葉で，「プロゲステロン」は女性の黄体から分泌される特定のホルモンだけを指す言葉です．それにもかかわらず，日本では卵胞ホルモンと黄体ホルモンを指す際に「エストロゲンとプロゲステロン」とよぶ慣習が根づいており，これは例えるならば「野球選手とゴールキーパー」と言っているような，若干おかしな言葉になっています．

私も「エストロゲンとプロゲステロン」という言葉はしばしば使うのですが，薬学的には合成物や誘導体である黄体ホルモン（厳密な意味でのプロゲステロンではない）も重要になってきますので，ここからの解説では基本的に「黄体ホルモン」と表記していきます．

● 黄体ホルモンと妊娠

さて，黄体ホルモンが妊娠の維持にどう影響するのかと言いますと，とくに妊娠初期の状態の安定に重要な役割をもちます．着床前には黄体から分泌される黄体ホルモンが子宮内膜に作用し，受精卵（胚盤胞）が着床できる状態を整えます．また基礎体温を上げるほか，眠気を引き起こ

3-3-1 黄体ホルモンの定義

名称	意味
プロゲステロン	天然型の黄体ホルモン
プロゲスチン	合成型の黄体ホルモン
プロゲストーゲン	天然型と合成型の総称

したり，乳腺を発達させたりします．妊娠が成立すると，子宮内膜の維持を助けます．さらに妊娠が進むと胎盤がつくられますが，この胎盤からも大量の黄体ホルモンが分泌されるようになります．

また黄体ホルモンは，子宮筋の収縮を抑制し，流産・早産を防ぐはたらきをもちます．こういった機能により，黄体ホルモンは妊娠全期間にわたって重要な役割を担っています．

● 黄体ホルモンのその他のはたらき

黄体ホルモンは妊娠時以外にも重要な役割があり，卵胞ホルモン（エストロゲン）の子宮や腟への作用に対し，拮抗する作用をもっています．p.194で解説したとおり，エストロゲンが過剰な状態では子宮内膜が過剰に刺激され，子宮体がんのリスクが上昇しますが，黄体ホルモンがしっかり働いている状況であれば，エストロゲンの過剰状態によるこうした悪影響はいくらか抑えられます．そのため，更年期症候群などに対しホルモンを補充する治療を行う場合，子宮を摘出した方などの例外を除き，エストロゲンと同時に黄体ホルモンの補充も行います．これによってエストロゲンの過剰状態による弊害を抑制するわけですね．

では次に，性成熟期における黄体ホルモンの分泌について説明しましょう．

黄体ホルモンの分泌は，月経周期の黄体期に最も盛んになります．p.195のエストロゲンの解説と同じように，月経周期を4つのフェーズに分けて考えてみましょう（p.195，図3-2-1参照）．

◆ **卵胞期**：この時期は卵巣内で卵胞が成熟し，卵胞刺激ホルモン（FSH）の影響でエストロゲンが分泌されますが，黄体ホルモンの分泌量はまだ多くありません．

◆ **排卵期**：高まったエストロゲンの影響で黄体形成ホルモン（LH）が急激に分泌され，排卵が起こります．これによって卵胞が破裂して黄体に変化し，黄体ホルモンの分泌が開始されます．

◆ **黄体期**：黄体から黄体ホルモンが大量に分泌され，子宮内膜がさらに厚くなり，受精卵が着床しやすい状態になります（分泌期様変化）．加えて，黄体ホルモンには基礎体温を上昇させる作用もあるため，排卵期〜黄体期にかけては基礎体温の上昇がみられます．

◆ **月経期**：妊娠が成立しなかった場合，黄体が退化して黄体ホルモンの分泌が急激に減少し，子宮内膜が剥がれ落ち，月経が開始されます．

文献　・東京大学医学部附属病院 女性診療科・産科：Conditioning Guide for Female Athletes 2―月経対策をしてコンディションを整えよう!―，2023．Available at：https://www.h.u-tokyo.ac.jp/patient/depts/jyoseisanka/athlete/pdf/ConditiongGuide2_2_202309.pdf（閲覧日：2024年11月）
　　　　・Trabert B, et al.：Endocr Rev, 41（2）：320–344, 2020.

性腺刺激ホルモン（ゴナドトロピン）

01

　p.197までで解説した「卵胞ホルモン（エストロゲン）」と「黄体ホルモン（プロゲステロン）」は，いわば女性ホルモンという領域においてメインで活躍する実働部隊です．

　これらに対して刺激を与える，つまり「女性ホルモンの分泌量を調整する」，より上位の存在にあたるのが「性腺刺激ホルモン（ゴナドトロピン）」とよばれるものです．性腺刺激ホルモンを分泌しているのは，これまた人間の体においてさまざまなホルモンの分泌に大きく関わっている「脳下垂体」という部分ですね．性腺刺激ホルモンには「卵胞刺激ホルモン（FSH）」と「黄体形成ホルモン（LH）」の2種類が存在しますが，名前が長いのでたいてい「FSH」と「LH」と略してよばれます．

　厳密に言うと，性腺刺激ホルモンは男女共通です．男性でのはたらきについてはp.200で解説しますので，今回は女性に関してのみ解説します．

● 卵胞刺激ホルモン（FSH）と黄体形成ホルモン（LH）のはたらき

　FSHは卵巣の中にある卵胞（卵子をつくるもととなる組織）の成長を促進します．月経周期の初期からFSHの分泌が増加し，卵胞が成熟します．これにより，結果的に卵胞が分泌する女性ホルモン「卵胞ホルモン（エストロゲン）」の分泌も増加するわけです．

　卵胞が成熟していき中の卵子が育つと，LHの分泌量が上昇します．そしてあるとき，LHが急激に大量に分泌され，これによって排卵が起こります．このときの急激なLHの大量分泌を「LHサージ」とよびます．排卵が済んだ卵胞は，LHの作用によって「黄体」に変化し，この黄体からは「黄体ホルモン（プロゲステロン）」が分泌されます．黄体ホルモンの作用によって子宮内膜は受精卵（胚盤胞）が着床できる状態になり，また妊娠成立後の子宮内膜の維持にも役立てられていることはp.196で説明したとおりですね．

　このように，女性ホルモンであるエストロゲンと黄体ホルモンが体内で作用するためには，その上位にある性腺刺激ホルモン（FSHとLH）がしっかり分泌される必要があります．逆に言うと，これらが正常に分泌されない疾患では女性ホルモンが正常に機能しないので，性腺刺激ホルモンを補充したり，あるいはエストロゲンや黄体ホルモンを補充したりする治療が必要になるわけです．

● 性腺刺激ホルモンの調節：ネガティブ・フィードバックとポジティブ・フィードバック

　そんな性腺刺激ホルモンはどのように調節されるのでしょうか．FSHとLHのさらに上位に存在するのが「性腺刺激ホルモン（ゴナドトロピン）放出ホルモン」，略称GnRHです．つまり，女性ホルモンの分泌をしているのが卵巣で，卵巣からのホルモンの放出を調整しているのがFSHとLHで，FSHとLHの分泌量を調整しているのがGnRHというわけです．倒しても倒してももっと強い

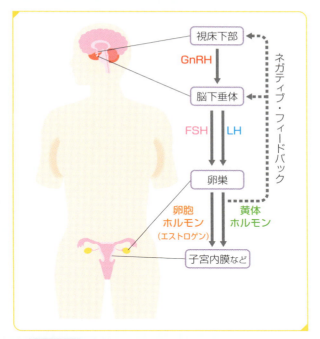

図3-4-1 女性ホルモンの調節機構
GnRH：性腺刺激ホルモン放出ホルモン，FSH：卵胞刺激ホルモン，LH：黄体形成ホルモン

　ボスキャラが出てくる少年漫画を思い出しますね．
　このGnRHは脳の「視床下部」という，これまた「下垂体」の上位の場所に存在しています．視床下部は体内のエストロゲン・黄体ホルモンの状態に応じてGnRHを分泌し，これがFSH・LHの調整に関わっているわけです（図3-4-1）．
　このホルモンの分泌量の調整における重要な概念が「下位のホルモンが上位のホルモンを抑え込む」という作用で，この機構を「ネガティブ・フィードバック」とよびます．女性ホルモンに限らず，下位のホルモンが上位のホルモンに働きかける際，多くはこのネガティブ・フィードバックが作用しています．もし逆のことが起きると，下位のホルモンが上位のホルモンの分泌を促進し，上位のホルモンがさらに下位のホルモンの分泌を促進するということになり，際限なくホルモンが出てしまいますね．
　ただ，この「逆のこと」が起きる例が女性ホルモンには存在します．「ポジティブ・フィードバック」といい，前述した「LHサージ」という現象がそれです．LHサージは，排卵期にのみ卵胞ホルモンがGnRHにポジティブ・フィードバックを起こし，GnRHがLHの分泌を促すことで起きる現象なのです（排卵期以外にはポジティブ・フィードバックは起こりません）．

文献　・Hawkins SM, et al.：Ann N Y Acad Sci, 1135：10-18, 2008.

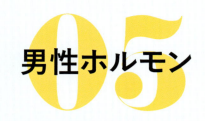

男性ホルモン

　それでは，男性ホルモンの種類と作用について考えていきましょう．男性ホルモンにはいくつかの種類がありますが，ここでは代表的な2つに絞って解説します．

● 男性ホルモンの代表的な種類

　男性ホルモンの代表格が「テストステロン」，次いで「ジヒドロテストステロン」です．他にもいくつかありますが，これらの男性ホルモンを総称して「アンドロゲン」とよびます．テストステロンは精巣で，ジヒドロテストステロンは副腎皮質で分泌されるのですが，生理活性の強さとしてはテストステロンが90％以上を占めるとされ，非常に重要な立ち位置にあります．次に，最も重要な男性ホルモンとよんでも差し支えない「テストステロン」について考えていきましょう．

● 男性における卵胞刺激ホルモン（FSH）と黄体形成ホルモン（LH）の作用

　p.198で解説した性腺刺激ホルモン（ゴナドトロピン），すなわち「卵胞刺激ホルモン（FSH）」と「黄体形成ホルモン（LH）」ですが，これらは女性だけでなく男性にも存在しています．女性のFSHとLHは卵巣に作用して，卵子を形成したり女性ホルモンをつくったりするのですが，男性でもこれに近いことが起こります．図3-5-1をp.199の図3-4-1と比較してみましょう．

　まず，FSHは精巣のSertoli（セルトリ）細胞に作用して精子の生成を促します．これに対して，LHは精巣のLeydig（ライディッヒ）細胞に作用してテストステロンの分泌を促すわけです．「FSH」が「Sertoli」，「LH」が「Leydig」と考えれば覚えやすいですね．

● テストステロンのはたらき

　テストステロンにはいくつもの作用が存在します．まずは「二次性徴の促進」です．思春期において，テストステロンは変声（声変わり），体毛の増加，筋肉の発達，骨格の成長など，いわゆる「男性らしい」身体の特徴の発現を促進します．次に「精子生成の促進」です．前述したFSHによる精子形成はテストステロンの存在下にて促進されるため，テストステロンも精子形成に関わっているのです．また，テストステロンは筋肉量や骨密度の維持，精神状態にも関わっています．

　テストステロンは男性の身体において上記のような作用をもっているのですが，20歳ごろをピークに生成される量が毎年約1％ずつ低下していきます[1]．このような加齢に伴うテストステロンの減少によって引き起こされるのが「加齢男性性腺機能低下症候群（LOH症候群）」ですが，これは筋力の低下や骨粗鬆症，糖尿病や脂質異常症といったリスクをもたらすほか，疲労感や気分の落ち込み，性欲減退，勃起不全などの症状にもつながります．

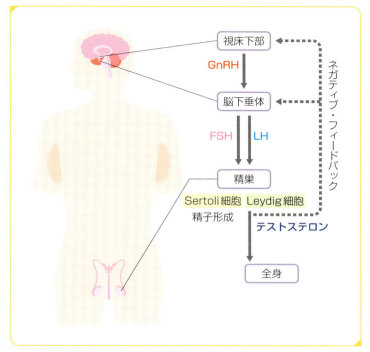

図3-5-1 男性ホルモンの調節機構
GnRH：性腺刺激ホルモン放出ホルモン，FSH：卵胞刺激ホルモン，LH：黄体形成ホルモン

　テストステロンの低下がみられる場合，一般的にテストステロンエナント酸エステル製剤（エナルモンデポー®など）が使用されますが，若年者あるいは挙児希望のある患者に対しては，造精機能温存のためにhCG（ヒト絨毛性性腺刺激ホルモン）製剤，クロミフェン，アロマターゼ阻害薬といった薬剤が使用されるケースもあります．

文献　1）Bhasin S, et al.：J Clin Endocrinol Metab, 96：2430-2439, 2011.

女性のライフステージと疾患

さて，p.192「女性のライフステージと性ホルモン」で解説したとおり，女性のライフステージを大きく分類すると思春期・性成熟期・更年期・老年期となります．より正確に言えば，このなかのいずれにも分類されない「妊娠期」も重要なのですが，これに関してはp.226以降で解説するとして，今回は妊娠を除いた女性のライフステージに関して考えます．それでは，各ライフステージとそれらに関連する症状・疾患について考えていきましょう．

● 思春期の症状・疾患

◆ **月経異常**：思春期患者の月経に関する主訴で最も多いものは月経異常で，具体的には月経不順や無月経，月経困難症などがあげられます．これに関してはp.204以降で解説します．

◆ **多嚢胞性卵巣症候群（PCOS）**：月経異常の原因疾患に分類されるのですが，とくに重要度が高いため別枠で扱いましょう．PCOSは卵胞ホルモン（エストロゲン）が過剰に分泌される疾患で，思春期以降に発症することが多く，月経異常や多毛症，不妊症などの原因となります．有病率は生殖可能年齢の約6〜10%とされ，長期にわたると糖尿病や子宮体がんのリスクも上昇するため，ホルモン治療などによる管理が重要です．

◆ **摂食障害**：極端な食事制限と著しいやせを示す「神経性やせ症」と，過食とそれによる体重増加を防ぐための代償行動（嘔吐や下剤の乱用など）をくり返す「神経性過食症」に大別されます．とくに思春期の女児に多くみられ，無月経や低体重につながる可能性があるほか，長期的にはエストロゲンの欠乏による骨粗鬆症のリスクがあります．なかでも神経性やせ症は，低栄養に伴う電解質異常や極度の脱水により致死的な不整脈や腎不全などを引き起こすリスクがあり，死亡率が約5%と精神疾患のなかでは突出して高いことが特徴です．摂食障害が単なる「行き過ぎたダイエット」ではなく，深刻な精神疾患であることを忘れてはいけません．

● 性成熟期の症状・疾患

◆ **月経困難症**：子宮内膜症や子宮筋腫などが原因で，強い月経痛を生じます．鎮痛薬やホルモン治療のほか，場合によっては手術が適応となる場合もあります．詳しくはp.206以降で説明します．

◆ **性感染症**：若年層でとくにリスクが高く，クラミジア感染症や梅毒など多様な感染症が存在します．厳密には性感染症と少し異なりますが，ヒトパピローマウイルス（HPV）感染は将来的な子宮頸がんのリスクとなるため，思春期のうちにHPVワクチンの接種を行っておくことがきわめて重要です．詳細はp.220以降で解説します．

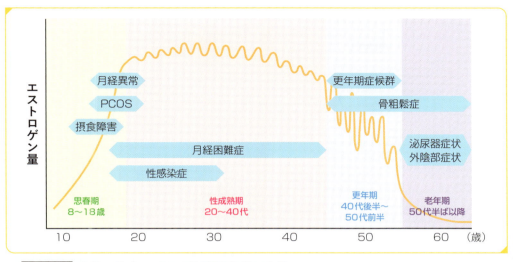

図3-6-1 女性のライフステージと関連症状・疾患
PCOS：多嚢胞性卵巣症候群

● 更年期の症状・疾患

- **更年期症候群**：エストロゲンの減少に伴って生じるさまざまな症状であり，ホットフラッシュ（ほてり），発汗，不眠症，精神症状などがみられます．詳細はp.214を参照してください．
- **骨粗鬆症**：エストロゲンの減少により骨密度が低下し，骨折のリスクが上昇する疾患です．これらの病的骨折は更年期以降のQOLに深く関わるため，予防や治療が重要になります．生活習慣の改善のほか，活性型ビタミンD_3製剤，ビスホスホネート製剤，選択的エストロゲン受容体モジュレーター（SERM），カルシトニン製剤，副甲状腺ホルモン製剤，デノスマブ（抗RANKL抗体薬），ホルモン補充療法など多岐にわたる治療の選択肢がありますね．

● 老年期の症状・疾患

- **泌尿器症状，外陰部症状**：骨盤の下部には「骨盤底筋群」とよばれる複数の筋肉があり，①恥骨や尾骨，仙骨などの骨を支える，②骨盤内の膀胱や直腸，子宮などを正しい位置に保つ，③尿道を締めて尿もれを防ぐ役割などを担っています．この骨盤底筋群の衰えや女性ホルモンの減少などの要素が重なることで，老年期は腟・外陰部・尿道などに何らかの症状をきたしやすくなります．具体的には萎縮性腟炎，閉経関連尿路生殖器症候群，骨盤臓器脱などがあります．詳しくはp.216以降で解説しましょう．

文献
・厚生労働省：女性ホルモンとライフステージ（働く女性の心とからだの応援サイト）．Avairavle at：https://www.bosei-navi.mhlw.go.jp/health/lifestage.html（閲覧日：2024年12月）

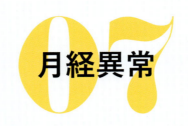

月経異常

　「月経異常」は女性のライフステージ全般にわたってみられる健康問題です．女性にとっては言わずもがな，われわれ医療従事者にとっても月経異常は最も重要な分野のひとつです．月経異常には無月経，月経不順，過多月経など，さまざまな症状を含むわけですが，いずれも女性のQOLに大きな影響を与え，潜在的には不妊症や他の深刻な疾患の徴候となることもあります．だからこそ，月経異常のメカニズムを理解し，薬物療法を含む適切な治療方法について理解しておきたいところですね．

　それでは，月経異常の分類と原因，その治療法に関して詳しく解説しましょう（表3-7-1）．

●無月経

　無月経は，読んで字のごとく「月経がない状態」を指します．さらに大きく分けると，原発性無月経（満18歳を迎えても初経が起こらないもの）と続発性無月経（一度月経が始まったのち，何らかの理由で月経が停止しているもの）の2通りに分類されます．

　原発性無月経の原因は多岐にわたり，視床下部・下垂体の障害によるもの〔Kallmann（カルマン）症候群，下垂体腺腫など〕，卵巣の障害によるもの〔Turner（ターナー）症候群，性腺形成不全症など〕，ミュラー管の分化異常によるもの〔Mayer-Rokitansky-Küster-Hauser（MRKH）症候群，腟閉鎖など〕，その他の原因（アンドロゲン不応症，先天性副腎皮質過形成など）となっています．

　続発性無月経の原因について考えてみますと，実臨床ではまず妊娠の除外が絶対に必要です．それ以外で頻度が高いものは多嚢胞性卵巣症候群（PCOS）です．p.202でも解説しました

表3-7-1　月経異常の種類

病名	定義
原発性無月経	満18歳を迎えても初経が起こらない状態
続発性無月経	一度月経が始まったのち，90日以上月経が停止している状態
頻発月経	月経周期が24日以内*
稀発月経	月経周期が39日以上
過長月経	月経持続日数が8日以上*
過多月経	月経量が異常に多い状態

＊：世界産婦人科連合FIGOでは月経周期が23日以内を頻発月経，月経持続日数が9日以上を過長月経としている．

第3部　用語解説

が，摂食障害による続発性無月経も忘れてはいけませんし，アスリートに多くみられる相対的なエネルギー不足による無月経，いわゆる「アスリートの無月経」も重要です．無月経以外の何らかの症状が存在する場合，その他の内分泌疾患（下垂体腺腫，甲状腺機能異常，副腎皮質機能異常など）も考慮する必要があります．

治療法としては，腫瘍など何らかの原因が存在する場合はそれを取り除くことが重要ですが，Turner症候群などそもそも女性ホルモン自体の分泌量が少ない場合もあります．ホルモン治療は原因によりますが，黄体ホルモンのみを補充して月経を起こす「Holmstrom（ホルムストローム）療法」と，卵胞ホルモン（エストロゲン）・黄体ホルモン（プロゲステロン）の両方を補充して月経を起こす「Kaufmann（カウフマン）療法」が存在します．

●月経不順

月経不順は，月経周期が正常から逸脱している（期間が短過ぎたり長過ぎたりする）状態を指します．月経周期が24日以内なら頻発月経，39日以上なら稀発月経とよびます．

頻度としては，ストレスや過度なダイエット・運動によるものが多いですが，「無月経」の項目であげたPCOSも月経不順の原因となりえます．甲状腺機能異常などの内分泌疾患も重要ですね．

明らかな原因疾患が存在する場合を除くと，低用量ピルの服用がおすすめです．低用量ピルといえば避妊のための薬，と認識している方も多いですが，実際には月経不順・過多月経・月経困難症などさまざまな症状に対して使用できる非常に優れた薬です．低用量ピルに関しては次ページの「月経困難症，月経痛」にて詳しく解説しましょう．

●過多月経

過多月経は，月経量が異常に多い状態を指します．「通常の昼用ナプキンが1時間もたない」「昼でも夜用ナプキンが必要になる」などの症状が過多月経のめやすになりやすいです．

よくある原因疾患としては子宮そのものが増大する子宮筋腫や子宮腺筋症があげられますが，剥がれる子宮内膜の量自体が多くなる子宮内膜増殖症も過多月経につながりますし，ややレアケースですが血液凝固異常でも出血量が増える可能性があります．これらの治療法については次ページ以降で解説します．

文献　・日本産科婦人科学会ほか 編・監：産婦人科診療ガイドライン 婦人科外来編2023，日本産科婦人科学会，2023．
　　　・Munro MG, et al.：Int J Gynaecol Obstet, 159（1）：1–20, 2022．

08 月経困難症，月経痛

　思春期・性成熟期の女性の月経に関連する事柄のなかで，最も生活に悪影響を与えるもののひとつが「月経痛」を含む「月経困難症」でしょう．月経困難症とは，月経時に強い下腹部痛や腰痛といった月経痛のほか，頭痛や吐き気，イライラといった不快感を伴い，日常生活に支障をきたす状態を指します．とくに月経痛は，月経困難症の主な症状であり，多くの女性が経験しますが，その重症度は人によって大きく異なります．人によっては数日間という単位で学校や職場を休まなければならないことも珍しくなく，本人のQOLの低下のみならず，その社会的な損失も計り知れません．

　月経困難症を大別すると，子宮筋腫や子宮内膜症といった何らかの原因疾患を有する「器質性月経困難症」と，とくにそういった疾患がない「機能性月経困難症」の2つが存在します（表3-8-1）．とはいえ，器質性月経困難症の場合は手術（子宮筋腫に対する子宮摘出，子宮内膜症性嚢胞に対する卵巣腫瘍摘出など）の選択肢が考慮されるものの，薬物治療について考えるならばそれほど大きな差はありません．では，ここから月経困難症・月経痛の治療薬について考えていきましょう．

●月経困難症の治療薬

◆ **NSAIDs**：まずは痛み止めの代表格であるNSAIDsです．月経の際にはプロスタグランジンが子宮の収縮を促し，月経を起こしますが，プロスタグランジンは痛みのもとでもあるため，月経痛の原因となります．NSAIDsはこれに対し直接的に作用するため効果的です．

◆ **アセトアミノフェン**：痛み止めとしてNSAIDsと並ぶ立ち位置のアセトアミノフェンもそれなりに有効ですが，効果の強さとしては他にあげた薬には及びません．とはいえ，腎機能障害などで

表3-8-1　月経困難症の種類と特徴

病名	機能性月経困難症	器質性月経困難症
年齢	思春期に多い	30〜40代に多い
出現時期	月経1〜2日目	月経前〜月経終了まで
原因	プロスタグランジンなどによる子宮筋の強い収縮	子宮内膜症，子宮腺筋症，子宮筋腫，子宮奇形，卵巣嚢腫など
診断	問診（超音波検査*）	問診，超音波検査，MRI

＊：機能性月経困難症では，超音波検査やMRIでは明らかな異常を認めない．

NSAIDsが使いにくい場合にはこちらも考慮できるでしょう.

◆ **低用量ピル，超低用量ピル**：いわゆる経口避妊薬としてのイメージが強い低用量ピルですが，月経困難症治療薬としても大活躍します．p.204「月経異常」で解説したとおり，月経周期を安定させる効果もあります．私見ですが，とくに禁忌事項にあたらない女性であれば月経困難症の治療薬としてはまず低用量・超低用量ピルを考えたい，というくらい重要な薬です．どちらも中身は卵胞ホルモン（エストロゲン）と黄体ホルモン（プロゲステロン）の合剤ですが，低用量ピルは1錠当たりのエストロゲン含有量が0.03〜0.05 mg，超低用量ピルは0.03 mg未満です．低用量ピルは不正出血がやや少ないものの，超低用量ピルの方が血栓症などの副作用リスクが低く，どちらも一長一短です.

　ところで，低用量ピルというと「血栓症の原因になる」というイメージをもたれることも多いですが，実際のところは「飲まない人に比べて相対的にリスクが上がる」というだけで，血栓症が起きる絶対的リスクはそれほど高いとはいえません．具体的に言うと，ピルを飲んでいない人が血栓症を発症する確率は年間1万人に1〜5人程度，それに対してピルを飲んでいる場合は年間1万人に3〜9人程度です．なお，他の条件と比較してみると，妊娠中の血栓症発症リスクは年間1万人当たり5〜20人，産後に至っては年間1万人当たり40〜65人という数字です．喫煙・肥満・40歳以上など，他のリスク因子が重ならない限りは女性のQOL向上のために積極的に使いたいところですね.

◆ **黄体ホルモン製剤**：前述の低用量・超低用量ピルからさらにエストロゲンを減らし，0にしたようなイメージの薬です．血栓症のリスクなどの理由で低用量ピルのようなエストロゲンの成分を含む薬剤が使えない方にはよい適応になります．経口剤であるジエノゲスト（ディナゲスト）もあるほか，2014年からは子宮内に専用の器具を挿入して黄体ホルモンの成分を持続的に放出する，レボノルゲストレル放出子宮内システム（ミレーナ®）も保険適用となり，治療の選択肢が増えました.

◆ **GnRHアゴニスト，アンタゴニスト製剤**：視床下部からのGnRH（性腺刺激ホルモン放出ホルモン）を抑制する薬です．わかりやすく言えば，女性ホルモンの放出を一次的にカットするものですね．GnRHアゴニスト製剤ではリュープリン®，ゾラデックス®，スプレキュア®が，アンタゴニスト製剤ではレルミナ®があります．これらを使用すればそもそも月経が起きないので月経困難症からは確実に解放されるものの，代わりにエストロゲンの分泌低下に伴う骨粗鬆症リスクや更年期症状などが懸念されるため，通常は6ヵ月を上限に使用するよう推奨されています．入念な管理のもとで使用したいところですね.

文献　・日本産科婦人科学会ほか 編・監：産婦人科診療ガイドライン 婦人科外来編2023，日本産科婦人科学会，2023.

月経前症候群（PMS）

　月経前症候群（premenstrual syndrome：PMS）は，女性の月経周期に伴って現れる身体的・精神的な症状の総称で，20〜40代の女性に多くみられます．一般的な経過としては，月経が始まる約3〜10日前から症状が現れ，月経開始とともに軽減または消失しますが，経過や重症度は個人差が大きいです（図3-9-1）．日常生活に影響を及ぼすことも多く，月経に関連する事柄としては月経痛と並んで適切な対策をとりたい症状のひとつですね．

● PMSの原因・症状

　PMSの正確な原因は完全には解明されていませんが，女性ホルモンの変動が関与していると考えられています．排卵後の黄体期において黄体ホルモンが増加し，卵胞ホルモン（エストロゲン）とのバランスが崩れることによる神経伝達物質（とくに，気分や感情を安定させるセロトニン）の変動が原因というのが定説です．

　PMSの精神症状としてはイライラや抑うつ気分，不安感（強い緊張感や焦燥感），集中力の低下，食欲の変化（不振・過食）などがあげられます．これに加えて腹痛，頭痛，腹部や乳房の張りといった身体症状や，p.206で解説した月経困難症の症状も組み合わさって，女性のQOLに甚大な影響を及ぼします．また，PMSのなかでもより精神症状の重症化した病態を「月経前不快気分障害」（premenstrual dysphoric disorder：PMDD）とよびます（表3-9-1）[1,2]．

● PMSの診断・治療

　最も重要なことはPMSの診断を適切に行うことです．PMSを全く別の精神疾患などと誤診したり，逆に本人や医療者側が他の疾患による症状をPMSだと信じ込んでしまったりして，適切な治

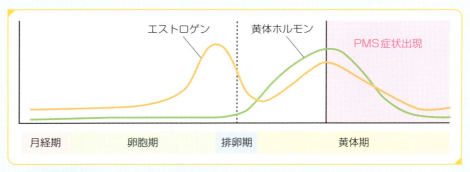

図3-9-1　PMSの症状出現時期

第3部　用語解説

表3-9-1　PMSとPMDDの違い

	月経前症候群（PMS）	月経前不快気分障害（PMDD）
タイミング	・月経開始3〜10日前に出現 ・月経開始で改善	・月経開始前の最終週に最低5つの症状が出現 ・月経開始で改善
症状	【精神症状】 ・イライラ　　　　・不安 ・抑うつ気分 【身体症状】 ・乳房緊満感　　　・関節痛・筋肉痛 ・腹部膨満感　　　・体重増加 ・頭痛　　　　　　・四肢のむくみ	①著しい以下の症状が1つ以上 ・感情の不安定性　　・抑うつ ・イライラ　　　　　・不安・緊張 ②以下の症状が1つ以上あり，①と合わせて5つ以上 ・通常の活動における興味の減退 ・PMSでみられる身体症状 ・集中困難の自覚　　・過眠または不眠 ・過食　　　　　　　・倦怠感 ③①②の症状による日常生活への支障
除外すべき 主な疾患	・薬物中毒　　　　・アルコール中毒	・うつ病　　　　　　・パニック障害 ・パーソナリティ障害
治療	・カウンセリング ・生活指導・運動療法 ・薬物治療（NSAIDs，低用量ピル，SSRI，漢方薬，利尿薬など）	・カウンセリング ・薬物治療（抗不安薬，SSRI，SNRI）

SSRI：選択的セロトニン再取り込み阻害薬
SNRI：セロトニン・ノルアドレナリン再取り込み阻害薬

（文献1，2を参考に作成）

療ができなくなることは避けなければなりません．

　PMSの診断は，患者の症状が月経周期と関連しているかどうかを確認することが鍵となります．PMSは月経周期に伴う周期的なパターンがみられます．症状が少なくとも2周期以上の月経周期にわたってくり返される場合，PMSとして扱うべきとされています．

　治療としては，まずは運動や食事などの生活習慣改善が第一選択となりますが，薬物治療も非常に重要です．p.206「月経困難症，月経痛」であげたとおりの薬物治療（NSAIDs，低用量ピルなど）もよい適応になりますし，精神症状の強さによっては選択的セロトニン再取り込み阻害薬（SSRI）などの抗うつ薬が必要になることもあります．その他，エビデンスは乏しいものの，加味逍遙散・当帰芍薬散といった漢方薬を使用するケースもあります．

　PMSは病因や病態が完全に明らかになっているわけではないため，標準治療についても確立されていないのが現状です．この分野に関してはつねに最新の知見をアップデートしていく必要がありますし，臨床の現場においては産婦人科的なアプローチだけでなく，場合に応じて精神科の併診による適切な診断と治療の必要性も考慮しなければなりません．

文献　1）日本産科婦人科学会ほか 編・監：産婦人科診療ガイドライン 婦人科外来編2023，日本産科婦人科学会，2023.
　　　2）American Psychiatric Association（髙橋三郎ほか 監訳）：DSM-5 精神疾患の診断・統計マニュアル（日本精神神経学会 日本語版用語監修），医学書院，2014.
　　　・Management of Premenstrual Syndrome：Green-top Guideline No. 48. BJOG, 124（3）：e73-e105, 2017.

子宮内膜症, 子宮腺筋症

子宮内膜症と子宮腺筋症は, いずれも子宮内膜に関連する病態で, 月経困難症や不妊症といった症状を引き起こす原因となることが多い婦人科疾患です. どちらも慢性的な痛みやQOL低下を引き起こすため, 適切な診断と治療が必要です.

● 子宮内膜症と子宮腺筋症の症状

まずは「子宮内膜症」について解説しましょう. 子宮内膜症は, 通常は子宮内にのみ存在するはずの子宮内膜組織が, 卵巣・子宮外膜・腹膜・腸管などに異所性に存在し, 月経周期に応じて出血や炎症を引き起こす疾患です(図3-10-1). 月経が起こる幅広い年齢の女性にみられます. 症状としては月経困難症(月経時の強い下腹部痛や腰痛), 性交痛, 慢性骨盤痛, 不妊症などがあげられます.

ほとんどの症状は想像しやすいとしても「不妊症」を起こす理由がピンとこない方もいると思うので, ここをもう少し深く掘り下げてみましょう. 子宮内膜症では, 通常であれば剥離が起こらないはずの場所で, 月経時に子宮内膜が剥がれることで「炎症」が起こります. そして炎症が起こったあと, 炎症が起きた場所の周囲を修復する過程で組織の「癒着」が生じます. 例えば, 指先を包丁などで切ってしまったとき, 「炎症」で痛みが生じ, その後は周囲の組織が「癒着」することにより傷が塞がるわけです. しかし, これが卵管で起こってしまうと, 卵管が狭くなり精子や受精卵が通りにくくなります. そのほかに, 卵巣に子宮内膜症の病変が発生する「子宮内膜症性嚢胞(チョコ

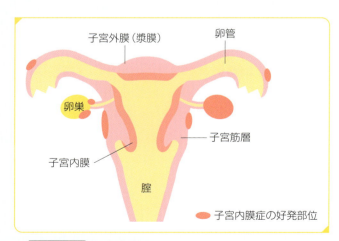

図3-10-1 子宮内膜症

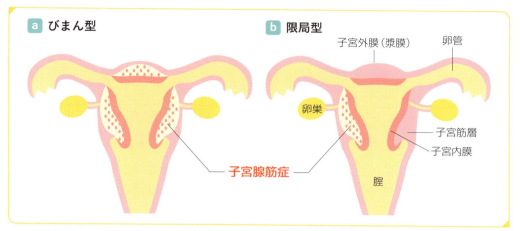

図3-10-2　子宮腺筋症
全体が肥大化する「びまん型」と，一部に限局する「限局型」がある．

レート囊胞）」では正常な排卵が妨げられるおそれがあります．これらが不妊症の原因となるわけですね．

　一方，子宮内膜症が子宮の筋層内で起こる疾患が「子宮腺筋症」です（図3-10-2）．月経痛など，子宮内膜症と似た症状を呈しますが，大きな違いとして子宮全体が肥大化することによる過多月経が生じます．

●子宮内膜症と子宮腺筋症の治療

　さて，子宮内膜症や子宮腺筋症の治療方法は，大枠としてはp.206「月経困難症，月経痛」であげたものと同じ，NSAIDsやホルモン製剤〔低用量ピル，黄体ホルモン製剤（ジエノゲスト），GnRHアゴニスト製剤，GnRHアンタゴニスト製剤〕による薬物療法がよい適応になりますが，子宮内膜症・子宮腺筋症といった器質的な異常を伴う疾患の場合は手術療法も視野に入れてよいでしょう．ただし具体的な術式に関しては，症状だけでなくサイズや局在といった病変の状態，挙児希望の有無によっても変わってきます．具体的に言いますと，挙児希望がある場合に子宮摘出や両側の卵巣摘出といった治療は選択できませんので，子宮腺筋症を認める部位に対する核出手術（病変部だけを取り除く手術）や，子宮内膜症性囊胞の摘出術といった術式が適応になります．しかし，この場合も子宮や卵巣にメスを入れることによる術後の合併症のリスクが存在します．子宮の場合は，妊娠した場合の子宮破裂の可能性やそれに伴う選択的（予定）帝王切開の必要性について考える必要がありますし，卵巣の場合は正常卵巣機能をどれだけ残せるかが鍵になります．そのため，薬物療法と手術療法，それぞれのリスクとベネフィットを考えながら判断していく必要があります．

文献　・日本産科婦人科学会ほか 編・監：産婦人科診療ガイドライン 婦人科外来編2023，日本産科婦人科学会，2023．

子宮筋腫

　子宮筋腫は，子宮筋に発生する良性の腫瘍であり，とくに30代以上の女性に多くみられます．子宮筋腫は卵胞ホルモン（エストロゲン）や黄体ホルモン（プロゲステロン）の影響を受けて成長するため，通常の場合，閉経後には縮小します．その有病率は30代以上で20〜30%と非常に高く，多くの場合は症状がないか軽微であり，一生気づかずに過ごす方も少なくありません．しかし，筋腫の大きさや局在によっては月経異常などの症状が生じ，日常生活に支障をきたすことがあります．とくに知っておきたい区分は，子宮筋腫の発生部位による分類法ですね（図3-11-1）．

● 子宮筋腫の種類

- **粘膜下筋腫**：子宮内膜側に発生する子宮筋腫で，最も症状が強くなりやすいものです．比較的小さな筋腫であっても，過多月経や不妊症の原因となる可能性があります．
- **筋層内筋腫**：子宮の筋層内に発生し，発生頻度としては最も多いタイプです．子宮そのものが増大することによる過多月経・月経困難症を引き起こすことがあります．
- **漿膜下筋腫**：子宮の外側に成長する筋腫です．一般的には最も症状が軽微なタイプですが，大きさや場所によっては次で述べるような月経異常や圧迫症状を引き起こすことがあります．また，まれですが子宮漿膜下筋腫が捻転してしまうこともあり，この場合は強い痛みが引き起こされます．

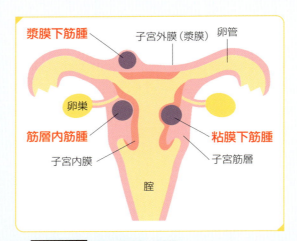

図3-11-1　子宮筋腫の種類

●子宮筋腫の症状

次に，子宮筋腫による症状についても考えてみましょう．

◆ **月経異常**：p.207までで解説した多くの月経関連症状（過多月経・月経痛）を引き起こす可能性があります．

◆ **貧血**：過多月経により慢性的な鉄欠乏性貧血を引き起こすことがあります．

◆ **圧迫症状**：増大した筋腫が膀胱や直腸を圧迫することで，頻尿や便秘などの症状が現れます．

◆ **不妊症**：子宮筋腫は不妊や妊娠中の流産の原因となることがあります．とくに粘膜下筋腫は，受精卵の着床を妨げる可能性があります．

●子宮筋腫の治療

子宮筋腫の治療法も，p.210であげた「子宮内膜症」に似ています．ただし，症状がなければとくに治療の必要はありません．症状がある場合の治療法としては，基本的にはNSAIDsや低用量ピル，黄体ホルモン製剤，GnRHアゴニスト製剤，GnRHアンタゴニスト製剤などのホルモン治療が適応になりますが，大きさ・局在や症状によっては手術を考慮することも珍しくありません．具体的な術式としては，挙児希望がなければ子宮摘出手術を考慮することもありますが，挙児希望があってなおかつ手術治療をするならば，子宮筋腫の病変部のみを取り除く「子宮筋腫核出術」が適応になります．その他の手法としては，子宮を栄養する血管を塞いでしまう血管内治療「子宮動脈塞栓」もあります．

子宮筋腫はほとんどが良性腫瘍であり，悪性化のリスクはきわめて低いとされます．なお，子宮の筋肉に発生する悪性腫瘍として「子宮肉腫」がありますが，こちらも頻度としては非常にまれであり，鑑別の際にはMRI画像検査や大きさ，年齢，増大の速度などから総合的に判断する必要があります．

文献　　・日本産科婦人科学会ほか 編・監：産婦人科診療ガイドライン 婦人科外来編2023，日本産科婦人科学会，2023．

更年期症候群

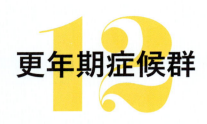

　更年期症候群は，閉経前後の女性に生じる身体的・精神的な不調の総称です．「更年期」は閉経前後の約10年間の期間を指すことが一般的であり，日本人女性の場合は平均で50歳前後が閉経時期なので，おおむね45～55歳ごろが更年期とされることが多いです．

●更年期症候群の原因

　更年期症候群の直接的な原因は卵巣機能の低下による卵胞ホルモン（エストロゲン）の分泌量の減少です．p.194「卵胞ホルモン（エストロゲン）」で説明したとおり，エストロゲンは女性の生殖機能や骨密度，血管機能などを維持する重要なホルモンであり，その減少は身体全体に影響を与えます（図3-12-1）．また，エストロゲンの低下は内分泌の制御機構である視床下部-下垂体-性腺軸（hypothalamic–pituitary–gonadal axis：HPG軸）の乱れを引き起こし，これも身体的・精神的な症状の原因となります．ただし，更年期症候群は個人差が非常に大きく，重症度も症状も異なりますし，全く自覚症状がないという方もいます．

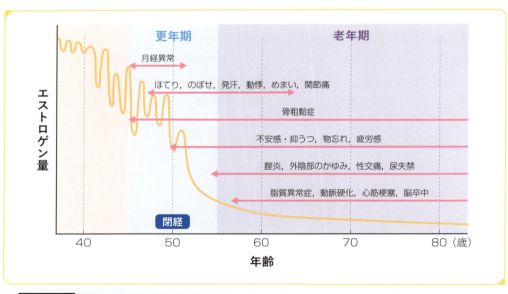

図3-12-1　更年期症候群の症状の例

第3部　用語解説

● 更年期症候群の症状

　更年期症候群の症状は非常に多く100種類以上ともいわれ，身体症状と精神症状に大別されます．身体症状の代表例が「ホットフラッシュ」で，急に顔や身体が熱くなる感覚，いわゆる「ほてり」ですね．昼夜を問わず急激に熱くなったように感じるため，QOLに大きく影響します．また，「動悸」「疲労感・倦怠感」「関節痛・筋肉痛」「骨粗鬆症」といったものも身体症状として起こりえます．精神症状としては，不安感や落ち込みが強くなる「不安感・抑うつ」があげられます．他にも怒りなどの感情のコントロールが難しくなったり，不眠症を起こしたりすることもしばしばあります．

　一般的には月経の間隔などから更年期かどうかを判断することが多いですが，例えば子宮筋腫などで閉経前に子宮を摘出している場合などは，月経の状況からの判断は困難です．このような場合は，血中エストロゲン値の低下やFSH（卵胞刺激ホルモン）値の上昇から閉経を判断します．

● 更年期症候群の治療

　では，次に更年期症候群の治療について考えてみましょう．症状に応じて抗うつ薬や漢方薬も選択肢になりますが，やはり第一選択となるのはホルモンそのものを補充する治療法（ホルモン補充療法：HRT）です．更年期症候群の原因となるエストロゲンの低下に対しては，エストロゲン製剤の投与が有効です．しかし，エストロゲンを単独で投与し続けると，子宮内膜が刺激されて子宮内膜増殖症や子宮体がんを発生させるおそれがあるため，黄体ホルモン（プロゲステロン）製剤を組み合わせて適度に消退出血（増殖した子宮内膜のリセット）を起こさせたり，エストロゲンと黄体ホルモンの両方を含有する配合剤を使用したりすることで子宮体がんのリスクを低下させます．ただし，子宮を摘出したなどの理由で子宮が存在しない場合はエストロゲン単独の治療で問題ありません．

　このように，ホルモン補充療法の薬剤を成分で分類すると「エストロゲン製剤」「黄体ホルモン製剤」「エストロゲン・黄体ホルモンの配合剤」となるわけですが，投与方法で分類することもできます．「経口剤」と「経皮剤（貼付剤・塗布剤）」です．経皮剤は肝初回通過効果を受けず安定した血中濃度が得られ，血栓症リスクも比較的低い一方，貼付部位や塗布部位に皮膚炎を起こすこともあるため一長一短です．

　なお，ホルモン補充療法の禁忌症例として「重度の活動性肝疾患」「乳がんとその既往」「子宮内膜がん（子宮体がん）」「低悪性度子宮内膜間質肉腫」「原因不明の不正性器出血」「急性血栓性静脈炎または静脈血栓塞栓症とその既往」「心筋梗塞および冠動脈の動脈硬化性病変の既往」「脳卒中の既往」「妊娠が疑われる場合」がありますので，ホルモン補充療法を開始する前にはこれらの既往の有無を確認することも重要です．

文献　・日本産科婦人科学会ほか 編・監：産婦人科診療ガイドライン 婦人科外来編2023，日本産科婦人科学会，2023．
　　　・日本産科婦人科学会ほか 編・監：ホルモン補充療法ガイドライン2017年版，日本産科婦人科学会，2017．（改訂版2025年5月発行予定）

萎縮性腟炎，閉経関連尿路生殖器症候群

　萎縮性腟炎と閉経関連尿路生殖器症候群は，閉経後の女性に多くみられるもので，腟や尿路の粘膜の萎縮，乾燥，疼痛，排尿困難などを引き起こします．両者に共通しているのは，卵胞ホルモン（エストロゲン）欠乏に伴う腟や尿路の変化が原因であるという点，そして日常生活や性生活に支障をきたしやすいという点です．

● 萎縮性腟炎の原因と症状

　まずは萎縮性腟炎から解説しましょう．萎縮性腟炎は，閉経に伴うエストロゲンの減少により，腟の粘膜が薄くなり，乾燥しやすくなる状態を指します．エストロゲンは腟粘膜の潤滑性や弾力性を維持する役割を果たしますが，閉経後はエストロゲンが大幅に減少するため，さまざまな症状が出現します．具体的に言うと，腟の乾燥感，性交時痛，瘙痒感，腟内の感染（腟分泌物の減少による細菌や真菌の感染）があげられますね．腟の乾燥感は意外に厄介で，股ずれを想像するとわかりやすいかと思いますが，歩行時などに乾燥した腟壁どうしがこすり合わされることで痛みを感じたり，不正性器出血をきたしたりすることもあります．また，理想的な腟内環境は腟内細菌叢がラクトバチルス属を主体とする乳酸菌で満たされていて，自浄作用が働く状態ですが，エストロゲンの減少はこの腟内細菌叢にも悪影響を与えることが示されています．

● 閉経関連尿路生殖器症候群の原因と症状

　続いて，閉経関連尿路生殖器症候群（genitourinary syndrome of menopause：GSM）です．GSMは，閉経に伴う腟や尿路の変化によって引き起こされる症候群で，萎縮性腟炎と同様にエストロゲンの減少が主な原因です．以前は「萎縮性腟炎」として分類されていましたが，GSMはより広範囲の症状を含む概念であり，腟だけでなく尿路の症状も含んでいます．具体的な症状としては，排尿障害（尿道や膀胱の萎縮により排尿が困難となったり排尿後の残尿感が生じたりする），頻尿・切迫性尿失禁（尿意を強く感じたり尿失禁をきたしたりする），尿道の乾燥や炎症（尿道の粘膜の萎縮・乾燥とそれによる疼痛），くり返す尿路感染症や膀胱炎（尿路の防御機能が低下し細菌感染による膀胱炎をくり返す）などの泌尿器症状のほか，性器や性に関する症状があげられます（表3-13-1）[1]．

　GSMの罹患率は閉経後女性の約27〜84％と報告によりさまざまですが，更年期診療においては患者本人も医療者側もGSMの症状を過小評価している場面がしばしばあり，すべての患者に対し適切な治療が行われているとは言いがたいのが現状です．

第3部　用語解説

表3-13-1　閉経関連尿路生殖器症候群の症状

性器の症状	性の症状	泌尿器症状
・性器の乾燥 ・違和感・ヒリヒリ感・かゆみ ・帯下（おりもの）の減少やにおい ・陰毛の薄毛・白髪 ・腟や骨盤の痛みや圧迫感 ・腟脱（骨盤臓器脱）	・性交痛 ・腟の潤滑性の低下 ・性交後の性器出血 ・性的興奮，オーガズム，性的関心の低下や喪失 ・オーガズム障害	・排尿障害（頻尿，排尿困難など） ・尿失禁（ストレス性や切迫性尿失禁を含む） ・再発性尿路感染症 ・尿道脱 ・膀胱三角（尿道口上部）の虚血

（文献1を参考に作成）

● 萎縮性腟炎と閉経関連尿路生殖器症候群の治療

　萎縮性腟炎を含むGSMに対する治療は，大別してホルモン療法と非ホルモン療法の2つがあります．ホルモン療法としては，腟粘膜に対し選択性が高いエストリオール，すなわちE_3腟錠（ホーリン®V腟用錠，エストリール腟錠）が一般的ですが，主に更年期症候群によるその他の全身症状の有無によっては，経口剤や経皮剤によるホルモン補充療法（HRT）が選択される場面もあります．詳細はp.214「更年期症候群」を参照してください．HRT以外だと，保険適用外ですがデヒドロエピアンドロステロン（DHEA）の腟剤や，こちらも適応外使用ですが選択的エストロゲン受容体モジュレーター（SERM）も有効です．

　非ホルモン療法としては，生活習慣の改善のほか，乾燥部位へ潤滑ゼリーや保湿剤を塗布するのも効果が高いですね．なお，近年では自費で行われているレーザー治療（フラクショナルCO_2レーザーやエルビウムYAGレーザー）の長期効果が疑問視され推奨度が下がりました．個々のニーズに合わせて治療法を選択していくことが望ましいでしょう．

文献
1) Angelou K, et al.：Cureus, 12（4）：e7586, 2020.
・ 日本産科婦人科学会ほか 編・監：産婦人科診療ガイドライン 婦人科外来編2023，日本産科婦人科学会，2023.
・ Paula Briggs on behalf of the Medical Advisory Council of the British Menopause Society：BMS consensus statement：Urogenital atrophy. Available at：https://thebms.org.uk/wp-content/uploads/2023/10/09-BMS-ConsensusStatement-Urogenital-atrophy-SEPT2023-A.pdf（閲覧日：2024年12月）

骨盤臓器脱, 尿失禁

　骨盤臓器脱と尿失禁は，とくに老年期の女性に多くみられる骨盤底の機能障害で，骨盤底筋群の弱化や損傷によって引き起こされる症状です．

●骨盤臓器脱の種類

　骨盤臓器脱は，骨盤底筋が弱くなったり損傷したりするために，膀胱，子宮，直腸といった骨盤内臓器が正常な位置から下降して脱出する状態です．出産，加齢，肥満，重労働のほか，慢性的な咳や便秘などが原因となります．大きく分けて，膀胱瘤（膀胱が腟壁とともに腟から脱出する状態），子宮脱（子宮が腟を通じて脱出する状態），直腸瘤（直腸が腟壁とともに腟から脱出する状態）の3つが存在しますが，子宮摘出後の方だと腟断端脱（子宮摘出後の腟断端が脱出する状態）を起こすこともあります（図3-14-1）．

　いずれも共通して，腟部の違和感（異物感）やそれに伴う歩行困難，歩行時や体動時の摩擦による不正性器出血などを起こすことがありますし，痛みの原因となることもあります．また，膀胱瘤では排尿困難や頻尿が，直腸瘤では排便障害が起きますし，子宮脱ではそれら両方の症状が生じることがあります．いずれの症状も女性のQOLに直結しますので，適切な治療をすることが重要です．具体的には骨盤底筋体操（ケーゲル体操）や腟内へのリングペッサリーの挿入，手術療法などがあげられます．骨盤臓器脱の手術療法にはさまざまな術式が存在し，患者への侵襲や根治性などを考慮して選択されますが，ここでは詳細の解説を割愛します．

●尿失禁の種類

　続いて，尿失禁です．尿失禁とは意思に反して尿が漏れる状態を指し，とくに女性に多くみられます．尿失禁は大別して腹圧性尿失禁，切迫性尿失禁，混合性尿失禁の3つのタイプに分け

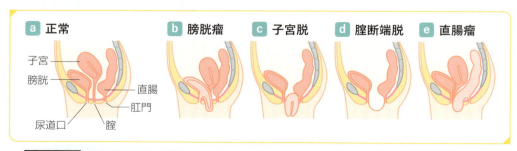

図3-14-1　骨盤臓器脱の種類

第3部　用語解説

られます．腹圧性尿失禁とは，笑う，くしゃみや咳をする，運動といった腹圧が高まる動作により，尿が漏れる状態です．これは骨盤底筋群が弱くなることが原因で，骨盤臓器脱もリスクとなります．切迫性尿失禁についてはp.216「萎縮性腟炎，閉経関連尿路生殖器症候群」でも症状にあげましたが，強い尿意を感じた際にトイレまで間に合わずに失禁してしまう状態です．膀胱が異常に活動する過活動膀胱が原因で，尿を溜めることができません．混合性尿失禁は腹圧性尿失禁と切迫性尿失禁が混在したタイプですね．尿失禁の診断は，問診や排尿日誌，さらに尿検査や尿流測定などをもとに行われるほか，膀胱内圧検査を行うこともあります．

● 尿失禁の治療

　腹圧性尿失禁の治療としては，骨盤臓器脱と同じく骨盤底筋体操（ケーゲル体操）が有効であるほか，膀胱の筋肉を弛緩させて容量を増やす作用のあるβ_2アドレナリン受容体作動薬〔クレンブテロール（スピロペント®）〕も用いられます．これらで改善しない場合は腟壁を1 cmほど切開し，メッシュ状のテープを入れて尿道を支える尿道スリング手術（TVT手術）などの手術療法も選択されます．

　切迫性尿失禁の治療にも骨盤底筋体操（ケーゲル体操）や電気刺激療法・磁気刺激療法といった非薬物治療が存在しますが，薬物治療がよりメインとなります．膀胱の収縮を抑制する抗コリン薬〔ソリフェナシン（ベシケア®），プロピベリン（バップフォー®）〕と膀胱を弛緩させ尿を溜めやすくするβ_3アドレナリン受容体作動薬〔ミラベグロン（ベタニス®），ビベグロン（ベオーバ®）〕が存在するほか，2020年からはボツリヌス毒素の膀胱壁内注入療法が保険適用となっています．これはボツリヌス菌が産生するA型ボツリヌス毒素がもつ筋肉の弛緩効果を期待したもので，一度注射をすると治療効果が数ヵ月持続することがメリットです．

　混合性尿失禁には腹圧性尿失禁が優位なものと切迫性尿失禁が優位なものがあるので，優位な症状に合わせた治療が基本となります．

　骨盤臓器脱と尿失禁は女性のQOLに大きな影響を与えるため，さまざまな選択肢を検討したうえで治療法を判断したいところです．

文献　・日本産科婦人科学会ほか 編・監：産婦人科診療ガイドライン 婦人科外来編2023，日本産科婦人科学会，2023．
　　　・日本排尿機能学会ほか 編：女性下部尿路症状診療ガイドライン 第2版（日本女性骨盤底医学会 協力），リッチヒルメディカル，2019．
　　　・国立長寿医療研究センター：高齢者尿失禁ガイドライン．Available at：https://www.ncgg.go.jp/hospital/iryokankei/documents/guidelines.pdf（閲覧日：2024年12月）

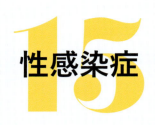

性感染症

　性感染症（sexually transmitted infections：STI）は，主に性行為（腟性交，肛門性交，口腔性交）によって感染する疾患群のことですね．性感染症の多くは初期に無症状であることが多いことから，本人も自覚しないまま他人に感染させてしまうおそれがありますし，適切な診断と治療が遅れると重大な健康被害をもたらす可能性もあるため，それぞれの予防と対応・治療について知っておくことが重要です．また，女性（または男性）の片方だけを治療しても意味がなく，特定のパートナーがいる場合はその人も含めて検査・治療することも重要です．それでは，婦人科で頻出する性感染症を具体的にみていきましょう（図3-15-1）[1]．

● 性器クラミジア感染症

　細菌の一種であるクラミジア・トラコマティス（*Chlamydia trachomatis*）を原因とした性感染症で，臨床では最も頻出する性感染症のひとつです．男性では尿道炎や排尿時痛が出現することが多いものの，女性では無症状の場合が多いのが特徴です．しかし，時に子宮頸管炎や骨盤内炎症性疾患（PID）を引き起こし，骨盤内臓器の癒着が生じると不妊症となることもあります．この疾患の厄介な点として，妊娠中に感染しており，かつ無治療のままだと新生児にも垂直感染し，新生児結膜炎や新生児肺炎といった疾患をきたす場合があるので，妊婦健診中に必ず感染の有無を確認しておく必要があります．治療としては抗菌薬であるアジスロマイシン（ジスロマック®）やクラリスロマイシン（クラリス®，クラリシッド®）が用いられます．男性や直腸クラミジアではアジスロマイシンの耐性が高くなっており，ドキシサイクリン（ビブラマイシン®）が推奨されています[2]．

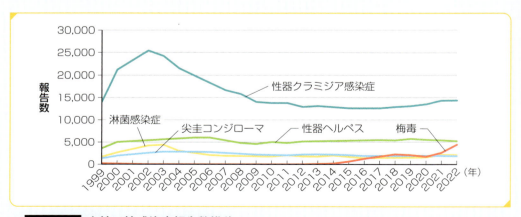

図3-15-1　女性の性感染症報告数推移
梅毒のみ全数報告．そのほかは定点医療機関による定点報告．　　　　　　　　　　　　　（文献1をもとに作成）

第3部　用語解説

◉ 淋菌感染症

　グラム陰性球菌である淋菌（*Neisseria gonorrhoeae*）を原因としています．しばしばクラミジアと同時感染するため，クラミジア陽性例では淋菌検査も考慮したいところです．症状としては，男性は排尿時痛や膿性分泌物，女性は排尿時痛や不正性器出血をきたします．クラミジア同様に女性では無症状のこともしばしばあるうえに，こちらも分娩時に新生児への感染リスクがあるため，適切な診断が必要です．治療の第一選択はセフェム系抗生物質であるセフトリアキソン（ロセフィン®）の注射剤ですが，淋菌は耐性菌が増加しているため，治療後の治癒確認が必要です．

◉ 梅　毒

　梅毒トレポネーマ（*Treponema pallidum*）を原因としています．初期段階では無痛性の潰瘍を伴うしこり（硬性下疳）が出現し，放置すると発疹やリンパ節腫脹，さらには心血管系や神経系に重篤な影響を及ぼすおそれがあります．とくに知っておきたいのが妊娠時の母子感染であり，未治療例では40％が流・早産を，40％が先天梅毒を発症することが知られています．治療にはペニシリン系の薬剤が有効で，以前は経口剤としてアモキシシリン（サワシリン®）が用いられていましたが，近年では筋肉注射により持続的に抗菌効果を発揮するベンジルペニシリン（ステルイズ®）も使用されています．

◉ 性器ヘルペス

　単純ヘルペスウイルス（HSV）が原因です．性器や周囲に痛みを伴う水疱や潰瘍が出現し，再発しやすい感染症ですが，初発時はとくに激痛となることが特徴です．根本的な治療は難しく，抗ウイルス薬であるアシクロビル（ゾビラックス），バラシクロビル（バルトレックス）が使用されますが，もっぱら発症後の症状の軽減や再発を抑える目的で使用されることが多いですね．分娩時の性器ヘルペスへの感染で生じる「新生児ヘルペス」も症状が重篤化しやすいため注意が必要です．

◉ 尖圭コンジローマ

　ヒトパピローマウイルス（HPV）6型と11型による感染症です．性器や肛門周囲にいぼ状の腫瘤（カリフラワー状や鶏冠状）が形成されます．治療にはイミキモド（ベセルナクリーム）などの局所治療薬や外科的切除が必要ですが，最善の予防策はHPVワクチンです（詳細はp.222で解説します）．

文献　1）厚生労働省：性感染症報告数（2004年〜2022年）性別にみた性感染症（STD）報告数の年次推移．Available at：https://www.mhlw.go.jp/topics/2005/04/tp0411-1.html（閲覧日：2024年12月）
　　　2）CDC：STI Treatment Guidelines, 2021, Chlamydial Infections. Available at：https://www.cdc.gov/std/treatment-guidelines/chlamydia.htm（閲覧日：2024年12月）
　　　・日本産科婦人科学会ほか 編・監：産婦人科診療ガイドライン 婦人科外来編2023，日本産婦人科学会，2023．
　　　・日本性感染症学会 編：性感染症 診断・治療ガイドライン2020．診断と治療社，2020．
　　　・CDC：STI Treatment Guidelines, 2021. Available at：https://www.cdc.gov/std/treatment-guidelines/default.htm（閲覧日：2024年12月）

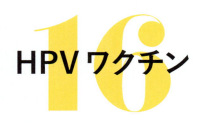

HPVワクチン

●子宮頸がんの原因：HPV

　HPV（ヒトパピローマウイルス）ワクチンは婦人科の公衆衛生上で最も重要なもののひとつでしょう．現在，日本では年に約1.1万人の方が子宮頸がんと診断されています．子宮頸がんと診断された場合，ごく初期のがんでも円錐切除術が必要となり，将来の妊娠時に流産・早産のリスクが上昇します．ある程度がんが進行すると子宮全摘出や放射線治療・化学療法が必要となり，妊娠は望めなくなります．さらに進行した場合や悪性度の高いがんだと命に関わります．実際，日本では毎年約2,900人の方が子宮頸がんで亡くなっています．

　その原因の95％以上を占めるのがHPVです．HPVは普通に生活していても，性交渉の経験がある女性のうち80％が，一生に一度は感染します．HPVは100種類以上が存在するのですが，そのうちの一部の型は子宮頸がんの発症リスクを著しく高めます．さらに，HPVは一度感染すると人為的に取り除くことが不可能なため，感染する前に予防をしておくのが大事なわけですね．その予防のために最も有用なのがHPVワクチン（子宮頸がんワクチン）なのです．

●HPVワクチンの誤解と実際

　日本ではかつて，HPVワクチン接種者に記憶障害や身体の震えなどの副反応が出たという報道が相次ぎ，ネガティブなイメージがついてしまいました．しかし，結論から言いますと，HPVワクチンと副反応の関連性についてはすでに否定されています．テレビの報道映像を覚えている方もいるかもしれませんが，それらの副反応は別の病気の症状であることが小児神経医療を専門とする複数の医師により指摘されました．さらに2015年には名古屋市で「名古屋スタディ」とよばれる大規模な調査が行われたのですが，その結果は「HPVワクチンの副反応だと思われていた症状は，実際にはワクチンを打っても打たなくても同じ頻度で発生した（つまり別の病気だった）」というものになりました[1]．結論として，「HPVワクチンにより重篤な副反応が出るという確かなデータは皆無である」と言えます．

　では，HPVワクチンの効果はどうでしょうか？ 2020年のスウェーデンでの報告[2]によると，16歳以下でHPVワクチンを接種した場合，子宮頸がん発症率が88％減少し，さらに2024年のスコットランドでの報告[3]では，13歳までにHPVワクチンを接種した女性の子宮頸がん発症例が0例になったとのことです．子宮頸がんに対して，きわめて高い予防効果があることがわかりますね．

　また，HPVワクチンは子宮だけではなく，肛門がん・中咽頭がんの発症予防もできます．HPVというウイルスは肛門や喉にも取りつき，がんを発生させてしまうためですね．そのため，HPVワクチンは女性だけでなく，男性にとっても有益です．肛門がんのほとんどはHPVが原因だと特定

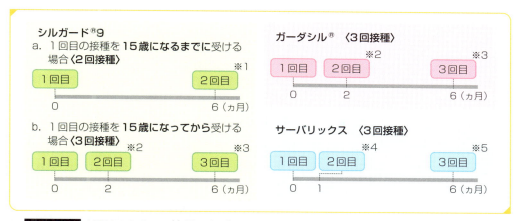

図3-16-1 HPVワクチンの接種スケジュール
・定期接種対象者　小学校6年～高校1年相当の女子
・定期接種対象ワクチン　2価：サーバリックス，4価：ガーダシル®，9価：シルガード®9
上記は一般的な接種スケジュール．3種類いずれも，1年以内に接種を終えることが望ましいとされている．
※1　1回目と2回目の接種は，少なくとも5ヵ月以上あける．5ヵ月未満である場合，3回目の接種が必要になる．
※2・3　2回目と3回目の接種がそれぞれ1回目の2ヵ月後と6ヵ月後にできない場合，2回目は1回目から1ヵ月以上（※2），3回目は2回目から3ヵ月以上（※3）あける．
※4・5　2回目と3回目の接種がそれぞれ1回目の1ヵ月後と6ヵ月後にできない場合，2回目は1回目から1ヵ月以上（※4），3回目は1回目から5ヵ月以上，2回目から2ヵ月半以上（※5）あける．

（文献4より転載，一部改変）

されていますし，中咽頭がんはHPV以外にも喫煙や飲酒が原因になりうるがんですが，HPVが原因となるタイプの中咽頭がんは40代ごろと若い時期に発症しやすいことが特徴で，予防のメリットは大きいでしょう．さらに，p.220「性感染症」で解説した「尖圭コンジローマ」もHPVが原因であり，現在主流となっている4価と9価のHPVワクチンにはこれを予防する効果もあります．

現在の日本では，小学校6年生から高校1年生の女性に対しHPVワクチンを無料で接種できる制度が存在しています（図3-16-1）[4]が，HPVワクチンは上記のように男性にとっても有用なワクチンなので，同じ年齢の男性にも接種が勧められます（自治体によっては助成金が出る場合があります）．

HPVワクチンの安全性や有用性については，患者さんだけでなく家族や友人から質問されることも多いと思います．上記の具体的な数字やデータまで暗記している必要はありませんが，医療従事者であれば「絶対にお勧め」という結論だけは答えられるようにしておきたいですね．

文献
1) Suzuki S, et al.：Papillomavirus Res, 5：96-103, 2018.
2) Lei J, et al.：N Engl J Med, 383（14）：1340-1348, 2020.
3) Palmer TJ, et al.：J Natl Cancer Inst, 116（6）：857-865, 2024.
4) 厚生労働省：HPVワクチンに関するリーフレット（令和6（2024）年）医療従事者の方へ，2024．Available at：https://www.mhlw.go.jp/content/10900000/000901222.pdf（閲覧日：2024年12月）

婦人科がん検診 17

　産婦人科領域における悪性腫瘍はいくつもありますが，代表的なものとしては「子宮頸がん」「子宮体がん」「卵巣がん」があげられるでしょう．ではこれらのうち，「婦人科がん検診」として検査が勧められるものはどれかと言いますと，ズバリ「子宮頸がん」です．すると，「子宮体がんや卵巣がん，その他の婦人科がんについては調べなくてもよいのか？」というご意見があると思いますので，解説していきます（表3-17-1）．

●「がん検診」受診の考えかた

　一般の方だけでなく医療従事者のなかにも勘違いされている方がいるのですが，「がん検診」というのは「受ければ受けるほどよい」というものではありません．がん検診を公費で受けてもらう場合，有限な税金が使われますし，過剰な診断によって本来であれば不要なはずの精密検査や治療をすることになると，これもまた受診者や国の医療財政に負担がかかります．そこで，何歳くらいの人にどの種類のがん検診をどのくらいの間隔で行えば，がんで亡くなる人を減らせるのか？もっとドライに言えば，費用対効果が上がるのはどのラインなのか？ このバランスは非常に難しいのですが，国の偉い人はここをつねに考えてくれているわけです．その結果，国が公費を出してでも国民に受けてほしいがん検診は次の5つとなっています．「胃がん」「大腸がん」「肺がん」「乳がん」「子宮頸がん」です．この5つは，①比較的若くても発症する，②発症率がそれなりに高い，③早期発見しやすい，④早期治療が効果を示しやすいといった特徴があるため，がん検診で積極的に見つけに行くに足る意義があるということですね．逆に言うと，子宮体がんや卵巣がんに関しては検診の有用性がはっきりしていません．不正性器出血や腹部膨満感などの症状がある場合

表3-17-1　主な婦人科がんの特徴とがん検診について

婦人科がん	特徴・症状	がん検診
子宮頸がん	・HPVが主な原因 ・20歳以降で発症者が増加する 症状　不正性器出血・性行為後出血など	公費による定期検診 ・20歳以降：2年に1回細胞診 ・30歳以降：2年に1回細胞診もしくは5年に1回HPV検査
子宮体がん	・閉経前後から高齢者に増える 症状　不正性器出血	公費による定期検診の対象外 ・必要時に細胞診，組織診
卵巣がん	・40～60代で発症者が増える ・家族歴があるとリスクが高くなる 症状　むくみ，頻尿，便秘など	公費による定期検診の対象外 ・必要時に超音波検査，MRI検査

HPV：ヒトパピローマウイルス

を除き，積極的に検診を受ける必要性は高くありません．なお，乳がんは基本的には婦人科でなく外科での診療となります．

●子宮頸がん検診の方法

それでは，現在の日本において推奨される婦人科がん検診（子宮頸がん検診）について説明しましょう．子宮頸がんのスクリーニング方法は2種類あり，ひとつは子宮頸部をブラシや綿棒などでこすって細胞を採取し病理診断を行う，いわゆる「子宮頸部細胞診」です．そしてもうひとつ，子宮頸部にHPV（ヒトパピローマウイルス）が感染しているかどうかを調べる「HPV検査」も重要になってきます．

●新しい子宮頸がん検診の指針

2024年に厚生労働省の「がん予防重点健康教育及びがん検診実施のための指針」が改正され，研修受講などの要件を満たした自治体では子宮頸がん検診に「HPV検査単独法」を導入できることになりました．従来の検診では20歳以上で2年に1回「子宮頸部細胞診」を行いますが，「HPV検査単独法」を導入する場合は，20歳以上で2年に1回の「子宮頸部細胞診」を，30歳以上で5年に1回の「HPV検査単独法」を行うことになります．なお，「HPV検査単独法」で陽性となった場合は，すぐに子宮頸部細胞診を行い，1年後に再度HPV検査をする必要があります[1]．

ここで新しく導入された「HPV検査単独法」について説明します．子宮頸がんの原因の大部分を占めるのがHPVというウイルスであることはp.222で説明したとおりですが，この子宮頸部のHPV検査が陰性である場合，子宮頸がんやその前駆病変である子宮頸部異形成（より正確に言えば，子宮頸部中等度異形成以上）が直近5年以内に発症する確率は非常に低いとされています．要するに，HPV検査が陰性である方はそれほど頻回に子宮頸がんのスクリーニングをする必要がないため，この検査を行う場合は5年に1回となっているのです．しかし，HPV検査が陽性であった場合，その方は子宮頸がんや子宮頸部異形成を発症する確率が比較的高くなります．そのため陽性の場合はHPV検査で残った検体で子宮頸部細胞診を行い，異常がなくても1年後に再びHPV検査を行う必要があるわけです．

この「HPV検査単独法」を用いた子宮頸がん検診は，不必要に頻回の検査をすることが避けられるというメリットがあります．しかしその反面，運用がやや難しいというデメリットがあるため，対応している自治体は限られます．以上をふまえつつ，適切な婦人科がん検診を勧めたいところですね．

文献　1) 厚生労働省：がん検診. Available at：https://www.mhlw.go.jp/stf/seisakunitsuite/bunya/0000059490.html（閲覧日：2024年12月）
・ 国立がん研究センター：がん情報サービス がん種別統計情報. Available at：https://ganjoho.jp/reg_stat/statistics/stat/cancer/index.html（閲覧日：2024年12月）

妊娠と分娩に関わるホルモン

　妊娠と分娩において，ホルモンは妊娠の成立や維持，そして出産を円滑に進めるために不可欠な役割を果たしており，それらのホルモンに関連した薬剤も多くの種類が使われています．それでは，①妊娠に関わるホルモン，②分娩に関わるホルモン，③分娩後に関わるホルモンについて解説していきましょう（図3-18-1）[1,2]．

妊娠に関わるホルモン

- **ヒト絨毛性ゴナドトロピン（hCG）**：妊娠初期に胎盤で生成されるホルモンで，妊娠が成立した後の黄体を刺激し，黄体ホルモン（プロゲステロン）の分泌を維持する役割を担います．hCGは妊娠検査薬としても用いられ，妊娠初期に急速に増加します．また，胞状奇胎という疾患ではhCGが正常妊娠に比べて異常な高値を示すことが知られています．

- **黄体ホルモン（プロゲステロン）**：妊娠の維持においてきわめて重要なホルモンです．妊娠初期には卵巣にある黄体から分泌され，妊娠中期からは胎盤が分泌を引き継ぎます．このホルモンは，子宮内膜の成熟を促し，胚が着床しやすい環境をつくります．また，子宮筋の収縮を抑制して流産のリスクを減少させます．これを利用して早産予防のために黄体ホルモン製剤を使用することもありますが，エビデンスはやや限られ，国内で頻用されているとは言いがたいです．

- **卵胞ホルモン（エストロゲン）**：黄体ホルモンとともに妊娠中に重要な役割を果たします．妊娠

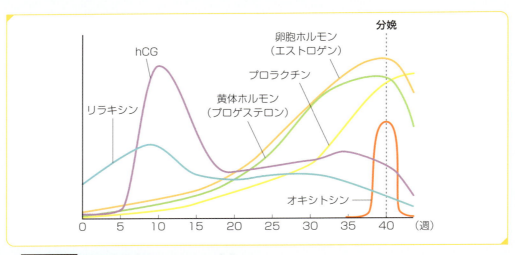

図3-18-1 妊娠中の主なホルモンの変化

（文献1，2を参考に作成）

第3部　用語解説

中期以降，胎盤から分泌され，子宮の成長や胎児の発育をサポートします．また，乳腺組織の発達を促進し，母乳分泌の準備を整えます．

●分娩に関わるホルモン

◆ **オキシトシン**：視床下部で生成され，脳下垂体後葉から分泌されるホルモンです．分娩が近づくと，オキシトシンが子宮筋に作用し，強力な収縮を引き起こすことで分娩を促進します．また，出産後には乳房の乳腺を刺激し，母乳の分泌を促します（射乳反射）．オキシトシンは薬学的に非常に重要で，上記の薬理作用から陣痛促進剤として使われますし，出産後にも子宮収縮薬として使用することで分娩時の出血量を減らす効果があります．

◆ **プロスタグランジン**：子宮の収縮を助ける脂質化合物で，分娩の際に重要な役割を果たします．子宮頸部を柔らかくして開きやすくすることで，分娩の進行をサポートします．こちらもオキシトシンと同様に陣痛促進剤（分娩誘発剤）や出産後の子宮収縮薬として活躍します．妊娠中にコンドームを用いない性交渉をすると早産のリスクが上昇することが知られていますが，これは精液中のプロスタグランジンの作用によるものです．ちなみにプロスタグランジンはもともと，哺乳動物の精嚢から発見され，前立腺（prostate gland）由来の物質と考えられたために「プロスタグランジン（prostaglandin）」と名づけられました．

◆ **リラキシン**：卵巣と胎盤から妊娠初期と後期に多く分泌されるホルモンで，妊娠後期には骨盤の靱帯や関節を緩めることで，胎児が産道を通りやすくする役割を果たします．また，子宮頸部の柔軟性を高め，分娩をスムーズにします．

●分娩後に関わるホルモン

最後に，分娩後に関わるホルモンですね．分娩後もホルモンの役割は続き，とくに授乳や産後の母体の回復に関与するホルモンが重要です．

◆ **プロラクチン**：下垂体前葉から分泌されるホルモンで，母乳の生成を促進します．分娩後，プロラクチンの分泌が増加し，授乳を通じて母体が赤ちゃんに栄養を供給できるようになります．また，プロラクチンはゴナドトロピン放出ホルモン（性腺刺激ホルモン放出ホルモン：GnRH）の分泌を抑制するため，プロラクチンが分泌されている状況では月経が来なくなるか，あるいは頻度が減少することが多いです．何らかの理由で母乳を与えられない場合は，ドパミン作動薬であるカベルゴリン（カバサール®）やブロモクリプチン（パーロデル®）といった薬剤を内服することにより母乳の分泌を抑制できます．

文献　　1）Wan L, et al.：Neural Plast, 2021：3651735, 2021.
　　　　2）Kohl J, et al.：Bioessays, 39（1）：1–11, 2017.

正常分娩と異常分娩

19

分娩は，妊娠期間を経て胎児が母親の外に自然に生まれるプロセスですが，その進行にはさまざまな過程や状況があります．

●正常分娩の過程と使用される薬剤

正常分娩は，一般的に妊娠37週から41週の間に開始され，以下の3つの過程（分娩第1期～第3期）を経て進行します（図3-19-1）．

- ◆ 第1期：子宮収縮（陣痛）が始まり，子宮頸部が徐々に開大していきます．分娩第1期の定義は「陣痛開始（10分間隔以上とすることが多い）」から「子宮口が全開大（10cm）するまで」とすることが一般的です．
- ◆ 第2期：子宮口が全開大してから，胎児が娩出するまでの時間をいいます．母体のお腹に力を入れて赤ちゃんを出す，いわゆる「いきみ（努責）」をかける時期もこの分娩第2期ですね．
- ◆ 第3期：胎児の娩出後から，胎盤が娩出するまでの間を指します．

上記のような過程が正常分娩における一般的な経過ですが，その間に医療介入の必要がある場面もあります．薬学的なものに限れば，主に次の2つが考えられるでしょう．

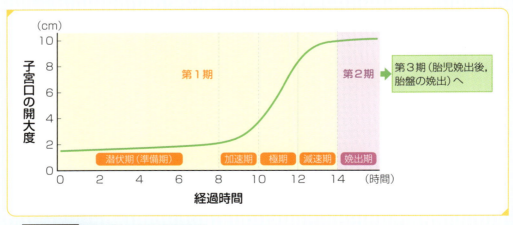

図3-19-1 初産婦の分娩進行曲線
分娩にかかる時間は個人差がある．経産婦は半分ほどの時間で分娩が完了する場合もある．

第3部　用語解説

- ◆ **陣痛促進剤**：p.227で解説した分娩に関わるホルモン製剤として，オキシトシン（アトニン®）やプロスタグランジン製剤のジノプロスト（プロスタルモン®）などが使われます．微弱陣痛や遷延分娩の場合は，これらの陣痛促進剤が使用され，分娩進行を促します．
- ◆ **抗菌薬**：感染症リスクが高い場合には，予防的に抗菌薬が投与されることがあります．とくに，母体がGBS（B群溶血性レンサ球菌）を保菌している場合は，児のGBS感染を予防するためにペニシリン系の抗菌薬であるアンピシリン（ビクシリン®）が使われることが一般的ですね．ペニシリンアレルギーの場合はセファゾリンやクリンダマイシンが選択されます．

●異常分娩

　続いて，異常分娩について考えていきます．「異常分娩」に確固たる定義があるわけではありませんが，一般的には前述の正常分娩を除いた分娩を指すことが多く，具体的には帝王切開による分娩や，吸引分娩・鉗子分娩といった器械分娩などが該当するほか，これらを用いない経腟分娩であっても早産や胎位異常〔骨盤位（逆子）など〕を含めることもあります．ここでは分娩方法による分類に沿って，帝王切開と器械分娩を具体的に解説していきましょう．

- ◆ **帝王切開**：経腟分娩が難しい場合に行われる外科手術で，腹部と子宮を切開して児を取り出す方法です．帝王切開は，異常分娩に関して最も一般的な対応策のひとつです．胎位異常（骨盤位や横位），児頭骨盤不均衡，分娩停止，胎児機能不全，また母体の合併症（妊娠高血圧症候群など）がしばしば帝王切開の適応となります．
- ◆ **器械分娩**：吸引分娩・鉗子分娩が該当します．経腟的に児を娩出することは可能であるものの，胎児機能不全などが原因で速やかに娩出する必要があるケース，分娩第2期の遷延などで補助が必要なケースで器械分娩が使用されます．とはいえ，器械分娩は児に大きなストレスを与える医療行為であるため，使用の際にはルールを厳密に遵守する必要がありますし，器械分娩が困難と判断した場合は速やかに帝王切開に移行する体制を整えておかなければならないため，適切な判断が重要になってきます．

文献　・日本産科婦人科学会ほか 編・監：産婦人科診療ガイドライン 産科編2023，日本産科婦人科学会，2023．
　　　・Shindo R, et al.：J Obstet Gynaecol Res, 47（12）：4263-4269, 2021．

切迫早・流産

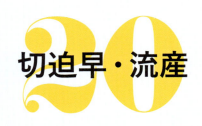

　p.228「正常分娩と異常分娩」で解説したとおり，通常の出産（正期産）は妊娠37週以降と定義されています．しかし，時にこの時期よりも早く児が娩出することがあり，妊娠22週（児が母体の外で生きていくことが不可能な週数）よりも前に児が娩出，あるいは母体の中で亡くなってしまうことを「流産」とよびます．そして，妊娠22週0日以降，妊娠36週6日までに児が娩出してしまうことを「早産」とよびます（p.154，図2-6-1参照）．一方，「切迫流産」や「切迫早産」というのは，いわば「流産や早産になる可能性が懸念される状態」と言い換えることができるでしょう．それでは，それぞれの概念について説明していきます．

● 切迫流産

　医療機関で確認された妊娠のうち約10〜20％が流産になるとされています．その原因として最も多いのは胎児の染色体の異常であり，この場合は受精の段階からすでに流産することが決まっています．

　胎児が子宮内で亡くなっているが娩出されていない「稽留流産」や，出血が始まり子宮内容物が外に出てきている「進行流産」では妊娠の継続は不可能ですが，生きている胎児が子宮内に残っており，出血など流産の徴候のみがある状況を「切迫流産」とよび，これに関しては妊娠を継続できる可能性があります．とはいえ，切迫流産の流産への進行を防ぐことは難しく，強いて言えば安静にする程度の対処しかできないのが現状です．

　また，切迫流産とは少し状況が異なりますが，頸管無力症や抗リン脂質抗体症候群についても説明しておきます．頸管無力症は子宮頸管（子宮の下部）の組織が脆弱で予定日より前に子宮頸管が開いてしまい，流産や早産の原因になるものです．これが疑われる場合は，予防のために子宮頸管縫縮術という手術が適応となる場合があります．そのほか，血栓症や胎盤機能不全を呈する抗リン脂質抗体症候群により，流産や死産をくり返す「不育症」となっている方には，抗血小板薬の低用量アスピリンや抗凝固薬のヘパリンが適応されます．

● 切迫早産

　切迫早産の現在の定義は，「妊娠22週0日から妊娠36週6日までの妊娠中に，規則的な子宮収縮が認められ，かつ子宮頸管の開大度・展退度に進行が認められる場合，あるいは初回の診察で子宮頸管の開大が2cm以上となっているなど，早産となる危険性が高いと考えられる状態をいう」とされています[1]．

　従来では，β作動薬であるリトドリン（ウテメリン®）や硫酸マグネシウム（マグセント®）といった子

宮収縮抑制薬を持続的に点滴静注することにより早産を予防する「Long Term Tocolysis」という切迫早産の治療法が用いられてきました．しかし現在では，β作動薬の長期投与は有害である可能性が高いほか，Long Term Tocolysisでは早産率や新生児予後が改善しないという報告もあり[2]，加えて母体や家族の負担も大きいことから必ずしも推奨されていません．

　しかし，一定以上早い時期（34週未満）に早産になった場合，児の肺サーファクタント産生がうまくできておらず，呼吸状態が不良になるリスクが高いです．このため，34週未満での早産が懸念される状況では，児の肺成熟のため母体へのステロイド薬投与を行う必要があるのですが，ステロイド薬が十分な効果を発揮するまでには48時間が必要です．そのため，ステロイド薬の効果が出るまでの時間や高次施設への母体搬送の時間を稼ぐために，リトドリンや硫酸マグネシウムなどの子宮収縮抑制薬を短期間（48時間）のみ投与する，いわゆる「Short Term Tocolysis」という治療法が現在の主流となってきています．

文献　1）日本産科婦人科学会 編・監：産科婦人科用語集・用語解説集 改定第4版，日本産科婦人科学会，2018．
　　　2）American College of Obstetricians and Gynecologists' Committee on Practice Bulletins―Obstetrics：Obstet Gynecol, 128（4）：e155-e164, 2016.

母子感染・母子免疫

母子感染とその経路

　母子感染とは，母親から胎児または新生児に感染症が伝播することを指し，垂直感染ともよばれます．なかには命に関わるものや重篤な後遺症が残るものもあるため，産科医療に携わるうえでは絶対に知っておきたい概念のひとつですね．

　母子感染の経路は主に以下の3つに分類されます．なお，HIV（ヒト免疫不全ウイルス）など複数の経路で感染するものもあります．

◆ **経胎盤感染**：妊娠中に胎盤を通じて児に感染します．代表的な例としては，梅毒や風疹，サイトメガロウイルス感染症，リステリア，トキソプラズマなどがあります．

◆ **産道感染**：分娩時に母親の産道を通過する際に感染します．GBS（B群溶血性レンサ球菌）やヘルペスウイルス感染症，クラミジア，淋菌，ヒトパピローマウイルスなどがあげられます．

◆ **母乳感染**：出産後に母乳を介して感染します．とくにHIVやHTLV-1（ヒトT細胞白血病ウイルス）が知られています．

主な母子感染症

◆ **風疹**：風疹ウイルスによる急性ウイルス性疾患で，妊娠中に感染すると児が先天性心疾患，聴覚障害，視覚障害などをきたす「先天性風疹症候群（CRS）」を発症する可能性があります．現在の予防接種制度（1990年4月2日以降生まれの方が対象）では公費による定期接種の対象で，小児期に風疹ワクチン（麻疹風疹混合ワクチン）を接種して風疹に対する免疫を獲得しますが，それ以前の制度でも定期接種の対象ではあったものの，接種率が高くなかったり，本来2回接種が必要なところが1回しか接種できていなかったりと，風疹に対する免疫が十分に得られていない可能性があります．妊娠中には風疹ワクチンを接種できないため，過去に2回の接種ができていない場合は妊娠前に風疹抗体価を測定しておくのもよいでしょう．

◆ **B型肝炎**：B型肝炎ウイルス（HBV）によって起こる感染症で，肝炎を引き起こすリスクがあります．HBVは経胎盤感染・産道感染により新生児に感染する可能性がありますが，新生児期に感染すると慢性化しやすく，長期間にわたって肝炎が続くことで，成人後に肝硬変や肝臓がんを発症するリスクが高くなります．2016年10月以降は定期接種の対象になり，今後は徐々に減っていくことが予想されますが，現在は母体がB型肝炎キャリアであるケースがあります．この場合は，新生児へのB型肝炎ワクチン接種や免疫グロブリン投与などの対策が必要になってきます．

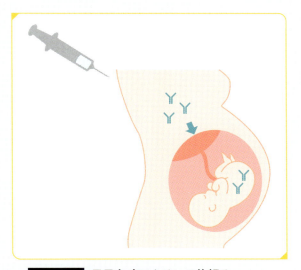

図3-21-1 母子免疫ワクチンの仕組み
母体にワクチンを注射し，産生された抗体が胎児に移行する．

● 母子免疫とRSウイルスワクチン

　感染症のなかには，「母子免疫」によって感染を防げるものがあります．母子免疫とは，抗体が胎盤を通じて母体から胎児へ移行することで，出生後の乳児を一定期間，感染から守るというものです．この仕組みを利用して開発されたのが「RSウイルスワクチン」です．妊娠中のワクチン接種により母体の体内で抗体を産生し，その抗体を胎児に移行させます（図3-21-1）．

◆ RSウイルス感染症：2024年10月現在，母子免疫ワクチンで予防できる最も重要な感染症のひとつがRSウイルス感染症でしょう．RSウイルスはいわゆる感冒症状を起こすウイルスですが，新生児や乳児が罹患すると時に重症化し，命に関わる場合もあります．早産児や何らかの基礎疾患をもつ児は重症化しやすいとされますが，それらのリスク因子がなくとも重症化の危険性は高いですね．この対策として，2024年5月末から，RSウイルスの母子免疫ワクチン「アブリスボ®」が販売開始されました．これは妊娠24（推奨28）〜36週の間で妊婦さんにワクチンを接種しておくことにより，産まれた児がRSウイルスに対する抗体を獲得できる，非常に画期的なワクチンです．具体的には生後3ヵ月以内での重症化予防効果が81.8%，半年以内でも69.4%にのぼることが実証されています．

　いずれの感染症も，妊娠前または妊娠中の適切なワクチン接種が母子免疫の鍵となりますので，周産期医療に携わるうえではぜひ把握しておきたいところですね．

文献
・日本産科婦人科学会ほか 編・監：産婦人科診療ガイドライン 産科編2023，日本産科婦人科学会，2023．
・日本小児科学会予防接種・感染症対策委員会：RSウイルス母子免疫ワクチンに関する考え方，2024．Available at：https://www.jpeds.or.jp/modules/activity/index.php?content_id=559（閲覧日：2024年12月）
・Kampmann B, et al.：N Engl J Med, 388（16）：1451-1464, 2023.

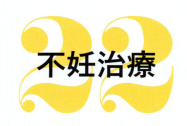

22 不妊治療

　不妊治療は，妊娠を希望する夫婦にとって重要な医療のひとつであり，近年ではさまざまな薬剤が開発され，不妊症の原因に応じた治療が行われています．とくに2022年4月から不妊治療が保険適用になったことから，その重要度はいっそう増したと言えるでしょう．主な不妊治療には「一般不妊治療」と，体外受精や顕微授精といった新たな不妊治療法である「生殖補助医療（ART）」があります（図3-22-1）．不妊症の原因は女性側だけでなく男性側にもあり，治療はその原因に応じて異なります．ここでは，不妊治療に使用される主な薬剤について具体的に解説していきましょう．

●排卵誘発剤

　排卵が正常に行われない場合や，体外受精などの生殖補助医療で採卵する際などに排卵を促すために使用される薬剤です．

◆ **クロミフェン**：クロミフェン（クロミッド®）は，選択的エストロゲン受容体モジュレーター（SERM）であり，卵胞ホルモン（エストロゲン）による視床下部のネガティブ・フィードバックを阻害することで，性腺刺激ホルモン放出ホルモン（ゴナドトロピン放出ホルモン：GnRH）を刺激し，下垂体からの卵胞刺激ホルモン（FSH）や黄体形成ホルモン（LH）の分泌を促進し，排卵を誘発しま

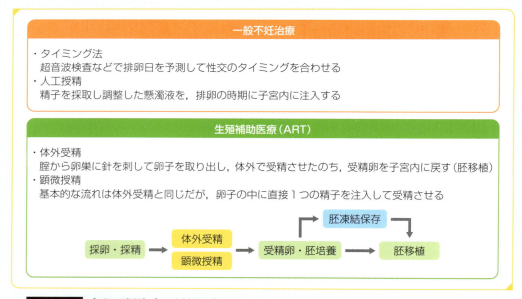

図3-22-1　主な不妊治療の種類と流れ

す．経口剤であり，副作用も少ないため，主に比較的軽度の視床下部性排卵障害に使われます．

◆ **ゴナドトロピン（性腺刺激ホルモン）製剤**：FSHやLHといった性腺刺激ホルモンを直接補充することで卵巣を刺激し，排卵を促します．排卵誘発効果が強力な代わりに，多発排卵による多胎妊娠（多胎妊娠発生率約20％）や，卵巣が過剰に刺激されて肥大する卵巣過剰刺激症候群（OHSS）などの発生頻度が高いと報告されているため，使用には十分な注意が必要です．さらに細かく分けると，FSHとLHの両方を含有するhMG製剤，hMG製剤からLH成分を除去してFSHのみにした精製FSH製剤，製剤の安定供給などの見地から世界的な主流となっている遺伝子組換え型FSH製剤（ゴナールエフ®）があります．

◯ 卵巣刺激法に用いる薬剤

◆ **GnRHアゴニスト・アンタゴニスト**：生殖補助医療における採卵の前に，卵子数を増やす「卵巣刺激法」を行う際に使用されます．これらの薬剤でGnRHを抑制することにより，内因性の性腺刺激ホルモン（FSH，LH）の放出を抑制し，内因性LHサージ（p.198）を抑えて卵胞の発育を促します．要するに，排卵をさせないようにしつつ卵胞だけを育て続けるという手法です．十分に卵胞が発育し，中の卵子が採取できるようになれば，卵子の成熟を促すために排卵の誘起を行います．

◆ **hCG（ヒト絨毛性性腺刺激ホルモン）製剤**：卵巣刺激法で排卵を誘起するトリガーとして使われます．卵胞刺激にレルゴリクス（レルミナ®）などのGnRHアンタゴニストを使用している場合は，ブセレリンやナファレリン（ナサニール®）といったGnRHアゴニストもトリガーとして使用できます．なお，卵巣刺激法のデメリットとして，前述の卵巣過剰刺激症候群のリスクが存在しますので，新鮮胚移植を行うか，全胚凍結とするか，トリガーにどの薬剤を使用するかなどの判断が重要になってきます．

◯ 着床を促進する薬剤

◆ **黄体ホルモン製剤**：排卵後に黄体ホルモン（プロゲステロン）の分泌が不十分な場合，着床がうまくいかないことがあります．いわゆる「黄体機能不全」とよばれる状態ですが，黄体ホルモン製剤を補充することで着床の促進が期待できます．現在では経口剤のジドロゲステロン（デュファストン®），腟坐剤のウトロゲスタン®などがあるほか，hCG注射剤も黄体を刺激して内因性の黄体ホルモンを分泌させる効果があります．また，生殖補助医療において前述のGnRHアナログ製剤を使用した場合，内因性の黄体ホルモンが分泌されないので，この場合も胚移植に際して黄体ホルモンを補充する必要があります．なお，近年では前述の卵巣刺激法における選択肢のひとつとして，GnRHアナログ製剤の代わりに黄体ホルモン製剤により排卵を抑制する「プロゲスチン併用卵巣刺激法（PPOS法）」という手法が用いられることもあります．

◆ **卵胞ホルモン（エストロゲン）製剤**：子宮内膜を厚くして着床を促進するために使用されます．

こちらも黄体ホルモン製剤と同様，生殖補助医療における胚移植前に使用されることが一般的です．

●その他の薬剤

◆ **メトホルミン**：これまで説明した薬剤とはやや性質が異なりますが，多嚢胞性卵巣症候群（PCOS）の患者では，インスリン抵抗性が排卵障害に関与することがあります．このため，インスリン感受性を改善する効果のあるメトホルミンを使用する場合があります．

◆ **抗血小板薬・抗凝固薬**：流産や死産をくり返す不育症のうち抗リン脂質抗体症候群の場合は，抗血小板薬である低用量アスピリンや，抗凝固薬であるヘパリンなど，血液の凝固を抑制する薬剤が補助的に使用されることもあります．

（やっきー）

文献　　・日本生殖医学会 編・監：生殖医療ガイドライン，日本生殖医学会，2021．

薬剤索引

● ア ●

アクプラ ・・・・・・・・・・・・・・・・・・・・・ 91
アクラシノン ・・・・・・・・・・・・・・・・・・ 95
アクラルビシン ・・・・・・・・・・・・・・・・ 95
アシクロビル ・・・・・・・・・・・・・・ 153, 221
アジスロマイシン ・・・・・・・・ 64, 148, 149, 220
アダラート ・・・・・・・・・・・・・・・・・・・ 155
アデスタン ・・・・・・・・・・・・・・・・ 58, 150
アトシバン ・・・・・・・・・・・・・・・・・・・ 158
アトニン−O ・・・・・・・・・・・・・・・・・・ 68
アドリアシン ・・・・・・・・・・・・・・・・・ 93
アバスチン ・・・・・・・・・・・・・・・・・・ 104
アブラキサン ・・・・・・・・・・・・・・・・・ 180
アブリスボ ・・・・・・・・・・・・・・・・・・・ 233
アモキシシリン ・・・・・・・・・・・・・ 151, 221
アラセナ ・・・・・・・・・・・・・・・・・・・・ 153
アリッサ ・・・・・・・・・・・・・・・・・・・・ 32
アンジュ ・・・・・・・・・・・・・・・・・・ 34, 111
アンピシリン ・・・・・・・・・・・・・・ 151, 229

● イ ●

イソクスプリン ・・・・・・・・・・・・・・ 74, 155
イソコナゾール ・・・・・・・・・・・・・・ 58, 150
イホスファミド ・・・・・・・・・・・・・・ 80, 96
イホマイド ・・・・・・・・・・・・・・・・・・・ 80
イリノテカン ・・・・・・・・・・・・・・・・・ 92
インテバン ・・・・・・・・・・・・・・・・ 155, 158
インドメタシン ・・・・・・・・・・・・・・ 155, 158

● ウ ●

ウェールナラ ・・・・・・・・・・・・・ 25, 136, 140
ウテメリン ・・・・・・・・・・・ 76, 155, 158, 230
ウトロゲスタン ・・・・・・・・・・・・・・ 22, 235
温経湯 ・・・・・・・・・・・・・・・・・・・・・ 173

● エ ●

エクザール ・・・・・・・・・・・・・・・・・・ 88
エステトロール・ドロスピレノン ・・・・・・・・・・ 32
エストラジオール ・・・・・・・・・・・・ 10〜12
　　── 吉草酸エステル ・・・・・・・・・・・・ 13
　　── ・テストステロン ・・・・・・・・・・ 36
　　── ・ノルエチステロン ・・・・・・・・・ 24
　　── ・ヒドロキシプロゲステロン ・・・・ 26
　　── ・レボノルゲストレル ・・・・・・・・・ 25
エストラーナテープ ・・・・・・・・・ 11, 136, 143
エストリオール ・・・・・・・・・・・・ 14, 15, 217
エストリール ・・・・・・・・・・・・・・ 14, 15, 217
エチニルエストラジオール
　　── ・デソゲストレル ・・・・・・・・・・・ 35
　　── ・ドロスピレノン ・・・・・・・・・・・ 28
　　── ・ノルエチステロン ・・・・・・・・ 30, 33
　　── ・ノルゲストレル ・・・・・・・・・・・ 27
　　── ・レボノルゲストレル ・・・・・・・ 31, 34
エトポシド ・・・・・・・・・・・・・・ 89, 96, 99
エビスタ ・・・・・・・・・・・・・・・・・・・・ 23
エピルビシン ・・・・・・・・・・・・・・・・・ 97
エフメノ ・・・・・・・・・・・・・・・・ 17, 136, 139

エンドキサン ···················· 79

● オ ●

オキシコナゾール ··············· 58, 150
オキシトシン ······················ 68
オキナゾール ··················· 58, 150
オビドレル ········· 49, 126, 127, 131
オラパリブ ············· 102, 181, 182

● カ〜ク ●

ガニレスト ············· 55, 127, 131
ガニレリクス ······················ 55
カバサール ··················· 129, 227
カベルゴリン ················· 129, 227
加味逍遙散 ·················· 170, 172
カルボプラチン ··· 82, 86, 87, 90, 104, 106, 179, 182, 186
カンプト ·························· 92

キイトルーダ ···················· 106

クラビット ······················ 149
クラリシッド ················· 149, 220
クラリス ····················· 149, 220
クラリスロマイシン ············ 149, 220
クロトリマゾール ·················· 59
クロマイ ······················ 65, 150
クロミッド ··············· 46, 125, 234
クロミフェン ········· 46, 125, 128, 234
クロラムフェニコール ········· 65, 66, 150
クロロマイセチン ·················· 66

● ケ ●

桂枝茯苓丸 ··················· 170, 173
結合型エストロゲン ················ 16

ゲムシタビン ···················· 82
ゲメプロスト ················· 73, 164

● コ ●

ゴセレリン ··················· 41, 118
ゴナトロピン ················· 48, 127
ゴナールエフ ········· 50, 126, 131, 235
コリオゴナドトロピン アルファ（遺伝子組換え）
······························ 49, 127

● サ ●

柴胡桂枝乾姜湯 ··················· 172
サワシリン ··················· 151, 221

● シ ●

ジエノゲスト ············· 44, 110, 118, 120
ジェミーナ ·············· 31, 110, 111
ジェムザール ···················· 82
シクロフェニル ···················· 45
シクロホスファミド ················ 79
シスプラチン ··· 79, 80, 86〜89, 92〜94, 96, 99, 104, 106, 179, 184, 185
ジスロマック ·············· 64, 149, 220
ジドロゲステロン ····· 18, 120, 130, 155, 235
ジノプロスト ······················ 70
ジノプロストン ················· 71, 72
ジフルカン ··················· 60, 150
ジュリナ ················· 10, 136, 139
シンフェーズ ··················· 33, 111
真武湯 ·························· 173

● ス ●

ステルイズ ··············· 67, 151, 221
スピラマイシン ··················· 151

ズファジラン ・・・・・・・・・・・・・・・ 74, 155

● セ ●

精製下垂体性性腺刺激ホルモン ・・・・・ 54, 126
セキソビット ・・・・・・・・・・・・・・・・・ 45
ゼジューラ ・・・・・・・・・・・・・・・・・・ 103
セトロタイド ・・・・・・・・・・・ 56, 127, 131
セトロレリクス ・・・・・・・・・・・・・・・ 56
セフトリアキソン ・・・・・・・・・・ 149, 151
セミプリマブ（遺伝子組換え）・・・・ 105, 181, 185

● ソ ●

ゾビラックス ・・・・・・・・・・・・・・・・ 221
ゾラデックス ・・・・・・・・・・・・・・ 41, 153

● タ 行 ●

大建中湯 ・・・・・・・・・・・・・・・・・・ 173
タキソテール ・・・・・・・・・・・・・・・・ 87
タキソール ・・・・・・・・・・・・・・・・・ 86
ダクチル ・・・・・・・・・・・・・・・・・・ 75
ダナゾール ・・・・・・・・・・・・・・ 43, 118

チニダゾール ・・・・・・・・・・・・・・・・ 61

ディナゲスト ・・・・・・・・・・・・・・ 44, 120
ディビゲル ・・・・・・・・・・・・・・・ 12, 136
テガフール・ウラシル ・・・・・・・・・・・ 83
テストステロン・エストラジオール ・・・・・・・ 36
デソゲストレル ・・・・・・・・・・・・・・ 111
── ・エチニルエストラジオール ・・・・・ 35
デュファストン ・・・・ 18, 120, 130, 136, 155, 235
テラルビシン ・・・・・・・・・・・・・・・・ 98

当帰四逆加呉茱萸生姜湯・・・・・・・・・・・ 173
当帰芍薬散 ・・・・・・・・・・・・・・ 170, 172

ドキシサイクリン ・・・・・・・・・ 148, 149, 220
ドキシフルリジン ・・・・・・・・・・・・・・ 84
ドキシル ・・・・・・・・・・・・・・・・・・ 93
ドキソルビシン ・・・・・・・・・ 89, 93, 180, 184
ドセタキセル ・・・・・・・・・ 87, 90, 180, 184
トポテシン ・・・・・・・・・・・・・・・・・ 92
トリキュラー ・・・・・・・・・・・・・・ 34, 111
ドロエチ ・・・・・・・・・・・・・・・ 110, 111
ドロスピレノン ・・・・・・・・・・・・・・ 111
── ・エステトロール ・・・・・・・・・・ 32
── ・エチニルエストラジオール ・・・・・・ 28

● ナ 行 ●

ナサニール ・・・・・・・・・・・・・・ 40, 235
ナファレリン ・・・・・・・・・・ 40, 118, 235

ニフェジピン ・・・・・・・・・・・・・・ 155, 158
ニラパリブ ・・・・・・・・・・・・ 103, 181, 182

ネダプラチン ・・・・・・・・・・・・・・ 91, 104

ノアルテン ・・・・・・・・・・・・・・・・・ 20
ノギテカン ・・・・・・・・・・・・・・・ 94, 104
ノルエチステロン ・・・・・・・・・・・・ 20, 111
── ・エストラジオール ・・・・・・・・・・ 24
── ・エチニルエストラジオール ・・・・ 30, 33
ノルゲストレル・エチニルエストラジオール ・・・ 27
ノルレボ ・・・・・・・・・・・・・・・ 38, 115

● ハ ●

ハイカムチン ・・・・・・・・・・・・・・・・ 94
パクリタキセル ・・・・・・・・ 80, 86, 90, 93, 94, 104,
　　　　　　　　　　　　　106, 180, 182, 185, 186
バラシクロビル ・・・・・・・・・・・・・ 153, 221
パラプラチン ・・・・・・・・・・・・・・・ 90
パルタン ・・・・・・・・・・・・・・・・・・ 69

バルトレックス ･･･････････････････ 153, 221
パーロデル ･･････････････････････････ 227

● ヒ ●

ビクシリン ･･･････････････････････ 151, 229
ヒスロン ･･･････････････････････････ 19, 130
ビダラビン ･･････････････････････････ 153
ヒト下垂体性性腺刺激ホルモン ･･････ 53, 126
ヒト絨毛性性腺刺激ホルモン ･･･････ 48, 127
ヒドロキシプロゲステロン・エストラジオール ･･･ 26
ヒドロキシプロゲステロンカプロン酸エステル ･･･ 21
ピノルビン ･･････････････････････････ 98
ビブラマイシン ･･･････････････････ 149, 220
ピペリドレート ･･････････････････････ 75
ピラルビシン ･････････････････････････ 98
ビンブラスチン ････････････････････ 88, 99

● フ ●

ファボワール ･････････････････････ 35, 111
ファムシクロビル ･･････････････････････ 153
ファムビル ･･････････････････････････ 153
フェマーラ ･････････････････････････ 47, 125
フォリスチム ･･･････････････････ 52, 126, 131
フォリトロピン ベータ（遺伝子組換え）･･･ 52, 126
フォリルモン ･･･････････････････････ 54, 126
ブセレリン ･････････････ 39, 118, 127, 235
フラジール ･････････････････････････ 62, 150
プラノバール ･････････････････ 27, 113, 115
フリウェル ･･････････････････････････ 111
プリモジアン ･････････････････････････ 36
フルオロウラシル ･････････････････････ 81
フルコナゾール ････････････････････ 60, 150
ブレオ ･･････････････････････････････ 99
ブレオマイシン ･････････････ 88, 89, 96, 99
プレグランディン ･･････････････････ 73, 164
プレマリン ･･････････････････････････ 16

プロウペス ･･････････････････････････ 71
プロギノン ･･････････････････････････ 13
プロゲステロン ･･･････････････ 17, 21, 22
プロゲデポー ･･････････････････････････ 21
プロゲホルモン ･････････････････････････ 21
プロスタグランジンE2 ･･･････････････ 72
プロスタルモン ･････････････････････ 70
プロベラ ･･･････････････････････････ 19
ブロモクリプチン ･･････････････････ 227
フロリード ･･････････････････････････ 59

● ヘ ●

ベタメタゾン ･･･････････････････････ 158
ベバシズマブ ･･･････ 82, 94, 102, 104, 106,
180, 182, 185, 186
ベプシド ･･････････････････････････ 96
ペムブロリズマブ ････････････ 101, 106, 180,
181, 184, 185
ペラニン ･･････････････････････････ 13
ベンジルペニシリンベンザチン ････ 67, 151, 221

● ホ ●

ホーリン ･･･････････････････････ 14, 15, 217
ホリトロピン アルファ（遺伝子組換え）･･･ 50, 126
ホリトロピン デルタ（遺伝子組換え）
･････････････････････････ 51, 126, 130
ボンゾール ･･････････････････････ 43, 118

● マ 行 ●

マイトマイシンC ･･･････････････････ 100
マグセント ･･･････････ 77, 155, 158, 230
マグネゾール ･････････････････････ 77
マーベロン ･･････････････････････ 35, 111

ミコナゾール ･････････････････････ 59

ミソプロストール・ミフェプリストン ········ 78		リトドリン ········ 76, 155, 158, 159, 161, 230
ミノサイクリン ····················· 63, 151		リブタヨ ···························· 105
ミノマイシン ······················ 63, 151		リムパーザ ·························· 102
ミフェプリストン・ミソプロストール ········ 78		硫酸マグネシウム ····· 77, 155, 158, 159, 230
ミレーナ ···············37, 116, 136, 207		── ・ブドウ糖製剤 ··············· 77
		リュープリン ····················· 42, 118
メソトレキセート ····················· 85		リュープロレリン ··················· 42, 118
メチルエルゴメトリン ··················· 69		苓姜朮甘湯 ························· 173
メトトレキサート ····················· 85		リンデロン ·························· 158
メドロキシプロゲステロン ··············· 130		
── 酢酸エステル ··············· 19		ル・エストロジェル ············· 12, 136, 139
メトロニダゾール····················· 62, 150		ルティナス ·························· 22
メノエイドコンビパッチ ······24, 136, 140, 143		ルテウム ···························· 22
メフィーゴパック ················· 78, 163		ルテス···························· 26
		ルナベル ························· 30, 111

● ヤ 行 ●

ヤーズ ····················28, 110, 111		レコベル ···············51, 126, 130, 131
ヤーズフレックス ·············28, 110, 111		レトロゾール ················ 47, 125, 128
		レボノルゲストレル ·········37, 38, 111, 115
ユーエフティ ························· 83		── ・エチニルエストラジオール ····· 31, 34
		レボフロキサシン ··················· 149
		レルゴリクス ··················· 57, 118, 235

● ラ～ワ ●

ラステット ·························· 96		レルミナ ···················57, 127, 235
ラベルフィーユ ···················· 34, 111		レンバチニブ ········ 101, 106, 180, 184, 186
ラロキシフェン······················· 23		レンビマ ···························· 101
ランダ ···························· 89		
		ワンクリノン ························· 22
		ワンタキソテール··················· 87

ポケット医薬品集 2025年版

龍原 徹 監修
澤田康文・佐藤宏樹 著

30年以上にわたり愛される医薬品集が紙面を**全面リニューアル！**

本改訂では，紙面を全面的にリニューアル．文字フォント，見出し・アイコンのデザインを一新．情報量はそのままに，より読みやすく，より使いやすくなりました．
日常診療，薬剤業務で手元に置いておきたい定番の医薬品集．

▶B6変形判 1,525頁 ▶定価 5,500円（本体 5,000円＋税 10%）
▶ISBN 978-4-525-70604-3 ▶2025年1月発行

定番の医薬品集が 読みやすく、使いやすく 全面リニューアル！

添付文書にとどまらない
処方の根拠・確認のポイントとなる知識を集約！

薬剤選択・薬物療法管理に必須の**最新医薬品情報**を網羅！

薬の作用メカニズムや同効薬・類似薬の比較データも充実！

詳しくはwebで

9784525706043

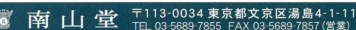

南山堂　〒113-0034 東京都文京区湯島4-1-11
TEL 03-5689-7855　FAX 03-5689-7857（営業）
URL https://www.nanzando.com
E-mail eigyo_bu@nanzando.com

薬局
2022年3月 増刊号
vol.73 No.4

解剖生理・病態生理から薬学管理へ
お薬立ち BOOK 2022

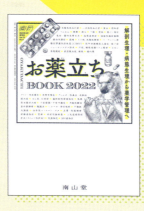

- 薬局 2022年3月増刊号 (vol.73 no.4)
- A5判 / 1,037頁
- 定価 6,600円（本体 6,000円＋税 10%）

臨床現場でよく遭遇する症候・疾患を解説．病態生理，診断，薬物治療のポイント，処方例，薬理・薬学管理上の注意点などで構成．

ちょっと確認したい，ほかの医療スタッフからの問い合わせがあった，スキマ時間に病態生理を復習… 病院・薬局でお役に立ちます‼

治療方針の概要をおさえ，処方例を確認
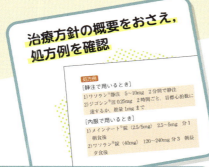

薬学管理のポイントを整理しよう！
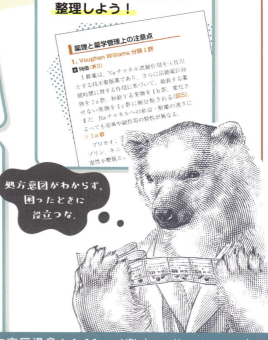

解剖生理学がわかる‼
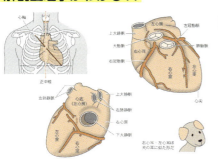

処方意図がわからず，困ったときに役立つな．

南山堂　〒113-0034 東京都文京区湯島 4-1-11
TEL 03-5689-7855　FAX 03-5689-7857（営業）
URL https://www.nanzando.com
E-mail eigyo_bu@nanzando.com

薬局 Back Number バックナンバーのご案内

定価 **2,200** 円
（本体2,000円＋税10％）

2024

1月号
基礎薬学とエビデンスから
おくすり比べてみました

2月号
子どものためのステロイド外用剤のレシピ

3月号
微量元素みいつけた
解剖生理・疾患・くすりと食品にクローズアップ！

4月号
ストップ！CKD
「腎臓を守る」包括的な視点

5月号
腸内細菌となかよく
生きて腸までとどく薬学管理

6月号
加算算定までつなげる！
外来がん治療の「病－薬連携」

7月号
Hey 薬剤師外来
「外来診療の質を上げる方法を教えて」

8月号
もっと抗菌薬が好きになる
微生物学検査の活かし方

9月号
剤形蘊蓄
コツコツ学ぶ，あしたの"剤テク"

10月号
口腔機能低下症・嚥下障害のミカタ
服薬サポートの引き出しを増やしませんか!?

11月号
適剤適処！**Bz(ベンゾジアゼピン)受容体作動薬**
リスク／ベネフィット比を最適化する

12月号
プラス漢方でかゆいところに手が届く！
皮膚疾患・皮膚トラブル

2023

1月号
おくすり比べてみました
知っておきたい！同種・同効薬の使いどころ

2月号
睡眠薬のトリセツ
今すぐ使える不眠治療の処方箋

3月号
ここが変わった！関節リウマチの治療
診療GL・治療薬をアップデート！

4月号
本気ではじめる！吸入指導
デバイスが鍵をにぎる喘息・COPD治療

5月号
硬すぎず，ゆるすぎない
やさしい便秘・下痢サポート術

6月号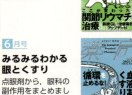
みるみるわかる眼とくすり
点眼剤から，眼科の副作用をまとめました

7月号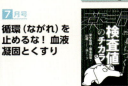
循環（ながれ）を止めるな！血液凝固とくすり

8月号
身につく！検査値のチカラ
薬学管理・服薬指導・記録にどう活かす？

9月号
めまいを起こす薬・治す薬
原因・症状のおさらい＆薬剤性めまいを見逃さない

10月号
ひとりでできるもん 薬剤師のものさし
先輩が使ってる評価基準や情報源をまとめました

11月号
転ばぬ先の漢方薬
脱・介護！フレイル・ロコモ・サルコペニア対策の新たな一手

12月号
2023年なにあった？
今年注目の診療ガイドライン，新薬・新規効能・新剤形

年間購読，バックナンバーのご注文は，最寄りの書店または(株)南山堂 営業部へお申し込みください．

南山堂 〒113-0034 東京都文京区湯島4-1-11
TEL 03-5689-7855 FAX 03-5689-7857 (営業)
URL http://www.nanzando.com
E-mail eigyo_bu@nanzando.com

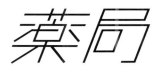

年間購読・書籍申込書 ／ ご送付先内容変更届

「薬局」年間購読のお申し込み

☑ 「薬局」を _____ 年 ____ 月号より年間購読（送料無料）

年間購読料 **33,000** 円（税込）年14冊［通常号 2,200円（税込）×12冊＋増刊号 3,300円（税込）×2冊（3月，9月）］

雑誌・書籍購入のお申し込み

☑ 「薬局」バックナンバー _____ 年 ____ 月号を ____ 冊

☑ 2024年9月増刊号「西洋医学×東洋医学 解剖生理で学ぶくすりの効きどころ」［3,300円（税込）］

☑ 2025年3月増刊号「みえる！わかる！婦人科・産科・女性医療のくすり」［3,300円（税込）］

☑ その他書籍　書名 _____ 冊数 ____
　　　　　　　書名 _____ 冊数 ____

※送料は1回のご注文につき一律440円です．なお，年間購読とセットでお申し込みの場合は送料無料です．

お名前	フリガナ （姓）　　　（名）	電話番号
		FAX番号

送付先ご住所　□□□-□□□□

ご請求先ご住所　□□□-□□□□
上記，ご送付先と異なる場合のみご記入願います

E-mail

☑ 弊社からの新刊書籍情報の配信を希望しない方は□に✓マークをご記入ください．

年間購読送付先変更届

お客様コード（6桁）　□□□□□□

____ 年 ____ 月号より変更希望　※お申し込みのタイミングによっては，変更が間に合わないこともございます．

変更前
お名前
ご住所　〒
電話番号　　　　　　　　FAX番号

変更後
お名前
ご住所　〒
電話番号　　　　　　　　FAX番号

ご希望の方は必要事項をご記入の上，以下のFAX番号にお送りください．

（株）南山堂 営業部

FAX 03-5689-7857

お客様の個人情報を外部へ漏洩することは絶対に行いません．ご記入いただきました個人情報はデータベースとして保管いたしますが，商品の発送および代金振込みの確認以外に使用することはありません．また同意いただけた方のみ，新刊案内等のご連絡をさせていただきます．その場合も不要のご連絡があれば，個人情報は破棄し，以後ご連絡はいたしません．

西洋医学＆東洋医学の解剖生理・病態生理から
くすりの作用をイメージできる！

薬局 2024年 75巻 9月増刊号（Vol.75, No.11）

西洋医学 × 東洋医学
解剖生理で学ぶくすりの効きどころ

著 松村讓兒　千福貞博　八幡曉直

西洋医学と東洋医学における身体の各部位の機能を，薬物療法と絡めてやさしくおさらいします．図やイラストが豊富で，解剖生理とくすりの作用を簡潔に理解できるよう構成しました．西洋医学と東洋医学の垣根を越えて，より深く患者さんの薬物療法を支える知識が身に付く1冊です．

第1部
くすりの効きどころがわかる　西洋医学の解剖・生理のとらえかた

- 中枢神経系
- 末梢神経系，自律神経系
- 運動器（主に筋肉・骨）
- 循環器
- 消化器
- 代謝系
- 呼吸器
- 腎・泌尿器
- 内分泌系
- 免疫系

第2部
くすりの効きどころがわかる　東洋医学の五臓・生命活動のとらえかた

- 弁証総論　漢方医学での病態生理のとらえかた
- 八綱弁証
- 六経弁証
- 気血津液弁証
- 臓腑弁証：総論
- 臓腑弁証：肝
- 臓腑弁証：心
- 臓腑弁証：脾
- 臓腑弁証：肺
- 臓腑弁証：腎
- 臓腑弁証 付録：「心包」と「三焦」

▶ B5版 / 272ページ / オールカラー
▶ 978-4-525-94013-3
▶ 定価 3,300円（本体 3,000円＋税10％）
▶ 2024年9月発行

詳しくはWebで

9784525940133

南山堂　〒113-0034 東京都文京区湯島4-1-11
TEL 03-5689-7855　FAX 03-5689-7857（営業）
URL　https://www.nanzando.com
E-mail　eigyo_bu@nanzando.com

薬局　2025年3月増刊号（Vol.76 No.4）
みえる！わかる！婦人科・産科・女性医療のくすり　　　ⓒ 2025

2025年3月31日発行
発行者
株式会社南山堂　　代表者　鈴木幹太　　編集長　村井恵美
〒113-0034　東京都文京区湯島 4-1-11
TEL　代表 03-5689-7850　　www.nanzando.com

装丁・本文デザイン　株式会社ファントムグラフィックス
ＤＴＰ　株式会社真興社
印　刷　株式会社真興社

978-4-525-94026-3

JCOPY　〈出版者著作権管理機構　委託出版物〉
複製を行う場合はそのつど事前に（一社）出版者著作権管理機構（電話 03-5244-5088，FAX 03-5244-5089，e-mail: info@jcopy.or.jp）の許諾を得るようお願いいたします．
本書の内容を無断で複製することは，著作権法上での例外を除き禁じられています．また，代行業者等の第三者に依頼してスキャニング，デジタルデータ化を行うことは認められておりません．

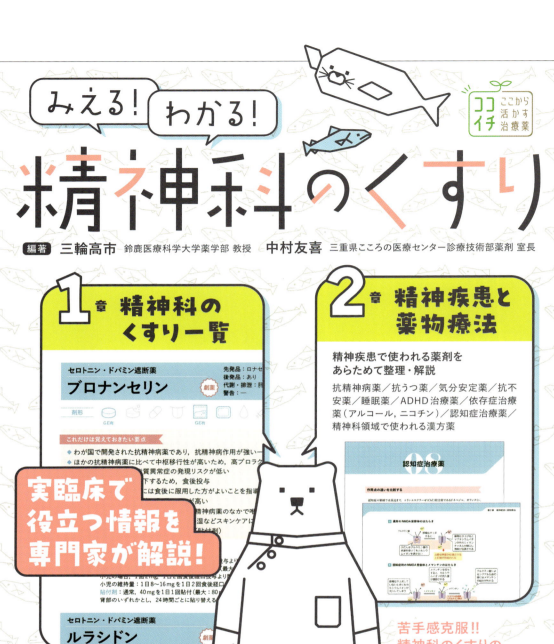